Yoga

para principiantes

Guía ilustrada de las técnicas
y posturas básicas

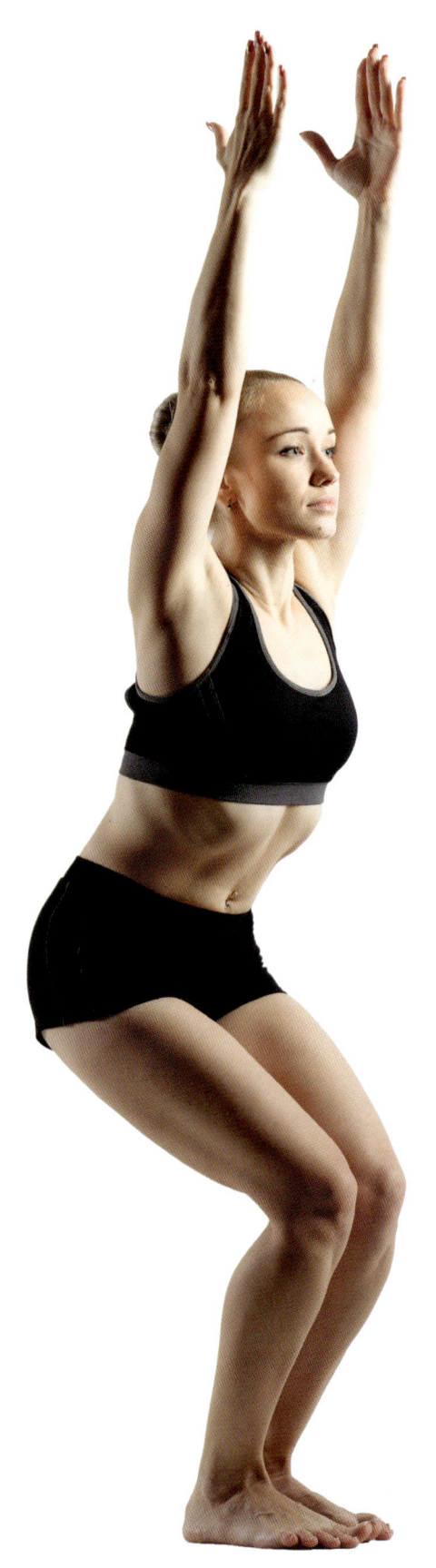

Yoga
para principiantes

Guía ilustrada de las técnicas y posturas básicas

Lisa Purcell

Librero

Título original: *Anatomy of Yoga for Beginners*

© 2025 Librero b.v. (edición española)
www.librero.nl

© 2024 Moseley Road Inc.

Creación: Moseley Road Inc.
Dirección editorial: Lisa Purcell
Dirección artística: Lisa Purcell, Adam Moore
Edición: Finn Moore
Producción: Adam Moore

Producción de la edición española:
Traducción: Esther García y Anabel Martín para Delivering iBooks & Design
Redacción y maquetación: Delivering iBooks & Design, Barcelona

Distribución exclusiva de la edición española:
Librero IBP S. L.
C/ Paseo de los Olmos, n.º 20
Planta 1.ª, oficina 7
28005 Madrid, España
www.librero-ibp.es

Printed by GPS Group
ISBN: 978-94-6499-009-6

ÍNDICE

ÍNDICE Continuación

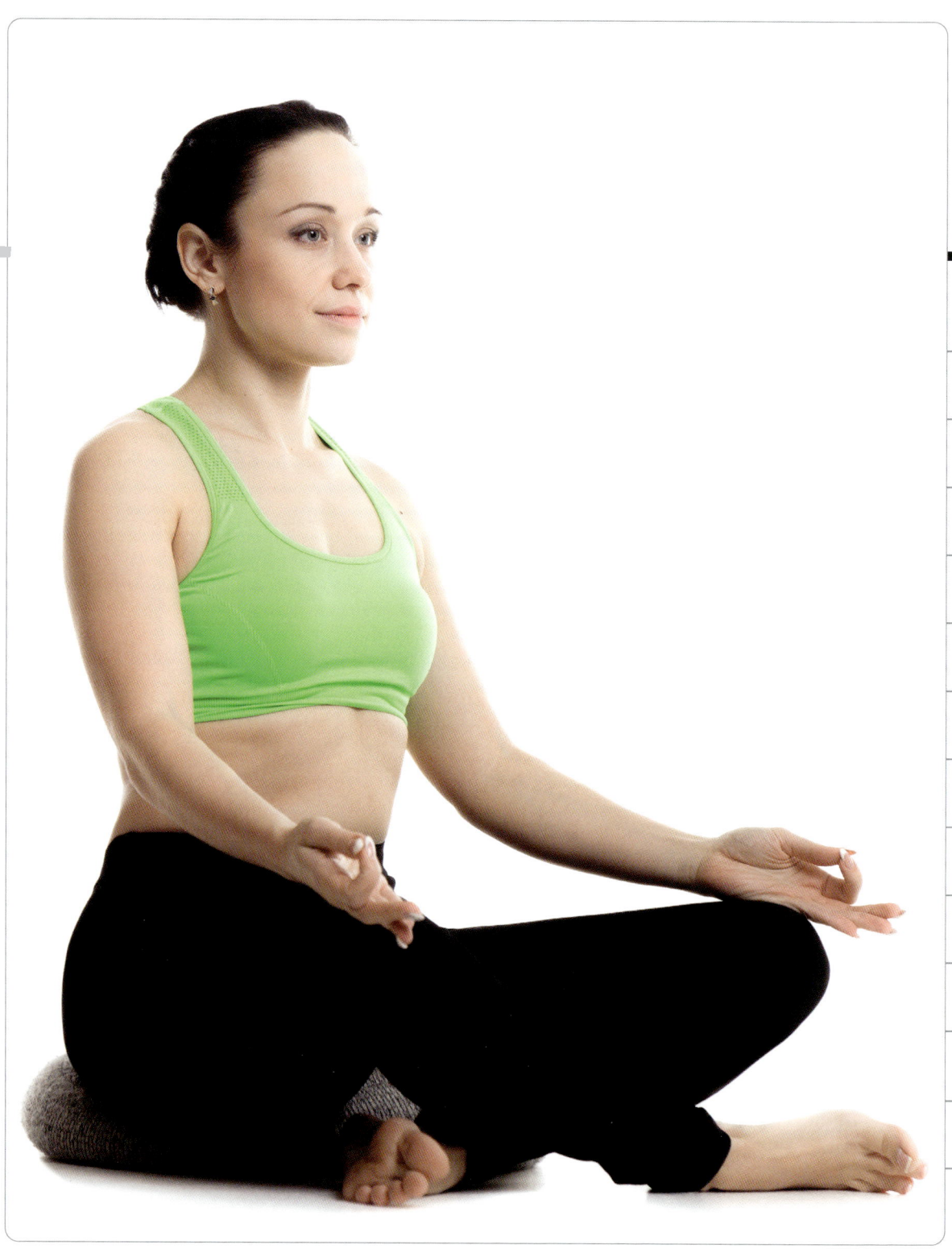

LOS FUNDAMENTOS DEL YOGA

La práctica del yoga, cuya historia se remonta a miles de años atrás en la India, involucra a todo nuestro ser: el cuerpo, la mente y el espíritu. Mediante la combinación de técnicas de respiración y una serie de posturas, los practicantes de yoga revitalizan los tres elementos. Este venerable sistema es una de las formas más populares de ponerse en forma físicamente y ganar claridad mental en el estresante mundo de hoy día. Este libro es una introducción a esta práctica. Primero le enseñará los conceptos básicos, dónde practicar, el material necesario, el lenguaje, así como los gestos de las manos y las indispensables técnicas de respiración. Luego, incluye una serie de posturas ideales para un principiante, donde las fotografías y las ilustraciones anatómicas le harán de guía, destacando los músculos que se fortalecen o estiran en cada una de las posiciones. El libro también presenta consejos prácticos para mantener correctamente cada postura y poder centrarse en determinadas zonas del cuerpo, así como una sección de secuencias que integran todo lo aprendido.

YOGA PARA LA MENTE Y EL CUERPO

Emprender un régimen de yoga puede ser transformador. La decisión de incluir esta práctica en la vida cotidiana no solo disciplina el cuerpo, sino que también ayuda a disciplinar la mente y rejuvenecer el espíritu.

El yoga es sin duda una práctica física; incluso las posturas más sencillas exigen concentración mental y control muscular. Este autocontrol puede ayudarle en todos los aspectos de la vida. El yoga trasciende el aspecto físico de las posturas, armonizando el control del cuerpo con el de la mente y el espíritu. En el yoga, buscamos calmar las fluctuaciones erráticas de la mente.

EXISTIR EN EL PRESENTE.

Con demasiada frecuencia tendemos a centrar nuestros pensamientos en el pasado y el futuro, incluso cuando nuestro cuerpo está firmemente anclado en el presente. Tenemos que concentrarnos para mantener nuestros pensamientos en el momento presente. El yoga nos enseña esa habilidad, para que estemos más presentes a diario.

COMIENCE EL VIAJE

Este libro contiene una selección equilibrada de posturas para principiantes, que desarrollan la fuerza y la flexibilidad, al tiempo que mejoran la concentración y la fuerza de voluntad. A medida que vaya dominando estas posturas, aprenderá a controlar su cuerpo con la mente y, con esa capacidad, empezará a comprender que, como en la vida, con tiempo y paciencia se pueden superar muchos obstáculos. Al practicar una postura, sentirá como si la mente quisiera rendirse

antes de que el cuerpo realmente necesite salir de una postura. Si escucha a su cuerpo, aprenderá a distinguir entre dolor e incomodidad. El dolor real provocado por una lesión es, sin duda, una señal de que debe salir de una postura, pero si lo que siente es solo incomodidad, intente respirar a través de ella. Mientras practica una postura, a veces sentirá sensaciones intensas en ciertos músculos, lo cual es normal al mantener una figura de yoga. En este caso, debe aprender a ignorar lo que le dice la mente. Deje de pensar: «no puedo aguantar más». Crea que su cuerpo es lo suficientemente fuerte como para mantener la postura un poco más. Si mantiene una postura aunque solo sea un par de respiraciones más, empezará a desarrollar su fuerza interior. Porque usted es más fuerte de lo que se imagina.

SABOREE EL MOMENTO

Vivimos en un mundo de gratificación instantánea, pero esa gratificación es con demasiada frecuencia una diversión superficial. Practicando yoga —trabajando en las posturas incluso cuando resultan un poco incómodas—, adquirirá paciencia. Descubrirá que puede dar un paso atrás, hacer una pausa y respirar. Apague el teléfono durante una hora y despliegue su esterilla; los resultados merecerán la pena. Cuando termine de practicar, tendrá la satisfacción de saber que hay algo más que la gratificación instantánea;

comprenderá que puede dedicar una hora a ignorar las listas de tareas pendientes y dejar de lado otros pensamientos que le distraigan, tomando la importante decisión de centrarse en la respiración y la alineación del cuerpo. Las lecciones aprendidas en la esterilla de yoga se trasladarán a su vida diaria; se dará cuenta de que ninguna situación difícil dura para siempre, al igual que todas las posturas de yoga tienen un final. El yoga nos enseña a estar completamente presentes en cada momento de nuestra vida, ya sea bueno o malo. Preocuparse por el futuro o rememorar el pasado solo eleva los niveles de estrés. A menudo, el estrés que sentimos viene provocado por los pensamientos que tenemos en la cabeza y puede que, en realidad, el momento en el que nos encontramos no sea tan estresante. Con la práctica del yoga verá que el hecho de cambiar la forma de pensar sobre las cosas también puede modificar la perspectiva. Así que concédase un momento para hacer una pausa y respirar profundamente.

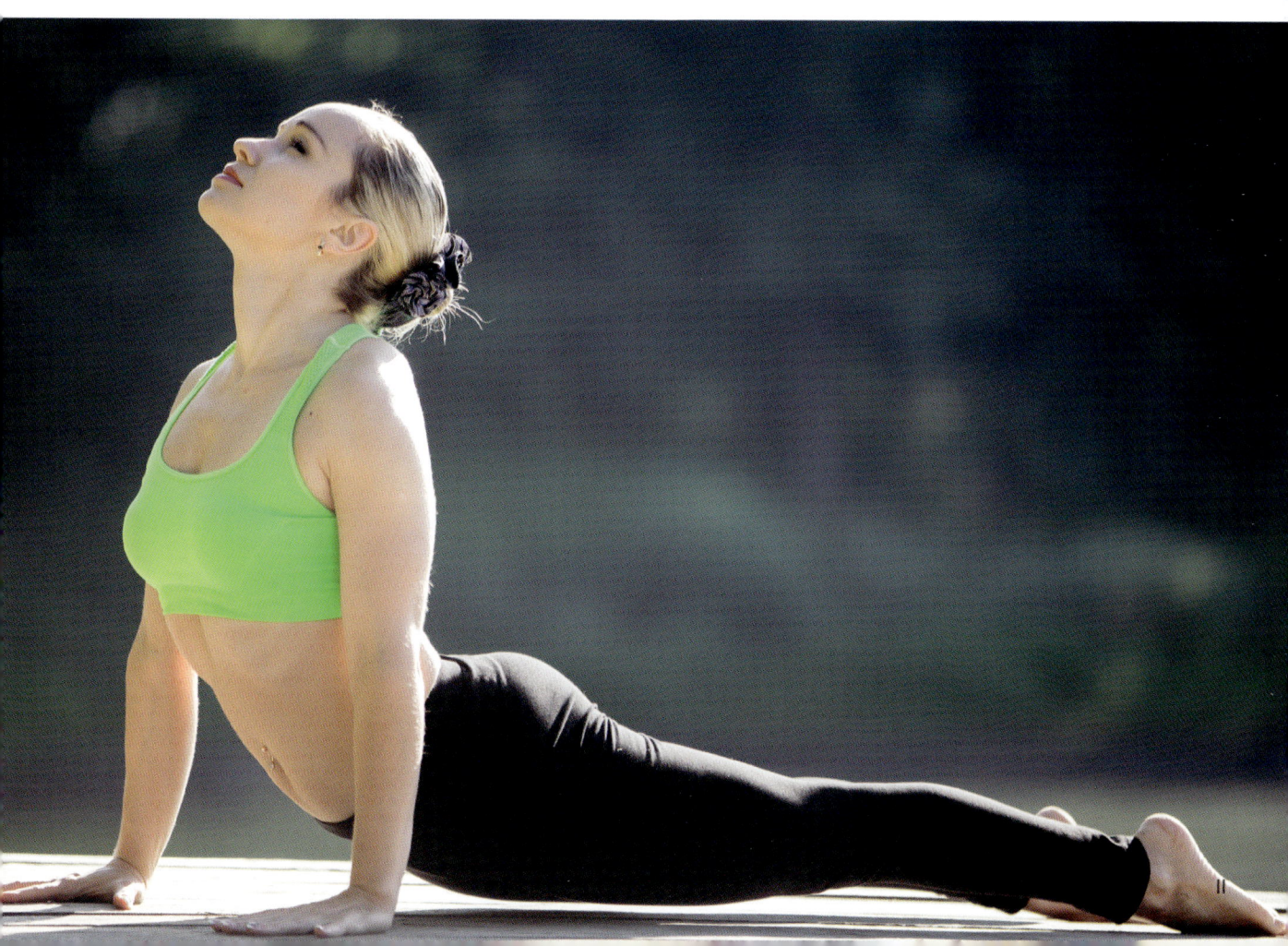

LA CLASE DE YOGA

Muchos de nosotros nos iniciamos en el yoga apuntándonos a una clase en un estudio de yoga o en un gimnasio. Sin embargo, las clases de yoga son diferentes de otras prácticas físicas. A continuación, le explicamos algunas de las cosas que puede esperar como practicante no iniciado.

Dondequiera que se lleve a cabo, una clase típica de yoga requerirá que los alumnos se distribuyan en filas organizadas y separadas por una distancia mínima de un brazo. Comience desenrollando la esterilla de modo que los bordes se curven hacia el suelo. Quítese los zapatos y los calcetines; el yoga se practica descalzo, lo que permite trabajar los dedos, los talones y los músculos de los pies.

Una clase típica en un gimnasio o club de fitness suele centrarse sobre todo en los aspectos físicos del yoga, pero las que se imparten en un centro de yoga especializado suelen hacer hincapié en los tres aspectos del yoga: el cuerpo, la mente y el espíritu. Para empezar, el profesor podría repasar los métodos de respiración —los pranayamas—, dirigir una sesión de cantos de llamada y respuesta, introducir los fundamentos de la meditación o leer un pasaje de un texto inspirador. El grado de inclusión de estos elementos en las clases dependerá de la disciplina de yoga que practique el profesor. Antes de inscribirse en una clase, hable con él para decidir si desea una clase estrictamente física o una que incorpore un enfoque más espiritual. Sea cual sea el enfoque que escoja, recuerde siempre que en el yoga es el alumno quien determina el alcance de cualquier postura, no el profesor.

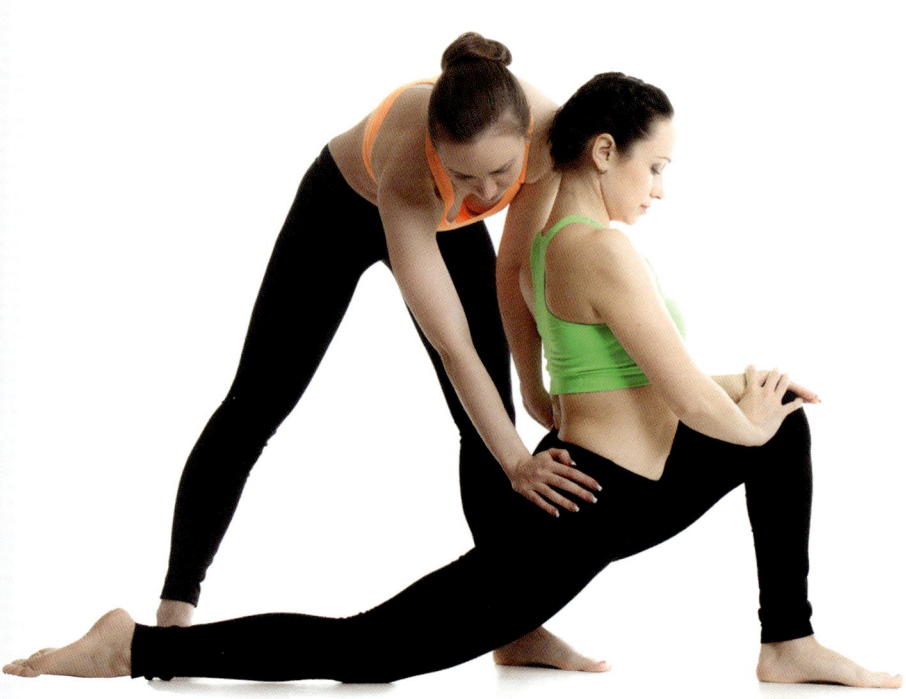

EL DESARROLLO DE UNA CLASE

Las clases se imparten tanto en el interior como en el exterior (en los meses cálidos, los parques se convierten en un escenario ideal para la práctica del yoga). Sea cual sea el lugar, si es su primera clase de yoga, antes de empezar informe al profesor de cualquier problema de salud específico, por ejemplo, si está embarazada o si está recuperándose de una lesión u operación. Una clase para principiantes comienza con algunas posturas de calentamiento y, a continuación, se pasa a posturas más exigentes. Adéntrese poco a poco en la disciplina; una postura se puede modificar en cualquier momento según el nivel de comodidad de cada uno o se puede pedir al profesor una variante menos difícil. Si necesita descansar, adopte la postura del niño —de rodillas, sentado sobre los talones, con el torso flexionado sobre los muslos, la barbilla en el suelo y los brazos estirados hacia delante o a los lados del cuerpo— para recuperarse antes de continuar.

Al final de la sesión, se descansa adoptando la postura del cadáver durante varios minutos: tumbado sobre la espalda, con las piernas y

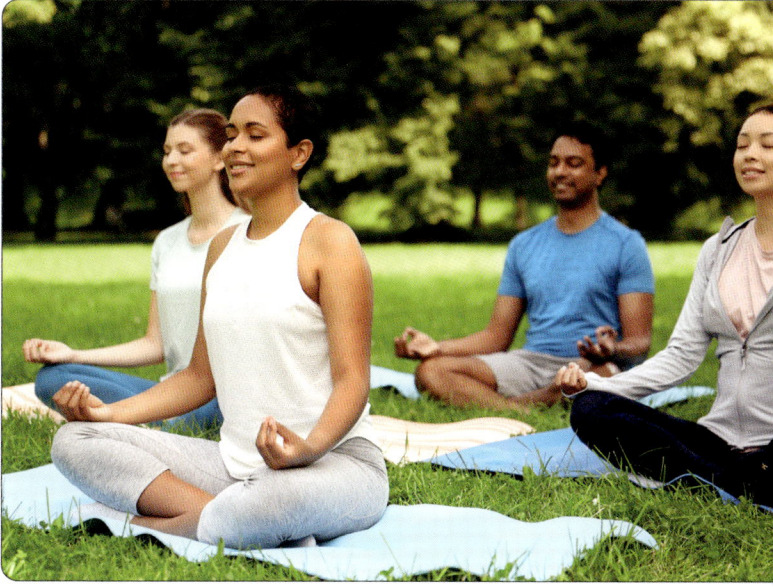

los brazos ligeramente abiertos. Tras el esfuerzo físico de una sesión, es muy probable que experimente una mayor conciencia de su cuerpo a medida que el mundo exterior se aleja. No se apresure a levantarse después de la postura del cadáver, ya que el cambio puede ser brusco y puede provocar sensación de mareo. Una vez recuperado, levántese despacio y, cuando vuelva a ponerse erguido, dé las gracias al instructor y recoja su material para dejar el espacio tan impoluto como al principio.

EL YOGA ES UNA PRÁCTICA

Todos tenemos nuestros propios niveles naturales de fuerza y flexibilidad. Con demasiada frecuencia, cuando vemos las posturas de yoga pensamos que no somos lo suficientemente flexibles como para realizarlas. Sin embargo, esta es la razón por la que llamamos al yoga una «práctica», ya que podemos trabajar en nuestros cuerpos para mejorarnos a nosotros mismos. Cada persona tiene un grado de flexibilidad diferente en los músculos, y en el yoga intentamos encontrar el equilibrio entre nuestra fuerza y nuestra flexibilidad. Recuerde que el cuerpo y la mente cambian y evolucionan constantemente; cada vez que se ponga sobre la esterilla se sentirá diferente de la última vez. Esta mutabilidad es lo que hace que la práctica del yoga sea interesante y un factor de motivación. Descubrirá que aunque realice las mismas posturas una y otra vez, siempre encontrará algo nuevo en lo que trabajar. Una vez que domine las posturas para principiantes, estará preparado para afrontar retos mayores. Pero cabe recordar que un practicante avanzado no es necesariamente alguien que realice las posturas más desafiantes con facilidad, sino alguien que tiene la conciencia corporal y el control para trabajar las sutilezas de cada postura.

EL YOGA EN CASA

El yoga es especialmente adecuado para practicarlo en casa, y puede proporcionarle una agradable sensación de frescura y renovación al empezar el día o una sensación de paz y calma al terminarlo.

Para practicar en casa, lo único que se necesita es una esterilla. No obstante, un bloque de yoga y una correa ayudarán a los principiantes a lograr las posturas más difíciles. Póngase ropa cómoda que le permita una amplitud de movimiento completa y no use calcetines. Practicar descalzo le ayudará a anclar las manos y los pies en el suelo.

Entonces, solo le que queda decidir si desea practicar las posturas que ya conoce, seguir las de este libro o bien realizar un tutorial en línea.

UN ESPACIO PARA PRACTICAR

Para sacar el máximo partido a su régimen de yoga, dedique una zona concreta de su casa donde pueda practicarlo con regularidad. Para muchos, el mayor reto de la práctica en casa es aprender a dejar de lado todas las distracciones potenciales; el teléfono, el ordenador, la televisión, los otros miembros de la familia y las mascotas pueden interferir en la concentración. Si vive en una casa o en un apartamento grande, puede permitirse el lujo de transformar una habitación entera en un estudio de yoga privado. No obstante, lo bueno del yoga es que no requiere mucho espacio, basta con la longitud de una esterilla. Incluso en espacios más pequeños es posible crear un santuario de paz lo suficientemente grande como para estirarse por completo y dar zancadas sin obstrucciones. Un biombo móvil o plegable puede aportarle intimidad, al igual que unas cortinas que pueda abrir y cerrar fácilmente.

CREAR AMBIENTE

Para mantener la concentración en la práctica de yoga, conviene crear un oasis en el que se puedan bloquear las distracciones. Designe una habitación o una zona donde poder practicar siempre. Si es posible, en ese espacio no debería haber desorden. Guarde la esterilla de yoga y el resto del equipo en este espacio y no olvide los extras para crear ambiente. Los colores relajantes, las plantas purificadoras del aire, las piedras bonitas u otros objetos naturales, la iluminación ambiental y los olores agradables fomentarán una práctica fructífera. Una imagen cautivadora con la que pueda meditar o una vela parpadeante en la que pueda fijar la vista mientras mantiene una postura durante unas cuantas respiraciones más pueden enriquecer la experiencia.

CEÑIRSE A UN PLAN

Establezca un horario y reserve unos 30 minutos diarios a la misma hora, cinco días a la semana, para practicar yoga. Cuando viaje, puede meter la esterilla en la maleta y desplegarla allí donde esté.

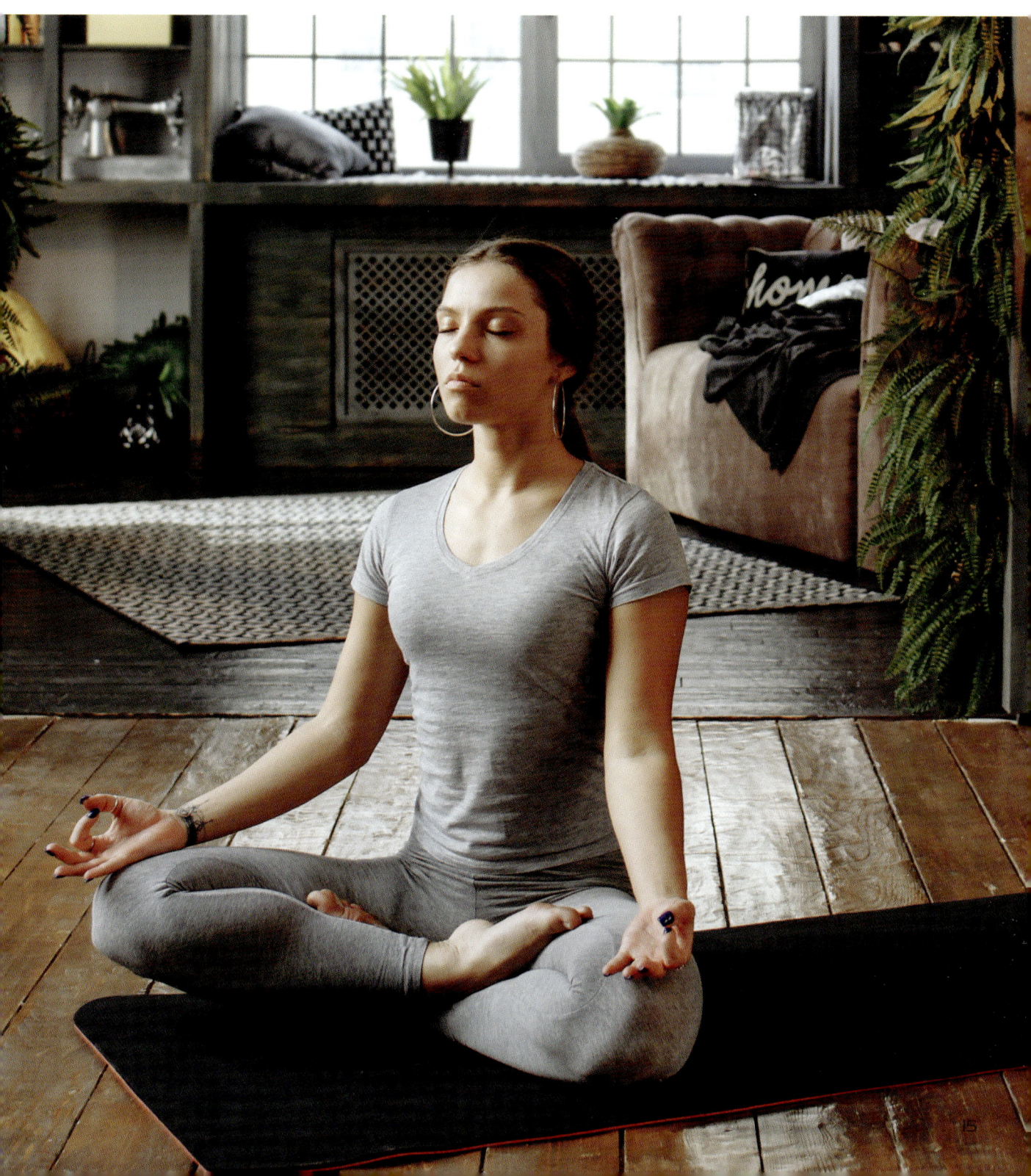

EL MATERIAL DE YOGA

Una de las grandes ventajas de practicar yoga es que, a diferencia de muchas otras disciplinas, requiere muy poco equipamiento especializado, aparte de una esterilla adecuada.

Basta una esterilla, pero es cierto que existen varias herramientas y otros accesorios que mejoran la práctica de yoga.

ROPA

El atuendo de yoga es simplemente cualquier prenda que sea cómoda y le permita moverse con libertad. Aunque hoy en día existen muchas opciones de alta gama, ninguna de ellas es realmente imprescindible; no hace falta derrochar en la tienda de artículos deportivos. Póngase algo relativamente elástico o fluido que no le apriete. Una camiseta confortable y unos pantalones para correr sirven, al igual que una camiseta sin mangas y unos pantalones cortos de gimnasia. Los vaqueros se deberían descartar, ya que suelen ser demasiado rígidos para adaptarse a los movimientos de flexión y torsión. Y no se preocupe por el calzado, ya que el yoga se practica tradicionalmente descalzo.

LA ESTERILLA

Para empezar a practicar necesitará una esterilla de yoga. Esta es distinta a la de Pilates o a la colchoneta de gimnasio. Adquiera un modelo diseñado específicamente para esta práctica. Por menos de 20 euros puede adquirir una esterilla de yoga, aunque podría merecer la pena invertir un poco más; una buena esterilla puede marcar la diferencia en la forma de adoptar y mantener las posturas. La esterilla ideal debe ser fina, resistente y ligeramente pegajosa al tacto para favorecer la adhesión al suelo con las manos y los pies. Si bien es cierto que en los estudios de yoga se pueden utilizar esterillas de forma gratuita o por una pequeña cuota, probablemente prefiera tener la suya propia por razones de higiene, ya que algunas personas sudan mucho durante las sesiones. Además, las esterillas son bastante ligeras y fáciles de transportar.

ACCESORIOS

Especialmente para los principiantes, hay diversos artículos útiles. Cuando una postura de yoga resulta demasiado difícil de realizar o demasiado dolorosa de mantener, existen accesorios que pueden ayudar a realizarla. Algunos de ellos también se utilizan en el yoga restaurativo para eliminar el estrés del cuerpo.

- Los bloques pueden ayudar a lograr las posturas, a profundizar en los estiramientos y a garantizar una alineación correcta mientras se mantiene una postura. En casa, puede sustituir el bloque por un libro gordo.

- Las mantas plegadas pueden elevar las nalgas en las posturas en las que se abren las caderas y los muslos.

PERFECCIONAR LAS POSTURAS

Los accesorios y el equipo de yoga son herramientas que le ayudarán a profundizar en las posturas. No piense que el uso de un bloque o una correa le convierte en un principiante, o que no está haciendo correctamente la postura si los utiliza. Si le ayudan a lograr una mejor forma, han cumplido su función. En la postura del triángulo, por ejemplo, el objetivo no es llegar con las palmas de las manos al suelo, sino alargar la columna vertebral, buscando la longitud en todo el torso. Si tiene la mano en el suelo, pero el costado del cuerpo está encogido y apenas puede respirar, entonces no está haciendo yoga, solo está contorsionando el cuerpo. En lugar de eso, use el bloqueo a su favor y cree el espacio que necesita para profundizar en la respiración.

• Las correas ajustables ayudan a alcanzar los pies o a elevar las piernas, y a llegar hasta la espalda si tiene rigidez muscular o se está recuperando de una lesión. También son útiles para promover una buena postura corporal o mantener la estructura de una postura. Si no dispone de una correa, utilice una toalla larga.

• Los *bolsters* son cojines firmes de forma alargada; úselos cuando haga yoga restaurativo para fomentar la relajación, suavizar la postura y abrir el cuerpo.

Otros accesorios: cojín de meditación, cuña de yoga, cojín para la nuca, almohadillas para rodillas, pelota suiza, separadores de dedos del pie y guantes de yoga.

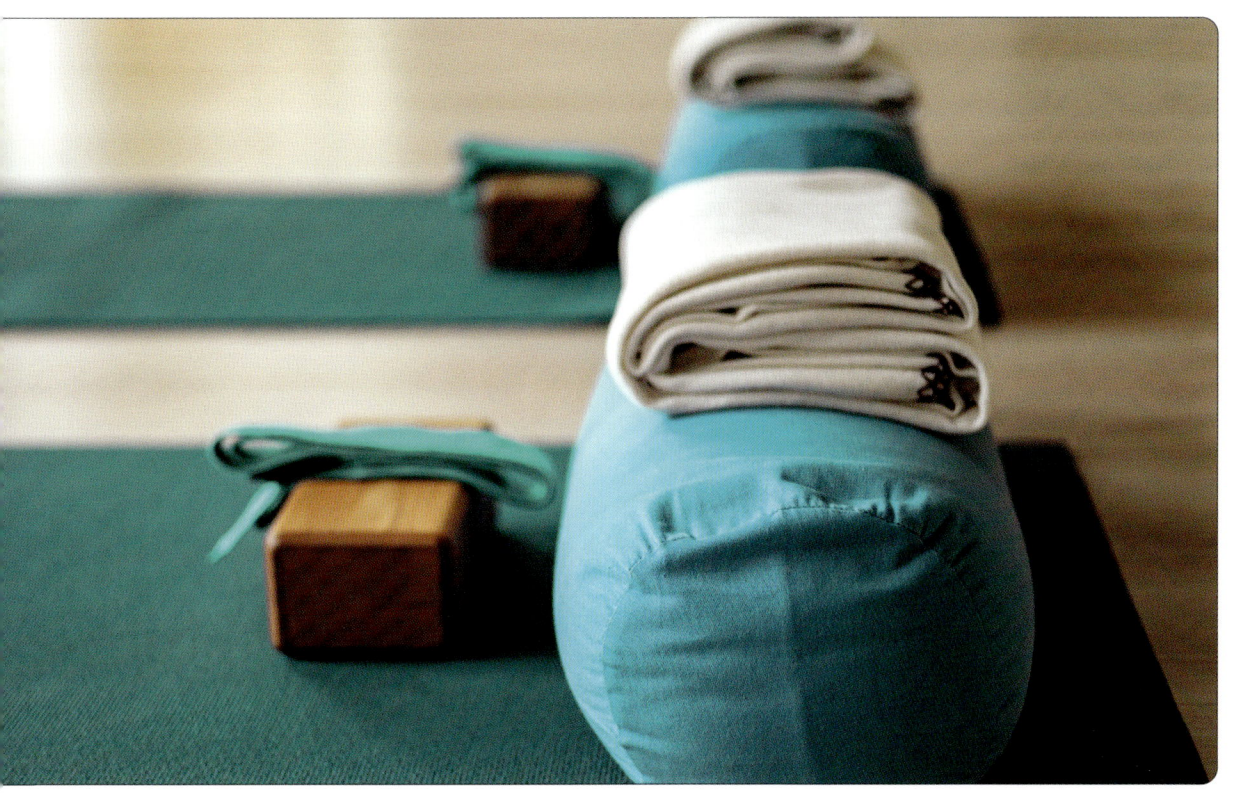

EL LENGUAJE DEL YOGA

Los practicantes primerizos de yoga suelen encontrarse un poco perdidos en las primeras clases, ya que los profesores parecen hablar una lengua extranjera. Y es que, de hecho, así es; hablan en sánscrito, la lengua de los antiguos indios que formularon la disciplina.

Accesorios: por ejemplo, esterillas, bloques, mantas y correas utilizadas para extender la amplitud de movimiento o facilitar el logro de una postura.

Asana: postura de yoga; originalmente «asiento» en sánscrito.

Ashram: santuario; comunidad monástica o retiro religioso, especialmente en la India y el sudeste asiático.

Ashtanga: el camino de ocho miembros o camino del yoga, que incluye:

1. Yama (restricciones, disciplinas morales o votos morales)
2. Niyama (deberes u observaciones positivas)
3. Asana (postura)
4. Pranayama (técnicas de respiración)
5. Pratyahara (retraimiento de los sentidos)
6. Dharana (concentración focalizada)
7. Dhyana (absorción meditativa)
8. Samadhi (éxtasis o iluminación)

Ayurveda: medicina tradicional de la India.

Bandha: bloqueo muscular interno que, cuando se libera, favorece la tonificación y la estimulación de zonas estratégicas del cuerpo. Los tres principales bandhas del hatha yoga son las siguientes:

- Mula Bandha: los músculos del suelo pélvico
- Uddiyana Bandha: los abdominales hasta el diafragma
- Jalandhara Bandha: la garganta

Bhakti: devoción, como en el bhakti yoga.

Chakra: significa «rueda» y es uno de los siete centros energéticos del cuerpo situados entre la parte superior de la cabeza y la parte inferior de la columna vertebral.

- Chakra corona (Sahasrara): en la coronilla
- Chakra tercer ojo (Ajna): en la frente, entre las cejas
- Chakra garganta (Vishuddha): en la zona de la garganta
- Chakra corazón (Anahata): en el centro del pecho
- Chakra plexo solar (Manipura): en la parte superior del abdomen
- Chakra sacro (Svadhisthana): en la parte inferior del abdomen
- Chakra raíz (Muladhara): en la base de la columna vertebral

Sahasrara
Chakra corona

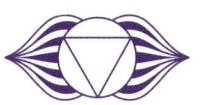

Ajna
Chakra tercer ojo

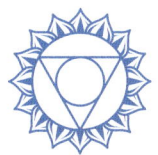

Vishuddha
Chakra garganta

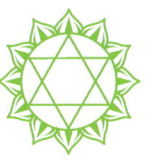

Anahata
Chakra corazón

Manipura
Chakra plexo solar

Svadhishthana
Chakra sacro

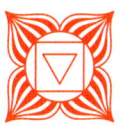

Muladhara
Chakra raíz

EL LENGUAJE DEL YOGA Continuación

Core: a menudo se confunde el core con los músculos abdominales, pero es más preciso pensar en él como el corazón de una manzana, que va desde la parte superior de la cabeza hasta los arcos interiores de los pies.

Dosha: tipo de cuerpo; en la medicina ayurvédica existen tres doshas: *pitta* (fuego), *vata* (viento) y *kapha* (tierra).

Drishti: punto focal de la mirada durante la meditación o la práctica del yoga, y muy útil durante las posturas de equilibrio.

Gurú: profesor o maestro espiritual; el que ilumina la oscuridad.

Hatha yoga: de «ha» (sol) y «tha» (luna); el hatha yoga busca unificar los opuestos —cuerpo y mente— y describe cualquiera de las prácticas físicas del yoga.

Kirtan: reunión para meditar a través de la música y el canto.

Mantra: sonidos, sílabas, palabras o grupos de palabras que se repiten con el objetivo de crear una transformación positiva; un pensamiento sagrado o una oración.

Meditación: técnica para concentrar y calmar la mente; a menudo mediante el trabajo de respiración para alcanzar un nivel de conciencia más profundo.

Mudra: «sello» o gesto de la mano que influye en las energías del cuerpo o el estado de ánimo. La mayoría de las veces se mantienen las manos y los dedos en un mudra para ayudar a la concentración, el enfoque y la conexión con uno mismo. Los mudras más comunes son el anjali (las palmas de las manos juntas por delante del pecho) y el gyan (los dedos índice y pulgar formando un círculo, los otros tres dedos estirados).

Nadi: los canales energéticos por los que fluye el prana, o fuerza vital. El pranayama utiliza la respiración para dirigir y expandir el flujo de prana en los nadis.

Namasté: palabra sánscrita que suele pronunciarse al final de una clase de yoga. Una interpretación de esta palabra puede ser la siguiente: yo honro ese lugar en ti donde reside todo el universo; y cuando yo estoy en ese lugar en mí y tú estás en ese lugar en ti, solo hay uno de nosotros.

Om: mantra que suele cantarse al principio y al final de una clase. Se dice que es el origen de todos los sonidos y la semilla de la creación, y a menudo se le llama «sonido universal de la conciencia».

Patanjali: antiguo sabio del que se dice que compiló los yoga sutras, una guía sobre cómo vivir para avanzar en el camino espiritual hacia la iluminación.

Prana: energía de vida o fuerza vital.

Pranayama: conciencia de la respiración que se utiliza para facilitar la quietud y la conciencia interior.

Samadhi: estado de iluminación completa.

APRENDER LA JERGA

La disciplina del yoga tiene sus raíces en los centenarios Vedas indios, un amplio corpus de textos religiosos, y muchas de las palabras que describen las posturas y la posición del cuerpo están en sánscrito, la lengua de la antigua India.

Como practicante de yoga pronto se familiarizará con palabras como asana, pranayama y mudra. Cuando se pronuncian correctamente, estas palabras crean inspiraciones y espiraciones distintas que son similares a las empleadas en los mantras de meditación.

Savasana o postura del cadáver: la postura de relajación por excelencia, practicada normalmente al final de la clase de yoga.

Shakti: energía femenina.

Shanti: palabra que significa «paz» y que se suele cantar tres veces en clase.

Shiva: deidad hindú; energía masculina.

Surya namaskar o Saludo al sol: una secuencia de asanas dinámicas que suele utilizarse para calentar el cuerpo al principio de una clase de yoga.

Swami: «maestro» o líder ascético o religioso hindú, especialmente un miembro superior de una orden religiosa.

Tantra: el yoga de la unión entre la mente y el cuerpo.

Ujjay: tipo de pranayama en el que los pulmones se expanden completamente y el pecho se hincha; especialmente asociado con el estilo vinyasa.

Upanishads: textos de carácter religioso y filosófico, escritos en la India entre el 800 y el 500 a.C.

Vinyasa: movimiento vinculado a la respiración; las posturas se encadenan para crear un flujo corto o un flujo largo.

Yang yoga: estilo de yoga rítmico, repetitivo y enérgico, ideal para desarrollar la fuerza y mejorar la forma física.

Yin yoga: una serie de posturas pasivas en el suelo que se mantienen durante mucho tiempo y que se dirigen a la fascia o tejido conectivo del cuerpo. Una combinación de yin y yang mantiene a los alumnos equilibrados y sanos.

Yoga: del sánscrito *yug*, que significa «yugo» o «unión»; el yoga es una antigua disciplina en la que se utilizan las posturas físicas, la práctica de la respiración, la meditación y el estudio filosófico como herramientas para alcanzar la liberación.

Yogui/yoguini: hombre/mujer practicante de yoga.

LA RESPIRACIÓN EN EL YOGA

Respirar es esencial para la vida, aunque no es algo en lo que necesitemos pensar para hacerlo. Sin embargo, para beneficiarnos realmente de la práctica del yoga, primero debemos aprender a respirar de manera correcta. Es la respiración la que nos guiará a lo largo de la práctica.

El *pranayama*, o la ciencia de la respiración del yoga, es el primer principio en el que cualquier persona que comience una practicar debe concentrarse. Para obtener un beneficio real con la práctica del yoga, primero deberá aprender a respirar correctamente.

PRANAYAMA

En sánscrito, *prana* significa «energía de vida» o «fuerza vital» y *ayama* significa «control o expansión». Juntos forman la palabra *pranayama*, que significa «extensión del fuerza vital» o «control de la respiración». El yoga nos pide que prestemos mucha atención al proceso de inspiración y espiración, que solemos dar por sentado. *Apana* se refiere a la acción de eliminación; la acción alterna del *prana*. Mientras se inhala el aliento de la vida, también es importante eliminar las toxinas de las profundidades del sistema respiratorio. Practicar *pranayama* significa controlar la energía pránica interna. Más adelante le mostramos cómo aprender la técnica del *pranayama*.

A medida que progrese en su práctica de yoga, aprenderá también a alterar el movimiento del *prana*. Se puede empezar a controlar la respiración familiarizándose

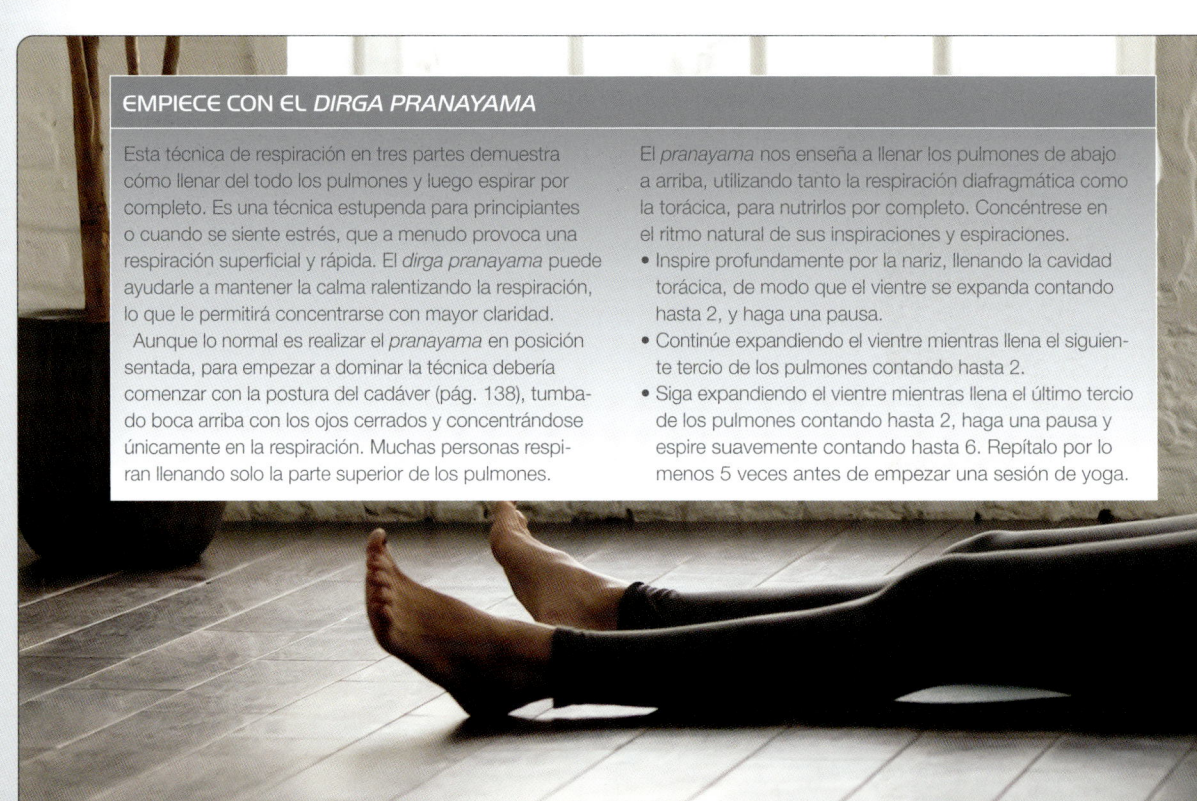

EMPIECE CON EL *DIRGA PRANAYAMA*

Esta técnica de respiración en tres partes demuestra cómo llenar del todo los pulmones y luego espirar por completo. Es una técnica estupenda para principiantes o cuando se siente estrés, que a menudo provoca una respiración superficial y rápida. El *dirga pranayama* puede ayudarle a mantener la calma ralentizando la respiración, lo que le permitirá concentrarse con mayor claridad.

Aunque lo normal es realizar el *pranayama* en posición sentada, para empezar a dominar la técnica debería comenzar con la postura del cadáver (pág. 138), tumbado boca arriba con los ojos cerrados y concentrándose únicamente en la respiración. Muchas personas respiran llenando solo la parte superior de los pulmones.

El *pranayama* nos enseña a llenar los pulmones de abajo a arriba, utilizando tanto la respiración diafragmática como la torácica, para nutrirlos por completo. Concéntrese en el ritmo natural de sus inspiraciones y espiraciones.

- Inspire profundamente por la nariz, llenando la cavidad torácica, de modo que el vientre se expanda contando hasta 2, y haga una pausa.
- Continúe expandiendo el vientre mientras llena el siguiente tercio de los pulmones contando hasta 2.
- Siga expandiendo el vientre mientras llena el último tercio de los pulmones contando hasta 2, haga una pausa y espire suavemente contando hasta 6. Repítalo por lo menos 5 veces antes de empezar una sesión de yoga.

con los siguientes ejercicios y practicándolos. Estos le permitirán llevar oxígeno a lo más profundo de los pulmones, fomentarán la conexión entre el cuerpo y la mente, y le harán sentir rejuvenecido y fresco.

EMPEZAR A PRACTICAR LA RESPIRACIÓN

Respire de manera uniforme mientras se concentra en llenar de oxígeno todas las partes de los pulmones. Comience por la parte inferior, expandiendo el diafragma para inflar el abdomen; a continuación, eleve la caja torácica a medida que el oxígeno inunda el centro de los pulmones. Por último, deje que la parte superior de los pulmones se llene a medida que el pecho se expande. Asegúrese de que ambos lados del pecho se eleven simultáneamente.

Ahora debería estar listo para practicar el *pranayama* sentado con la espalda recta. Una vez que se sienta cómodo, tal vez con las piernas dobladas y las espinillas cruzadas, coloque una mano sobre el pecho y la otra sobre los músculos abdominales. Esto le ayudará a controlar la respiración a medida que entra en el cuerpo. Cierre los ojos, alargue la columna vertebral, acerque ligeramente la barbilla al pecho y escuche su respiración mientras el abdomen y la caja torácica se expanden y contraen. Concéntrese en los caminos que recorre el oxígeno, en el ritmo de su respiración y en la textura del sonido.

En las páginas siguientes se describen otros ejemplos de ejercicios rejuvenecedores y relajantes, todos ellos destinados a reponer oxígeno fresco en los pulmones y a conectar la mente con el cuerpo.

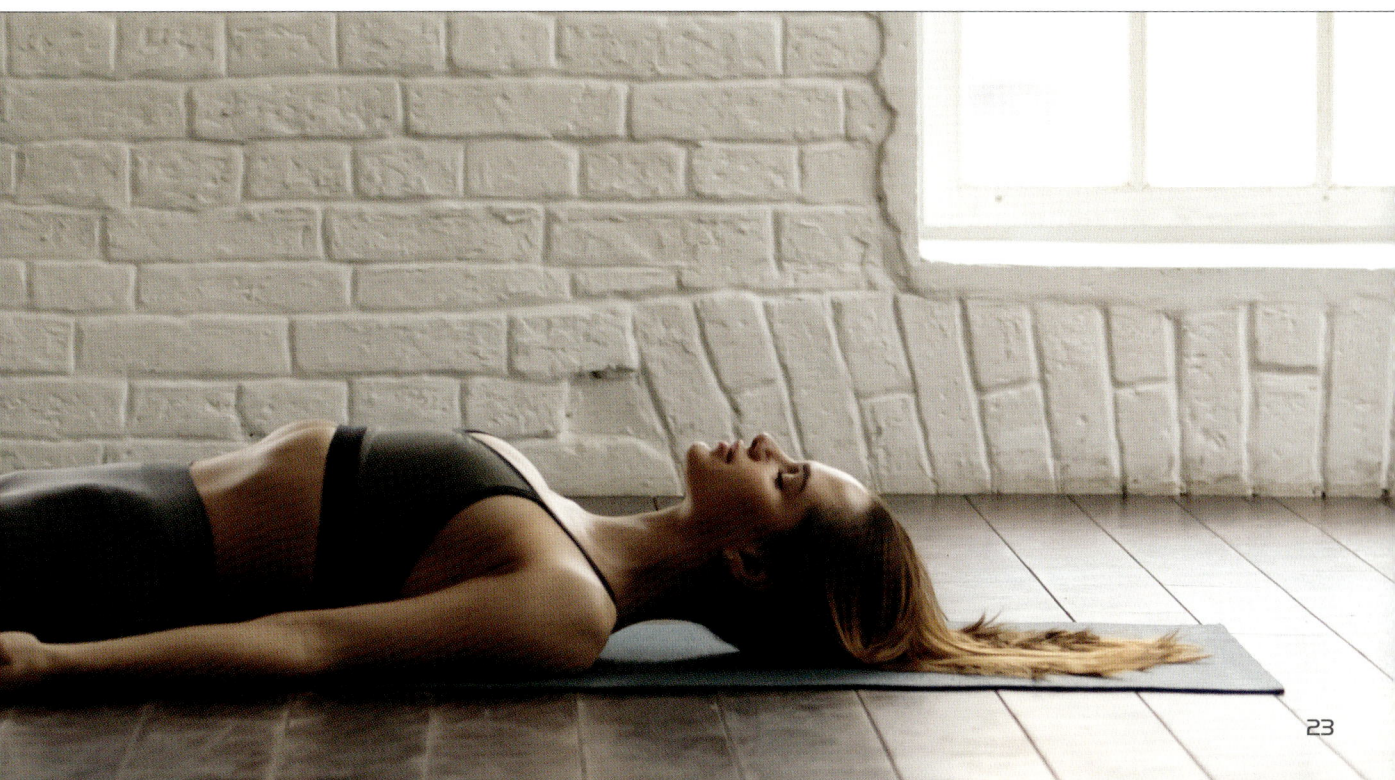

LA RESPIRACIÓN EN EL YOGA Continuación

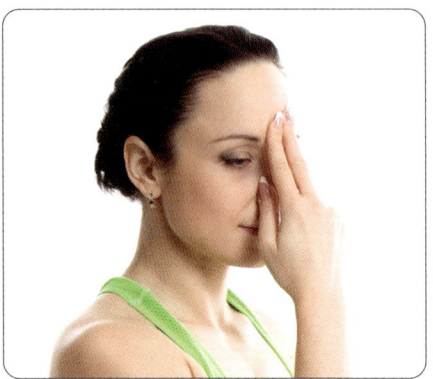

Para estimular el chakra Ajna, coloque los dedos índice y corazón sobre la frente. El chakra Ajna se conoce como el chakra de la mente. Se dice que este espacio entre las cejas es donde la energía se canaliza a través de las fosas nasales y se encuentra con el *nadi* central. Se trata de una posición de la mano muy poderosa en la práctica del *pranayama*.

SAMAVRITTI o RESPIRACIÓN IGUAL

Si su respiración es irregular, concéntrese en respirar más lentamente y de forma más uniforme. Para realizar el samavritti, que significa «la misma acción», inspire contando hasta 4 y luego espire contando también hasta 4. Repítalo hasta que lo haga casi instintivamente sin necesidad de contar. Esta técnica de respiración calma la mente y genera una sensación de equilibrio y estabilidad.

UJJAYI o RESPIRACIÓN OCEÁNICA

También conocida como respiración victoriosa, se denomina «respiración oceánica» por el sonido parecido al de las olas que hace el aire al pasar por el estrecho conducto epiglótico de la garganta. Manteniendo un ritmo uniforme, contraiga la epiglotis y mantenga la boca cerrada mientras escucha el silbido en el fondo de la garganta. La respiración *ujjayi* tonifica los órganos internos, eleva la temperatura interna, mejora la concentración y calma la mente.

KUMBHAKA o RESPIRACIÓN RETENIDA

Para practicar esta técnica, comience con la respiración *ujjayi* o *samavritti* y, después de cuatro respiraciones, contenga la respiración varios segundos (desde cuatro hasta ocho). Espire, permitiendo que la espiración dure más que la inspiración. Al principio, la retención, o *kumbhaka*, será más corta que las otras respiraciones. Con el tiempo, reduzca el número de respiraciones entre las respiraciones *kumbhaka* y aumente el número de segundos en su inspiración, espiración y retención *kumbhaka*. Consiga una espiración dos veces más larga que la inspiración y una respiración *kumbhaka* tres veces más larga. Este método de respiración fortalece el diafragma, restablece la vitalidad y purifica el sistema respiratorio. Los estudios indican que incluso puede mejorar la circulación cerebral.

KAPALABHATI o CRÁNEO BRILLANTE

Kapal significa «cráneo» y *bhati* significa «brillante». Se trata de una técnica de respiración que limpia los senos nasales. En *kapalabhati* se controla la respiración espirando bruscamente mientras se bombean los músculos abdominales hacia dentro y hacia fuera. La inspiración es pasiva, mientras que la espiración es enérgica y brusca.

Las espiraciones fuertes y rápidas ayudan a los pulmones a eliminar los residuos de los conductos de aire, purificando el sistema respiratorio. Este método también fortalece el diafragma y reaviva la energía. Para practicar *kapalabhati*, siga los siguientes pasos.

1. Siéntese con la espalda recta en una posición cómoda, ya sea en la postura simple (pág. 96) o en la postura del héroe (pág. 139).

2. Cierre los ojos y la boca, y relaje los músculos abdominales.

3. Manteniendo la boca cerrada, respire solo por la nariz. Inspire una vez de forma normal y luego espire de igual manera.

4. Inspire hasta la mitad y empiece a espirar bruscamente por la nariz con respiraciones cortas y rápidas mientras contrae los músculos abdominales. Continúe haciendo esto en cada espiración. Piense en llevar el estómago hacia dentro y hacia arriba mientras bombea y respira diafragmáticamente. Permita

que la inspiración sea pasiva para concentrarse únicamente en la espiración.

5. Cuando haya terminado el ciclo, expulse todo el aire. Como principiante, comience con dos rondas de 10 ciclos y aumente hasta cuatro rondas de 20 ciclos.

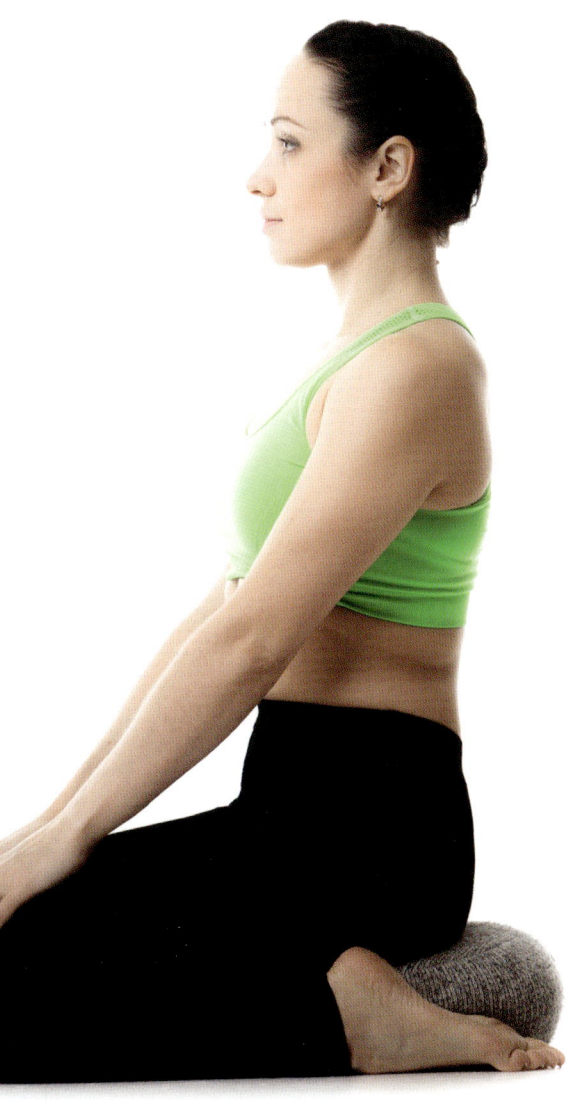

Una posición cómoda para principiantes, como la postura del héroe, le permitirá concentrarse en el dominio de las técnicas de respiración sin perder la forma.

LA RESPIRACIÓN EN EL YOGA Continuación

ANULOMA VILOMA
o RESPIRACIÓN ALTERNA

Anuloma viloma purifica los canales de energía, o *nadis*, a través de las fosas nasales derecha e izquierda. Esto estimula el movimiento del *prana*. Para empezar, coloque las manos en *vishnu mudra*, con los dedos índice y corazón curvados hacia abajo. Coloque el pulgar derecho contra el exterior de la fosa nasal derecha y, con la boca cerrada, inspire por la fosa nasal izquierda. Cierre la fosa nasal izquierda con el dedo anular y mantenga la posición por un momento. A continuación, levante el pulgar y espire por la fosa nasal derecha. Cambie de mano y repítalo en el lado opuesto. Comience con cinco ciclos y aumente gradualmente el número. Este método reduce el ritmo cardíaco y el estrés.

❶ Para practicar *anuloma viloma*, coloque los dedos en *vishnu mudra* con los dedos índice y medio curvados hacia abajo, manteniendo el dedo anular y el meñique juntos y apuntando hacia arriba.

❷ Cierre la fosa nasal derecha con el pulgar derecho e inspire por la fosa nasal izquierda.

❸ Retenga la respiración, apretando la fosa nasal izquierda con el dedo anular, y luego suelte el pulgar mientras expira por la fosa nasal derecha.

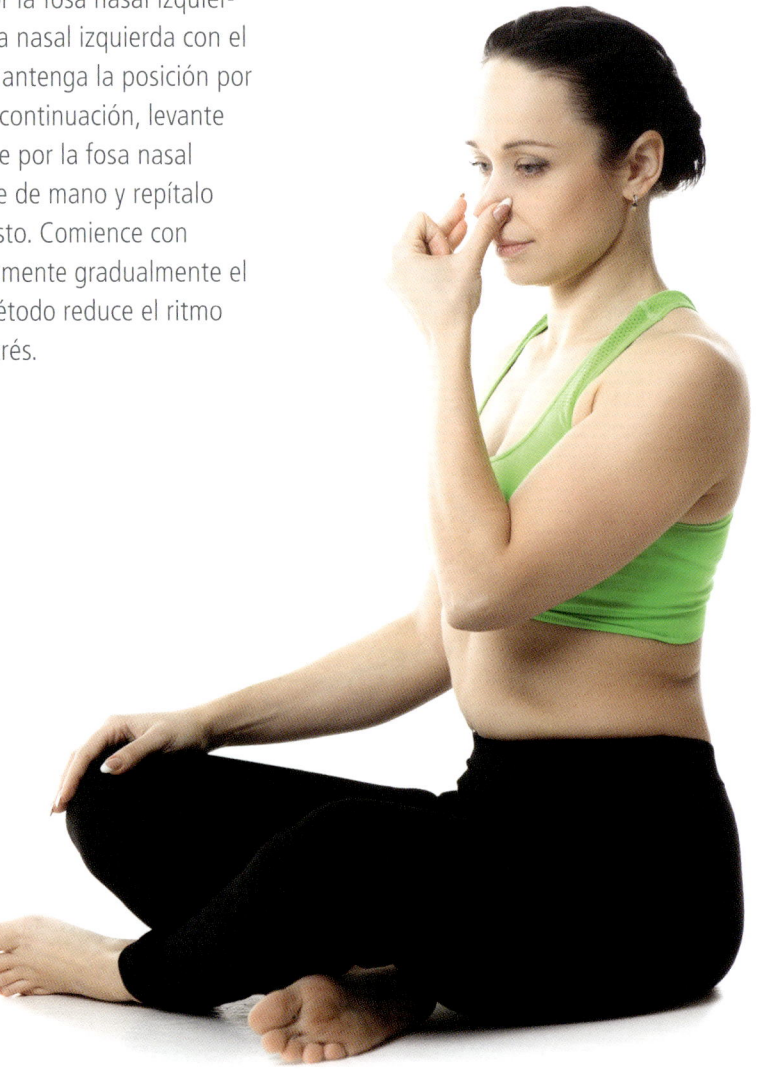

SITHALI o RESPIRACIÓN REFRESCANTE

La técnica *sithali* es perfecta para el final de una rigurosa sesión de yoga ya que enfría el cuerpo; de ahí su nombre, «respiración refrescante». A diferencia de casi todas las demás técnicas de respiración de yoga, que requieren respirar por las fosas nasales, *sithali* requiere respirar por la boca. Para practicar *sithali*, siga los siguientes pasos.

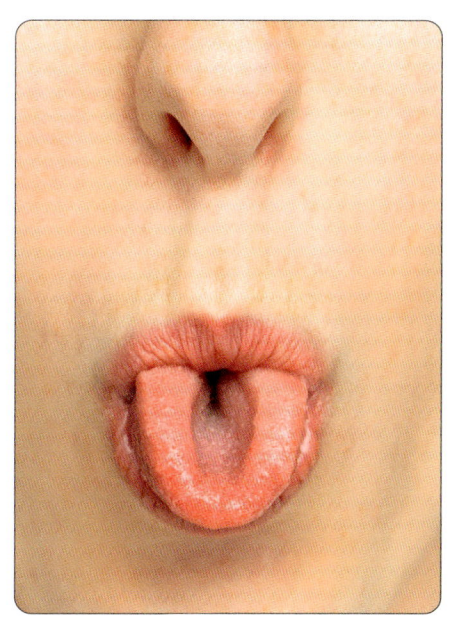

❶ Siéntese con la espalda recta en una posición cómoda, ya sea en la postura simple (pág. 96) o en la postura del héroe (pág. 139), e inspire y espire profundamente por la nariz dos o tres veces para prepararse.

❷ Frunza los labios y luego enrolle la lengua, curvando los lados hacia arriba para formar un tubo. Saque la punta de la lengua entre los labios fruncidos. (Si no puede enrollar la lengua, haga una pequeña O con la boca o pruebe la técnica de respiración *sitkari*).

❸ Inspire a través del tubo de la lengua.

❹ Espire por ambas fosas nasales.

❺ Manteniendo la lengua enrollada, repítalo de 5 a 10 veces hasta que sienta el efecto refrescante.

SITKARI

Muchas personas no pueden enrollar la lengua, por lo que el *sitkari* puede tener el mismo efecto refrescante para quienes carecen de esta destreza. Para prepararse, siéntese con la espalda recta en una posición cómoda, ya sea en la postura simple (pág. 96) o en la postura del héroe (pág. 139), asegurándose de que la columna vertebral esté en posición neutra.

❶ Respire naturalmente unas cuantas veces para centrarse.

❷ Junte los dientes superiores e inferiores mientras mantiene los labios tan abiertos como pueda e inspire a través de los dientes cerrados emitiendo un suave silbido.

❸ Separe los dientes y cierre la boca mientras espira por la nariz.

❹ Repita los pasos 2 y 3 durante uno o dos minutos para que se produzca el efecto rejuvenecedor de una respiración refrescante.

LOS GESTOS DE LAS MANOS

En la práctica del yoga meditativo, cada parte de la mano tiene una reacción refleja en una región específica del cerebro. Por lo tanto, los *mudras*, o gestos de las manos, usados en algunas posturas de yoga pueden ayudar a guiar el flujo de energía y canalizarlo hacia el cerebro. Los gurús han designado más de 100, pero los principiantes se basarán en una pequeña selección de ellos. En muchas posturas de yoga sentadas, las manos están relajadas sobre los muslos, con las palmas hacia arriba; esta posición se llama «manos en el regazo». Pero si la postura requiere un *mudra*, intente incluirlo.

A continuación, se enumeran seis de los *mudras* más utilizados.

❶ GYAN (chin mudra)

Este es uno de los *mudras* más utilizados en las clases para principiantes. Coloque las puntas de los dedos índice y pulgar juntas, y deje los otros tres dedos estirados y relajados. El dedo índice representa el planeta Júpiter, que simboliza el conocimiento y la expansión. Este es un *mudra* especialmente beneficioso para emplear cuando se busca comprensión o entendimiento.

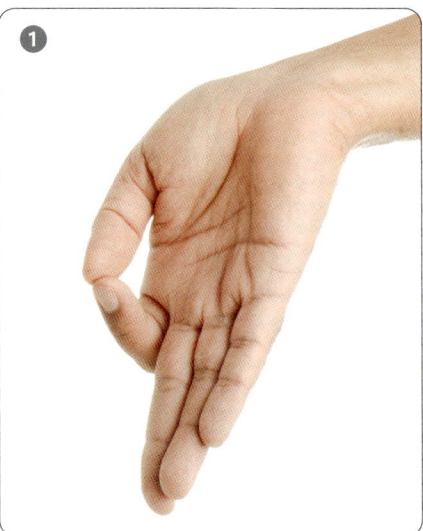

❷ ANJALI (mudra de la oración)

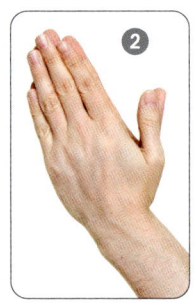

Este gesto consiste en juntar las palmas de las manos, normalmente a la altura del pecho o en la espalda. Se utiliza para neutralizar el lado positivo (masculino) y el negativo (femenino) del cuerpo. Se suele realizar antes de una clase de yoga y de nuevo al final. Presionar las palmas de las manos ayuda a conectar y equilibrar los dos hemisferios del cerebro.

❸ SHUNI (shunya mudra)

Coloque las puntas de los dedos medio y pulgar juntas, manteniendo los otros dedos rectos. Esta unión representa la paciencia y el discernimiento. Se utiliza para mejorar la intuición y la conciencia, así como para purificar las emociones.

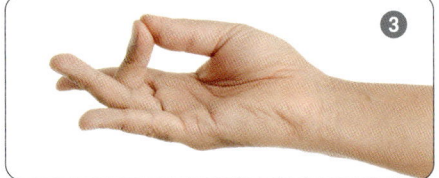

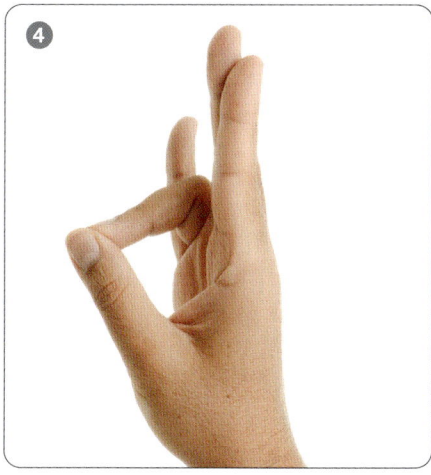

❹ SURYA RAVI MUDRA

Forme un círculo con el dedo anular y el pulgar —o doble el dedo anular hasta la base del pulgar— manteniendo los demás dedos rectos. Esta postura representa el valor y la responsabilidad, y se cree que mejora la digestión y activa el metabolismo.

❺ LLAVE DE VENUS

Entrelace los dedos de ambas manos, con el meñique derecho abajo para las mujeres y el meñique izquierdo abajo para los hombres. Esta postura representa la sexualidad y la sensualidad.

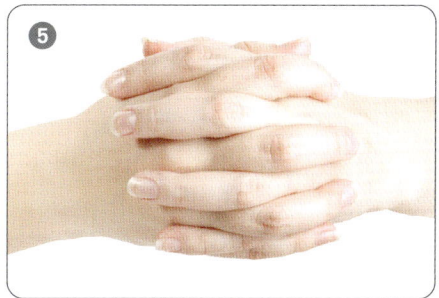

❻ VISHNU MUDRA

Doble el dedo índice y el dedo medio hacia la palma de la mano, mientras mantiene el dedo anular y el meñique juntos y en posición vertical. Este *mudra* se utiliza mientras se practica la técnica de respiración conocida como *anuloma viloma*.

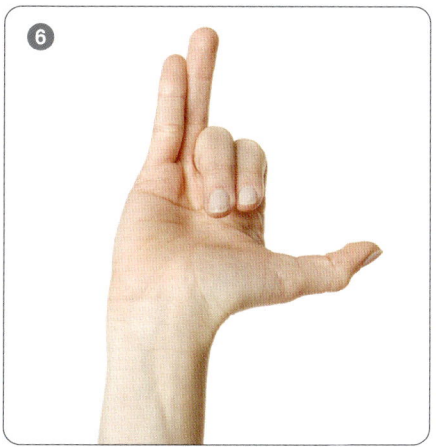

OTROS GESTOS DE LAS MANOS

A medida que vaya progresando en su aprendizaje del yoga, se encontrará con otros gestos de las manos. Como, por ejemplo, el *buddhi mudra*, en el que el meñique y el pulgar forman un círculo. El dedo meñique representa el planeta Mercurio, que simboliza la rapidez y el poder de la comunicación. El *prana mudra*, que activa la energía latente en nuestro interior, requiere tocar la punta del pulgar con la punta de los dedos anular y meñique. En el *dhyana mudra*, el dorso de la mano derecha yace sobre la palma de la mano izquierda, con los pulgares tocándose. Esta postura aumenta la concentración. En el *apana mudra*, los dedos corazón y anular tocan el pulgar, mientras que los dedos exteriores se abren en abanico hacia los lados. Se utiliza para facilitar la digestión mental y física. En el *ganesha mudra*, o cerradura de oso, coloque la palma de la mano derecha mirando hacia el corazón y la palma de la mano izquierda mirando hacia fuera, luego doble los dedos, agárrelos juntos y tire con los brazos hacia los lados. Este mudra estimula el corazón e intensifica la concentración.

PARTE SUPERIOR DEL CUERPO
(ANTERIOR)

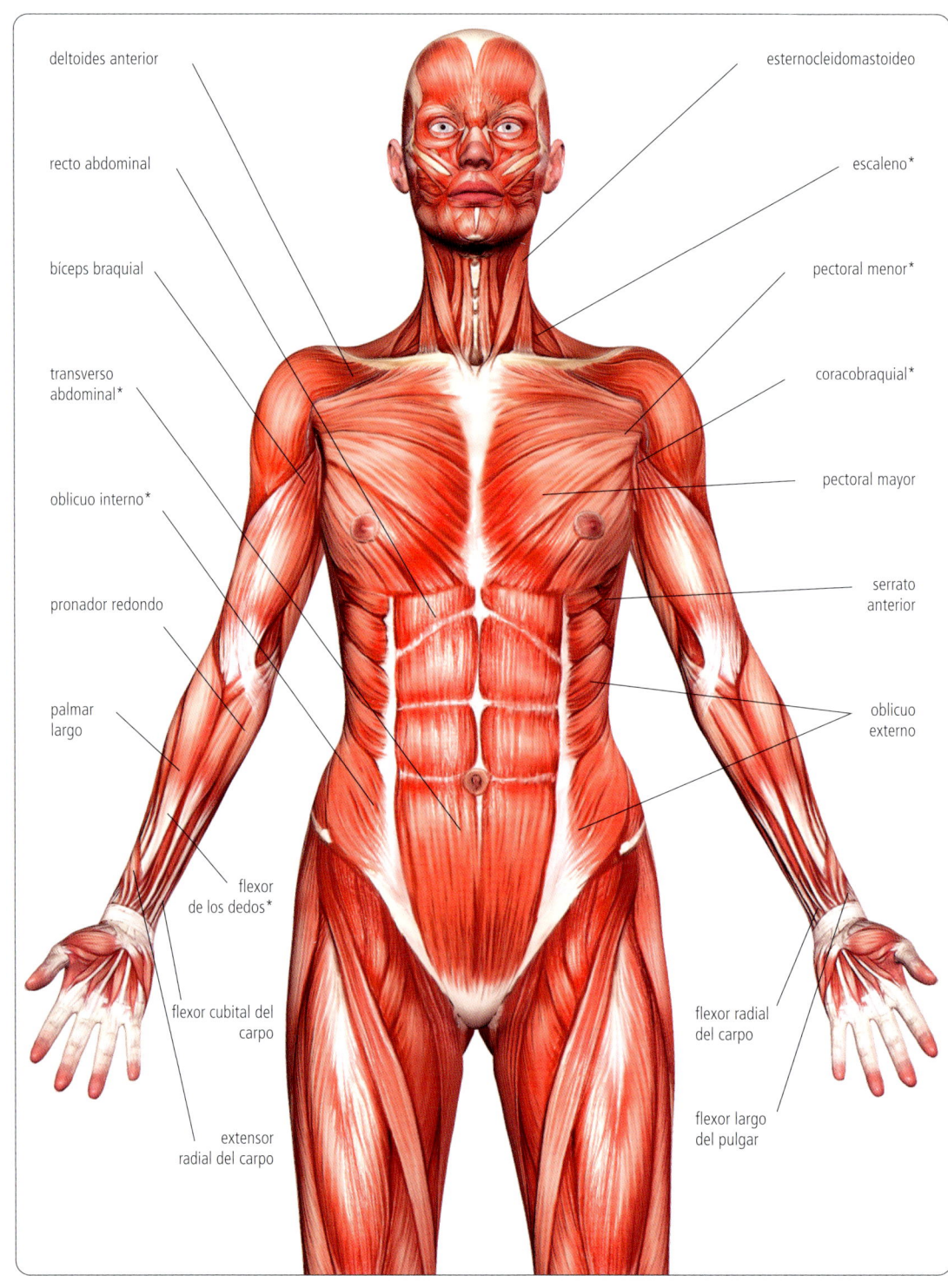

deltoides anterior

recto abdominal

bíceps braquial

transverso
abdominal*

oblicuo interno*

pronador redondo

palmar
largo

flexor
de los dedos*

flexor cubital del
carpo

extensor
radial del carpo

esternocleidomastoideo

escaleno*

pectoral menor*

coracobraquial*

pectoral mayor

serrato
anterior

oblicuo
externo

flexor radial
del carpo

flexor largo
del pulgar

PARTE SUPERIOR DEL CUERPO
(POSTERIOR)

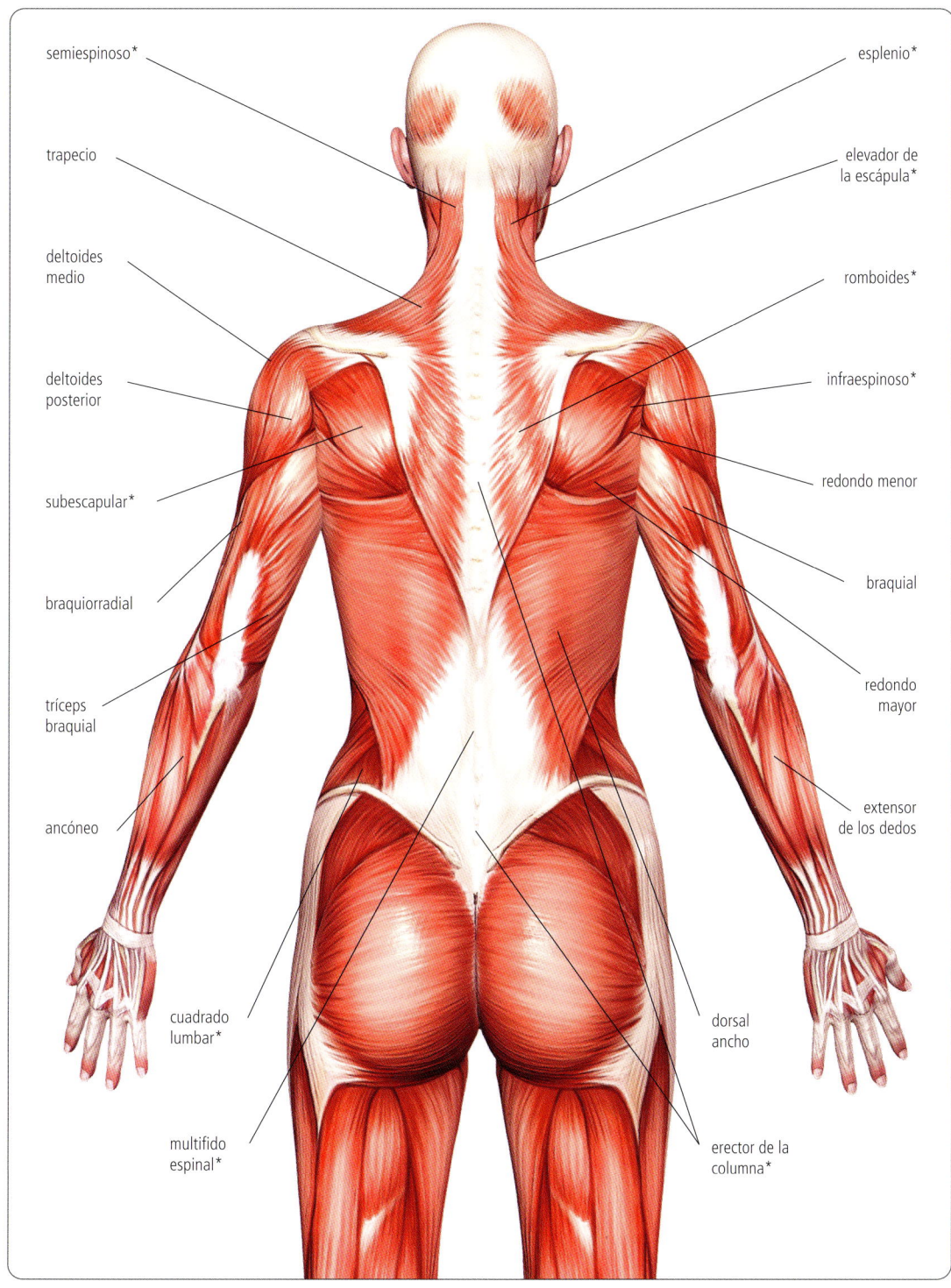

semiespinoso*

trapecio

deltoides
medio

deltoides
posterior

subescapular*

braquiorradial

tríceps
braquial

ancóneo

cuadrado
lumbar*

multifido
espinal*

esplenio*

elevador de
la escápula*

romboides*

infraespinoso*

redondo menor

braquial

redondo
mayor

extensor
de los dedos

dorsal
ancho

erector de la
columna*

PARTE INFERIOR DEL CUERPO
(ANTERIOR)

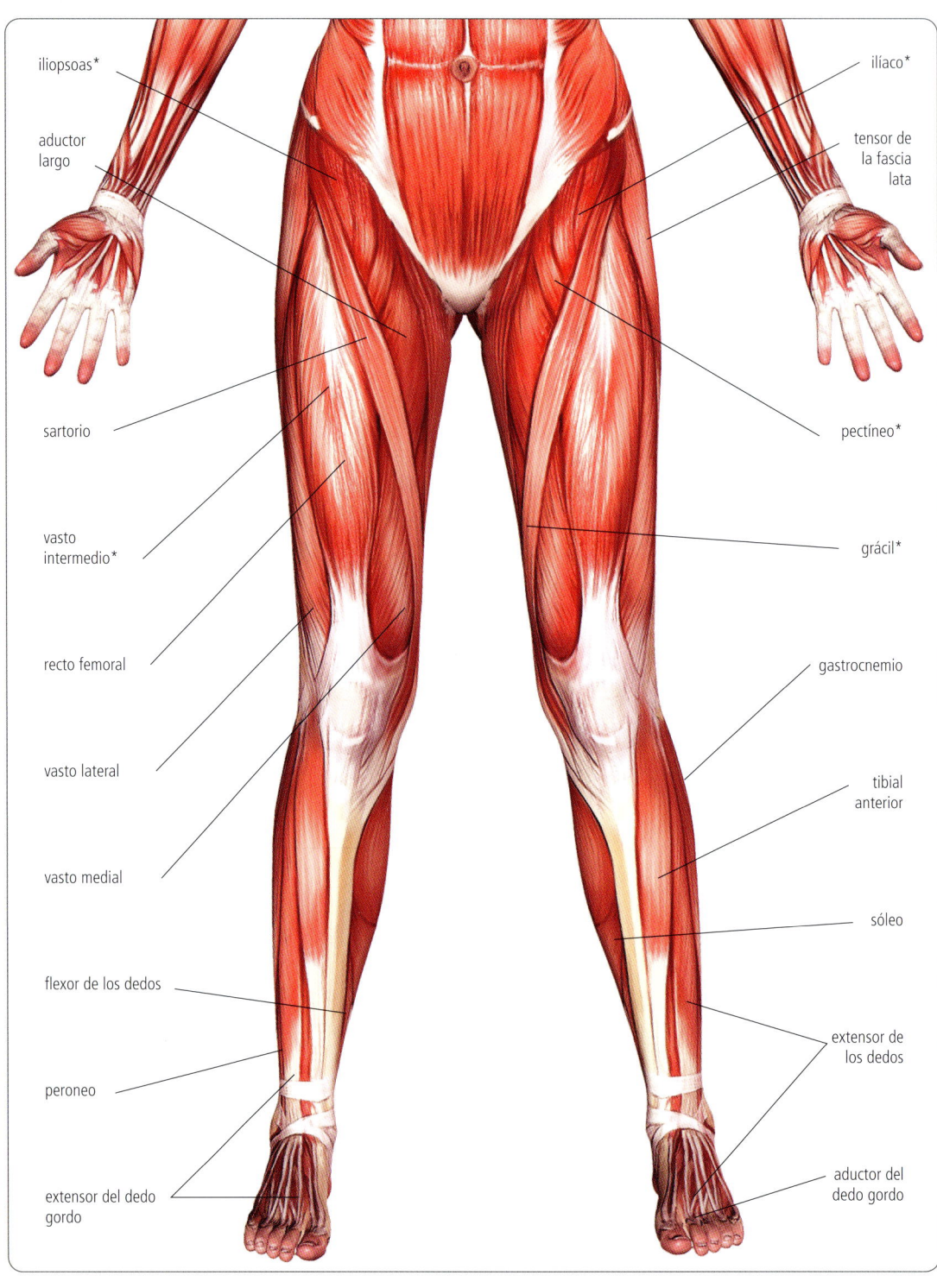

iliopsoas*

aductor largo

sartorio

vasto intermedio*

recto femoral

vasto lateral

vasto medial

flexor de los dedos

peroneo

extensor del dedo gordo

ilíaco*

tensor de la fascia lata

pectíneo*

grácil*

gastrocnemio

tibial anterior

sóleo

extensor de los dedos

aductor del dedo gordo

PARTE INFERIOR DEL CUERPO
(POSTERIOR)

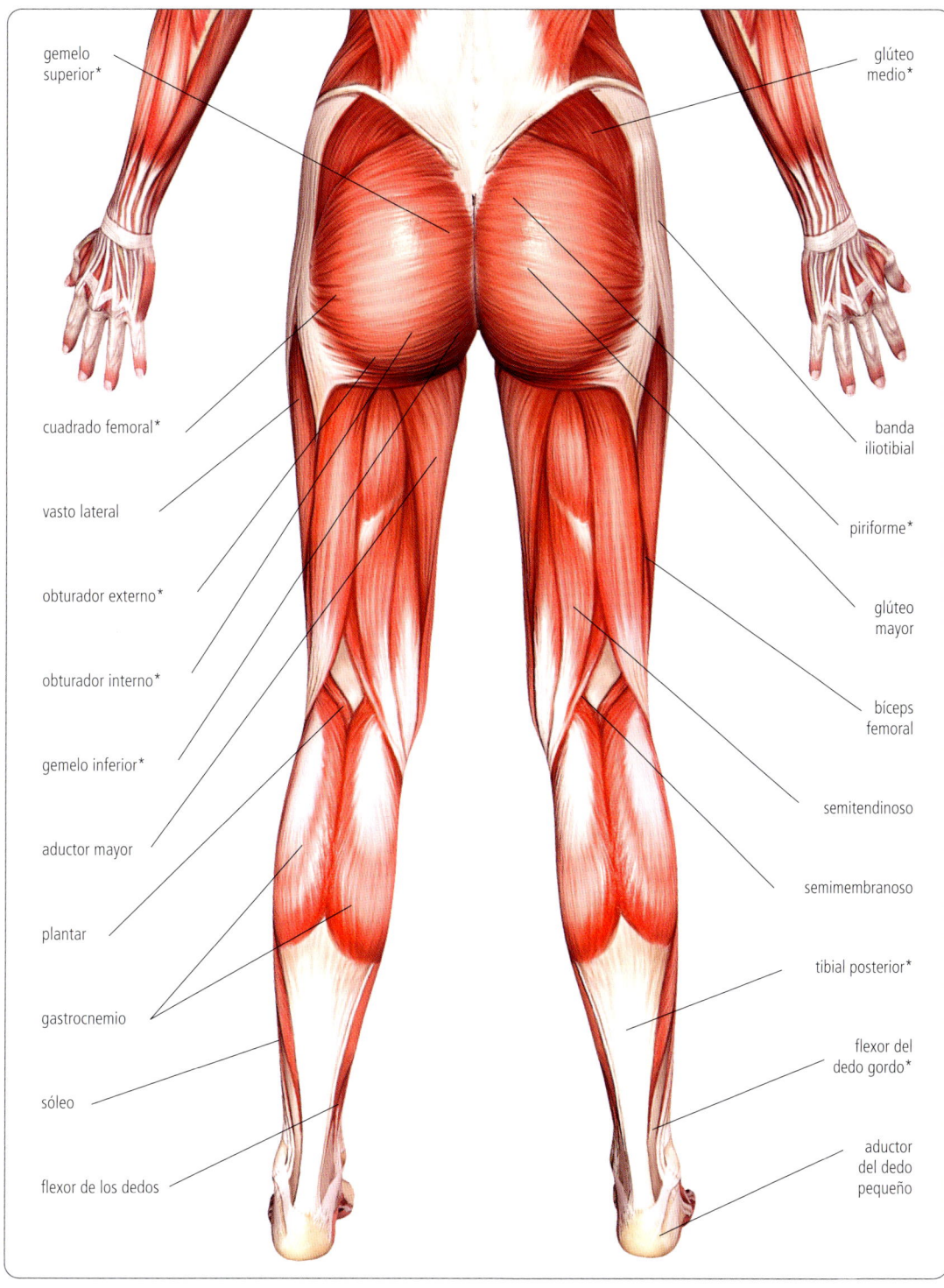

gemelo superior*

glúteo medio*

cuadrado femoral*

banda iliotibial

vasto lateral

piriforme*

obturador externo*

glúteo mayor

obturador interno*

bíceps femoral

gemelo inferior*

semitendinoso

aductor mayor

semimembranoso

plantar

tibial posterior*

gastrocnemio

flexor del dedo gordo*

sóleo

aductor del dedo pequeño

flexor de los dedos

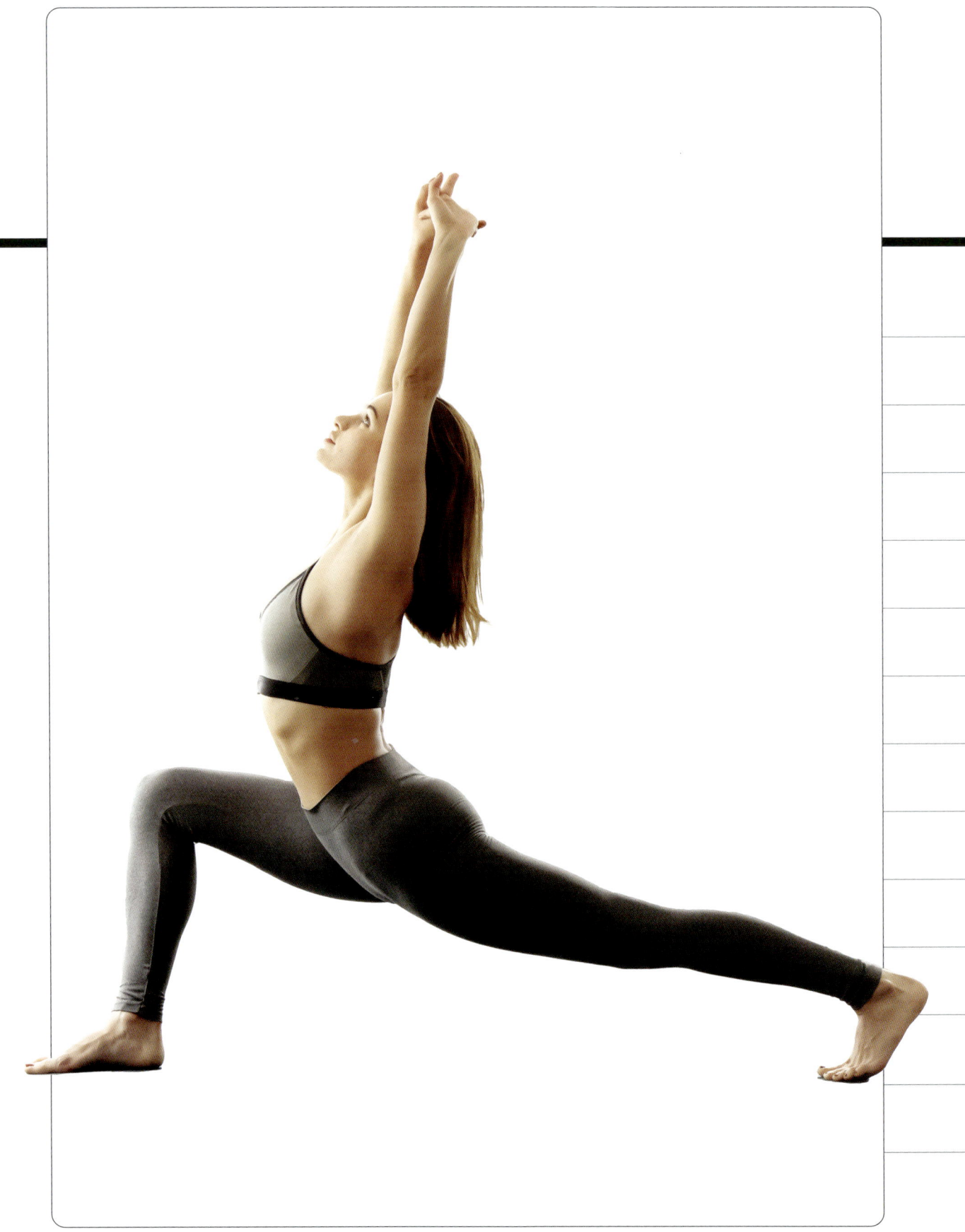

POSTURAS DE PIE

Las posturas de pie, con las que suelen comenzar las rutinas de yoga, permiten comprender mejor los fundamentos de esta disciplina. Desarrollan la resiwstencia, activan el cuerpo y fortalecen las piernas. Las posturas de pie revelan qué zonas del cuerpo son débiles o inestables, ya que requieren fuerza, flexibilidad y equilibrio.

Cuando practique estas posturas, tenga en cuenta la alineación del cuerpo y esfuércese por encontrar un equilibrio natural. También es importante mantener una posición cómoda, que implica apoyar firmemente los pies en el suelo.

Dado que la mayoría de series de posturas de pie incorporan una amplia gama de movimientos, estas le ayudarán a estirar y aumentar la flexibilidad de todas las partes del cuerpo. En particular, le ayudarán a fortalecer los brazos, los hombros, el torso, la pelvis, las piernas y los pies. La pelvis une el torso y las piernas, por lo que aprender a estabilizarla es especialmente importante para dominar las posturas de pie y prepararse para otras asanas que requieren equilibrio y una buena colocación corporal.

POSTURA DE LA MONTAÑA
(TADASANA)

1 Póngase de pie con los pies juntos, y los talones y los dedos gordos de los pies tocándose.

2 Manteniendo la espalda recta y ambos brazos ligeramente presionados contra los costados, dirija las palmas de las manos hacia fuera.

3 Levante los dedos de los pies y ábralos en abanico; entonces, bájelos lentamente al suelo para crear una base amplia y sólida.

4 Balancéese de un lado a otro hasta que gradualmente lleve su peso de forma uniforme a las cuatro esquinas de ambos pies.

5 Mientras equilibra su peso uniformemente sobre ambos pies, contraiga ligeramente los músculos de las rodillas y los muslos, girando ambos muslos hacia dentro para crear un ensanchamiento de los huesos isquiones. Repliegue el coxis entre los huesos isquiones.

6 Contraiga los abdominales, llevándolos ligeramente hacia dentro, manteniendo una postura firme.

7 Ensanche las clavículas, asegurándose de que los hombros estén paralelos a la pelvis.

8 Alargue el cuello, de modo que la coronilla se eleve hacia el techo y los omóplatos se deslicen hacia abajo por la espalda.

9 Mantenga la postura de 30 segundos a 1 minuto.

HÁGALO BIEN
- Si los tobillos chocan entre sí y le resulta incómodo, separe ligeramente los talones.
- Si es principiante, practique esta postura de espaldas a la pared para sentir la alineación.

EVITE
- Inclinar la espalda.
- Dejar caer los hombros.

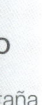

NOMBRE Y SIGNIFICADO
- Tadasana
- *tada* = montaña

BENEFICIOS
- Mejora la postura corporal
- Fortalece los muslos

CONTRA-INDICACIONES Y PRECAUCIONES
- Dolor de cabeza
- Insomnio
- Presión arterial baja

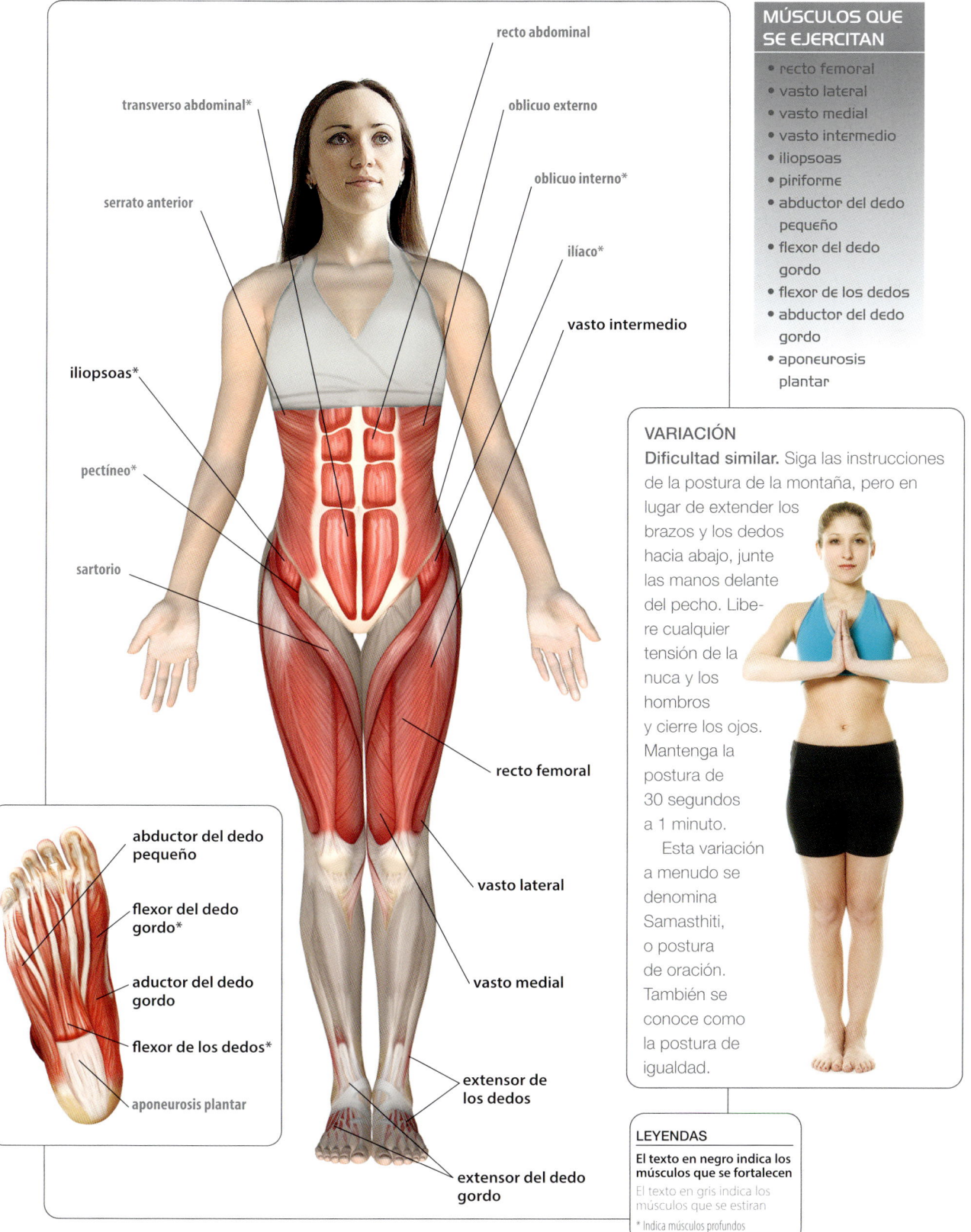

recto abdominal

transverso abdominal*

oblicuo externo

serrato anterior

oblicuo interno*

ilíaco*

vasto intermedio

iliopsoas*

pectíneo*

sartorio

recto femoral

vasto lateral

vasto medial

extensor de los dedos

extensor del dedo gordo

abductor del dedo pequeño

flexor del dedo gordo*

aductor del dedo gordo

flexor de los dedos*

aponeurosis plantar

MÚSCULOS QUE SE EJERCITAN

- recto femoral
- vasto lateral
- vasto medial
- vasto intermedio
- iliopsoas
- piriforme
- abductor del dedo pequeño
- flexor del dedo gordo
- flexor de los dedos
- abductor del dedo gordo
- aponeurosis plantar

VARIACIÓN

Dificultad similar. Siga las instrucciones de la postura de la montaña, pero en lugar de extender los brazos y los dedos hacia abajo, junte las manos delante del pecho. Libere cualquier tensión de la nuca y los hombros y cierre los ojos. Mantenga la postura de 30 segundos a 1 minuto.

Esta variación a menudo se denomina Samasthiti, o postura de oración. También se conoce como la postura de igualdad.

LEYENDAS

El texto en negro indica los músculos que se fortalecen

El texto en gris indica los músculos que se estiran

* Indica músculos profundos

POSTURA DE ORACIÓN
(PRANAMASANA)

1 Comience en la postura de la montaña (págs. 36-37), con los brazos a los lados.

2 Espire y junte las manos llevándolas delante del pecho.

3 Libere cualquier tensión de la nuca y los hombros y cierre los ojos. Mantenga la postura las respiraciones recomendadas.

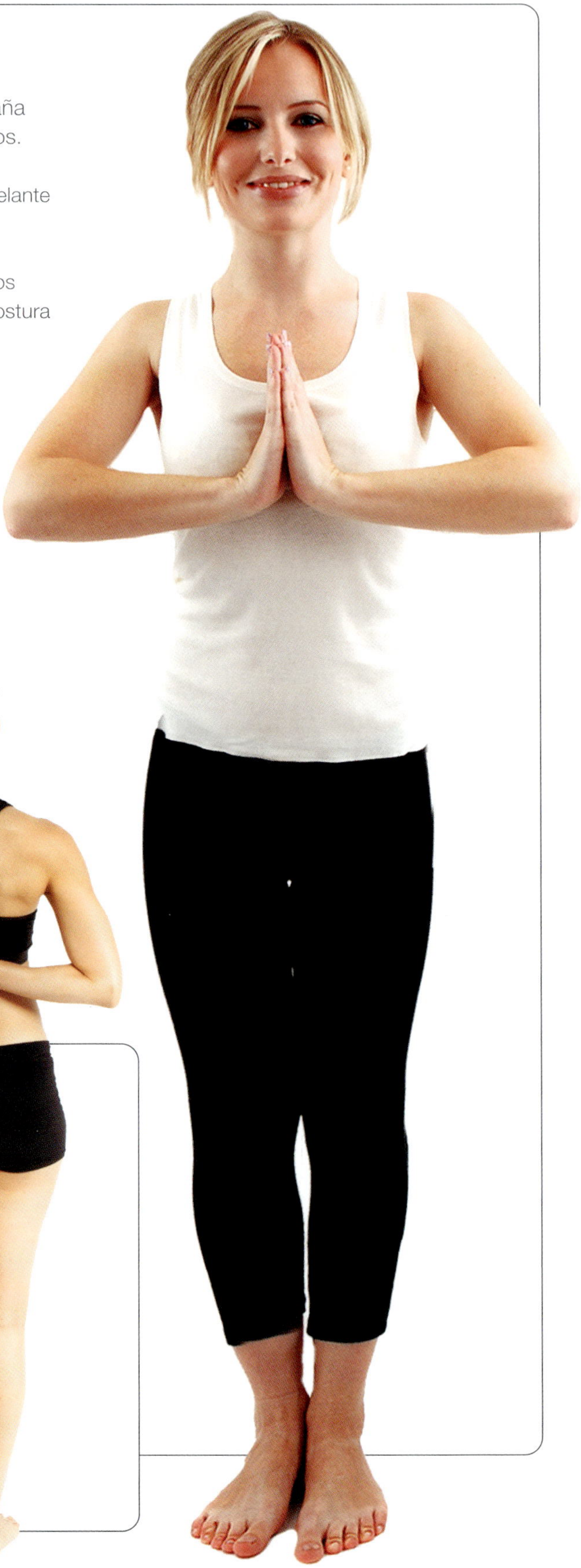

MÚSCULOS QUE SE EJERCITAN

- recto femoral
- vasto lateral
- vasto medial
- vasto intermedio
- iliopsoas
- piriforme
- abductor del dedo pequeño
- flexor del dedo gordo
- flexor de los dedos
- abductor del dedo gordo
- aponeurosis plantar

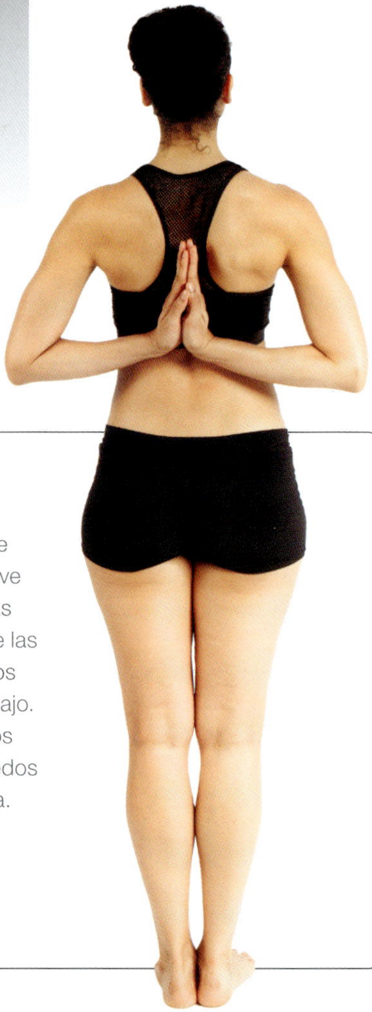

NOMBRE Y SIGNIFICADO
- Pranamasana
- *prana* = energía vital

BENEFICIOS
- Mejora la postura
- Fortalece los muslos, las rodillas y los tobillos
- Tonifica el abdomen y las nalgas
- Alivia la ciática
- Ayuda a tratar los pies planos

CONTRA-INDICACIONES Y PRECAUCIONES
- Dolor de cabeza
- Insomnio
- Presión arterial baja

VARIACIÓN

MÁS DIFÍCIL. Para realizar la postura de oración invertida, lleve los brazos por detrás de la espalda y junte las manos con los dedos apuntando hacia abajo. Haga girar los brazos de modo que los dedos apunten hacia arriba.

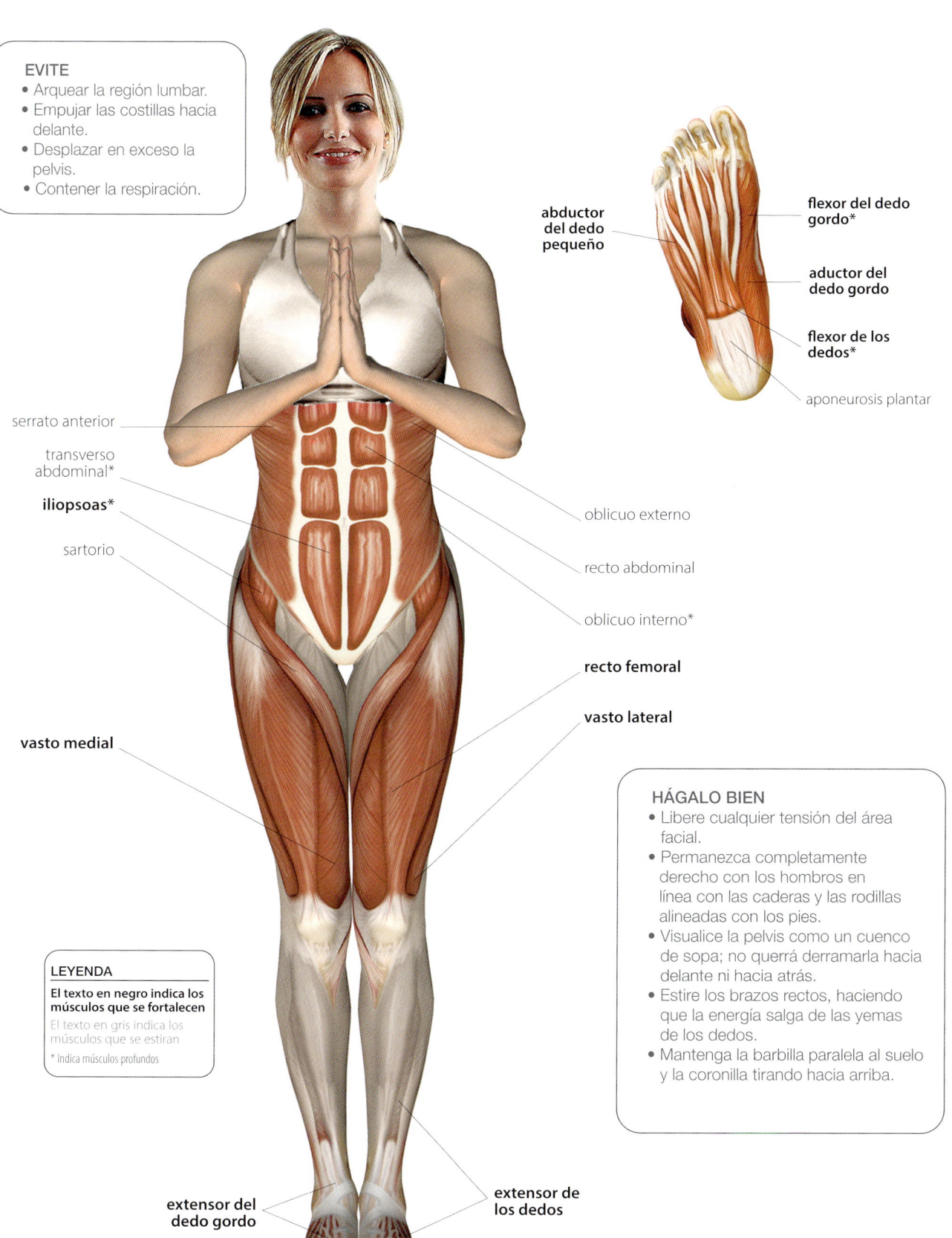

EVITE
- Arquear la región lumbar.
- Empujar las costillas hacia delante.
- Desplazar en exceso la pelvis.
- Contener la respiración.

abductor del dedo pequeño

flexor del dedo gordo*

aductor del dedo gordo

flexor de los dedos*

aponeurosis plantar

serrato anterior

transverso abdominal*

iliopsoas*

sartorio

oblicuo externo

recto abdominal

oblicuo interno*

recto femoral

vasto lateral

vasto medial

HÁGALO BIEN
- Libere cualquier tensión del área facial.
- Permanezca completamente derecho con los hombros en línea con las caderas y las rodillas alineadas con los pies.
- Visualice la pelvis como un cuenco de sopa; no querrá derramarla hacia delante ni hacia atrás.
- Estire los brazos rectos, haciendo que la energía salga de las yemas de los dedos.
- Mantenga la barbilla paralela al suelo y la coronilla tirando hacia arriba.

LEYENDA

El texto en negro indica los músculos que se fortalecen

El texto en gris indica los músculos que se estiran

* Indica músculos profundos

extensor del dedo gordo

extensor de los dedos

39

SALUDO HACIA ARRIBA
(URDHVA HASTASANA)

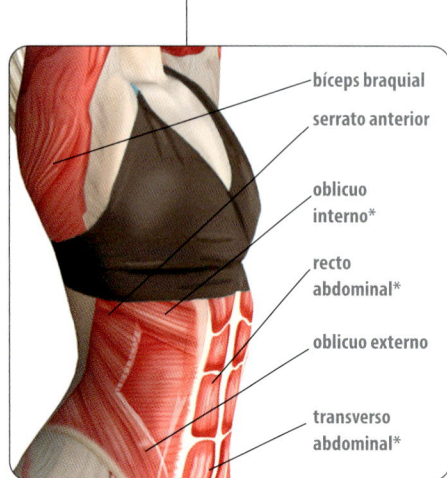

bíceps braquial

serrato anterior

oblicuo interno*

recto abdominal*

oblicuo externo

transverso abdominal*

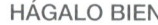

HÁGALO BIEN
- Mantenga los hombros alineados con las caderas y estas con los talones.
- Mantenga las costillas abiertas.
- Ensanche la parte superior de los omóplatos.
- Mueva las axilas hacia abajo mientras levanta los brazos hacia arriba.

EVITE
- Proyectar la caja torácica hacia fuera del pecho.

MÚSCULOS QUE SE EJERCITAN
- oblicuo externo
- oblicuo interno
- transverso abdominal
- dorsal ancho
- redondo mayor
- infraespinoso

❶ Adopte la postura de la montaña (págs. 36-37) con los pies separados a la anchura de los hombros y la pelvis, la cabeza y el pecho alineados. Gire las palmas de las manos hacia dentro.

❷ Manteniendo los brazos paralelos con las palmas de las manos una frente a otra, extienda los brazos hacia delante a la altura de los hombros y, después, junto a las orejas, elevándolos hacia el techo.

❸ Separe los omóplatos y meta ligeramente la barbilla mientras inclina la cabeza suavemente hacia atrás. Mire hacia los pulgares.

❹ Mantenga la postura de 30 segundos a 1 minuto.

❺ Espire mientras lleva las manos hacia abajo con las palmas juntas. A medida que las manos bajan hacia la cara, deje caer suavemente la cabeza hasta que vuelva a una posición neutra.

NOMBRE Y SIGNIFICADO
- Urdhva Hastasana
- *urdhva* = elevado (o hacia arriba); *hasta* = mano
- Llamada también postura de las manos levantadas

BENEFICIOS
- Combate la fatiga
- Alivia la indigestión
- Alivia el dolor lumbar
- Estira los abdominales
- Estira los hombros y las axilas
- Alivia la ansiedad leve

CONTRA-INDICACIONES Y PRECAUCIONES
- Lesiones en los hombros
- Lesiones en el cuello

LEYENDA
El texto en negro indica los músculos que se fortalecen
El texto en gris indica los músculos que se estiran
* Indica músculos profundos

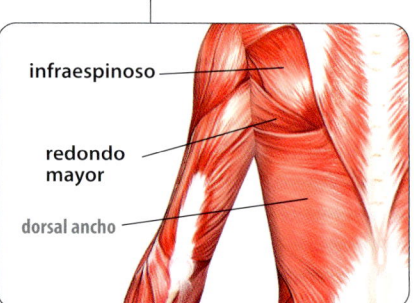

infraespinoso

redondo mayor

dorsal ancho

POSTURA DE LA INCOMODIDAD
(UTKATASANA)

❶ Colóquese en la postura de la montaña (págs. 36-37). Inspire y levante ambas manos por encima de la cabeza, manteniendo los brazos rectos y alargando la columna. Puede entrelazar las manos o separarlas a la altura de los hombros.

❷ Espire y flexione las rodillas. Incline el torso hacia delante hasta que forme un ángulo de 45 grados con el suelo, manteniendo la región lumbar recta. Relaje los músculos de la pantorrilla permitiendo que el peso del torso recaiga en la pelvis. Desplace el peso hacia los talones.

❸ Mantenga la postura de 30 segundos a 1 minuto.

❹ Inspire y enderece las rodillas, levantando los brazos con fuerza. Espire, suelte los brazos a los lados y regrese a la postura de la montaña.

MÚSCULOS QUE SE EJERCITAN

- erector de la columna
- extensor de los dedos
- tríceps braquial
- deltoides
- infraespinoso
- redondo mayor
- glúteo medio
- bíceps femoral
- semitendinoso
- semimembranoso
- sóleo
- tibial anterior
- recto femoral
- vasto lateral
- vasto medial
- vasto intermedio

EVITE
- Arquear la espalda.

HÁGALO BIEN
- Realice el movimiento de descenso solo con los muslos, las rodillas y las caderas para lograr la posición adecuada en la parte inferior del cuerpo.

LEYENDA

El texto en negro indica los músculos que se fortalecen

El texto en gris indica los músculos que se estiran

* Indica músculos profundos

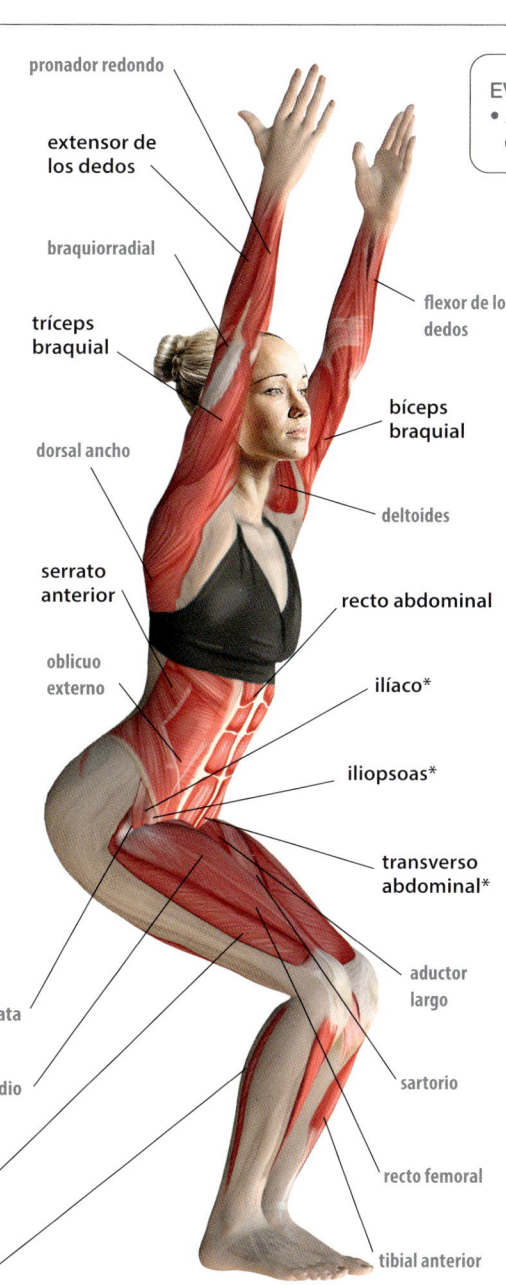

pronador redondo

extensor de los dedos

braquiorradial

tríceps braquial

dorsal ancho

serrato anterior

oblicuo externo

tensor de la fascia lata

vasto intermedio

vasto lateral

gastrocnemio

flexor de los dedos

bíceps braquial

deltoides

recto abdominal

ilíaco*

iliopsoas*

transverso abdominal*

aductor largo

sartorio

recto femoral

tibial anterior

NOMBRE Y SIGNIFICADO
- Utkatasana
- *utkata* = potente, feroz
- También llamada postura feroz o postura de la silla

BENEFICIOS
- Fortalece la región lumbar y los cuádriceps
- Estira el tórax, los hombros, los brazos y los isquiotibiales
- Reduce el estrés y la tensión
- Mejora los pies planos

CONTRA-INDICACIONES Y PRECAUCIONES
- Dolor de cabeza
- Insomnio
- Presión arterial baja

SILLA DE YOGA CON GIRO
(PÀRIVRTTA UTKATASANA)

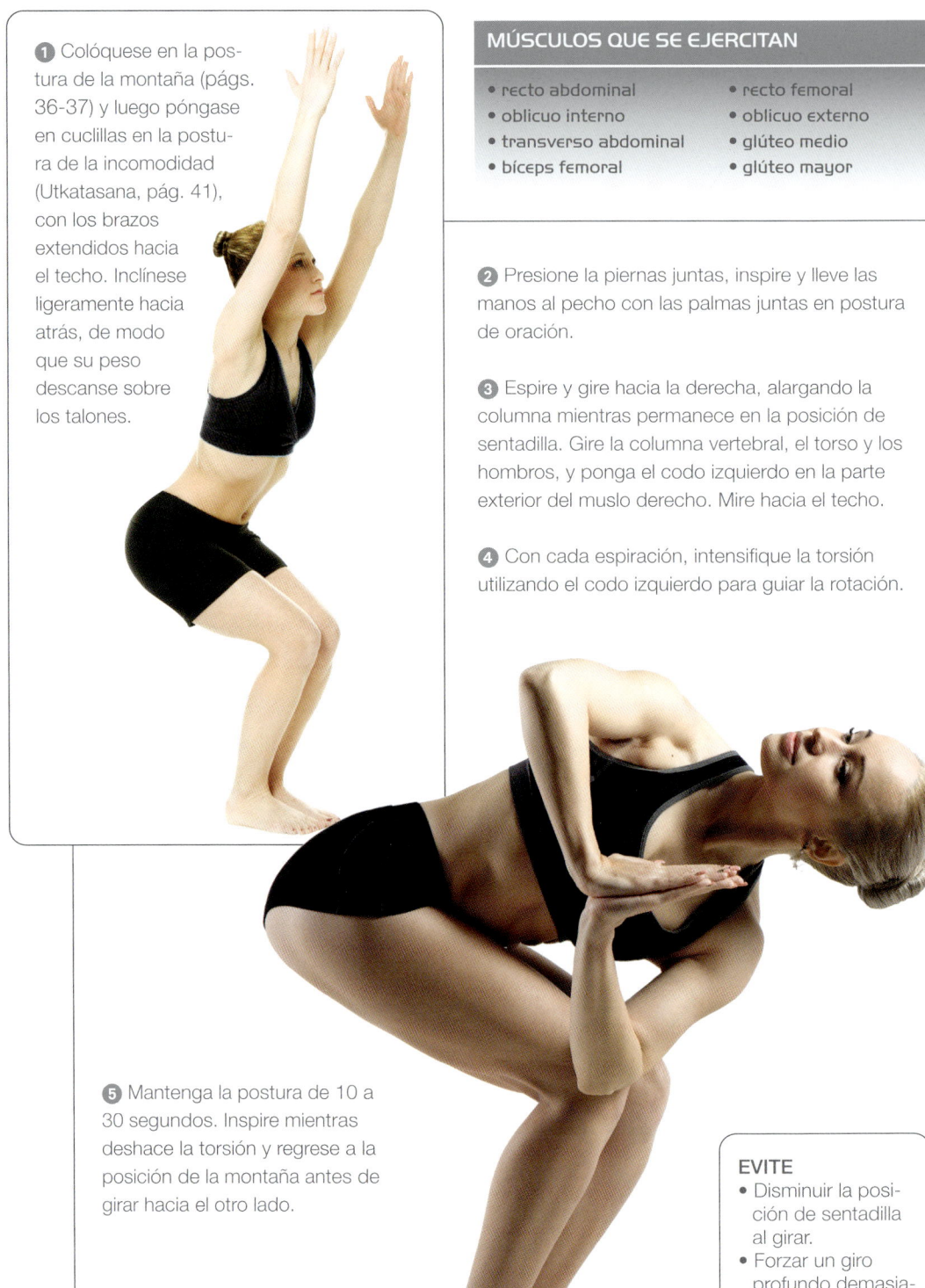

1 Colóquese en la postura de la montaña (págs. 36-37) y luego póngase en cuclillas en la postura de la incomodidad (Utkatasana, pág. 41), con los brazos extendidos hacia el techo. Inclínese ligeramente hacia atrás, de modo que su peso descanse sobre los talones.

MÚSCULOS QUE SE EJERCITAN

- recto abdominal
- oblicuo interno
- transverso abdominal
- bíceps femoral
- recto femoral
- oblicuo externo
- glúteo medio
- glúteo mayor

2 Presione la piernas juntas, inspire y lleve las manos al pecho con las palmas juntas en postura de oración.

3 Espire y gire hacia la derecha, alargando la columna mientras permanece en la posición de sentadilla. Gire la columna vertebral, el torso y los hombros, y ponga el codo izquierdo en la parte exterior del muslo derecho. Mire hacia el techo.

4 Con cada espiración, intensifique la torsión utilizando el codo izquierdo para guiar la rotación.

NOMBRE Y SIGNIFICADO
- Parivrtta Utkatasana
- *parivrtta* = girar, rotar; *utkatasana* = silla

BENEFICIOS
- Estimula la digestión
- Estira la columna vertebral
- Fortalece los muslos, glúteos y abdominales

CONTRA-INDICACIONES Y PRECAUCIONES
- Lesiones en la espalda

5 Mantenga la postura de 10 a 30 segundos. Inspire mientras deshace la torsión y regrese a la posición de la montaña antes de girar hacia el otro lado.

EVITE
- Disminuir la posición de sentadilla al girar.
- Forzar un giro profundo demasiado agresivo para el codo.

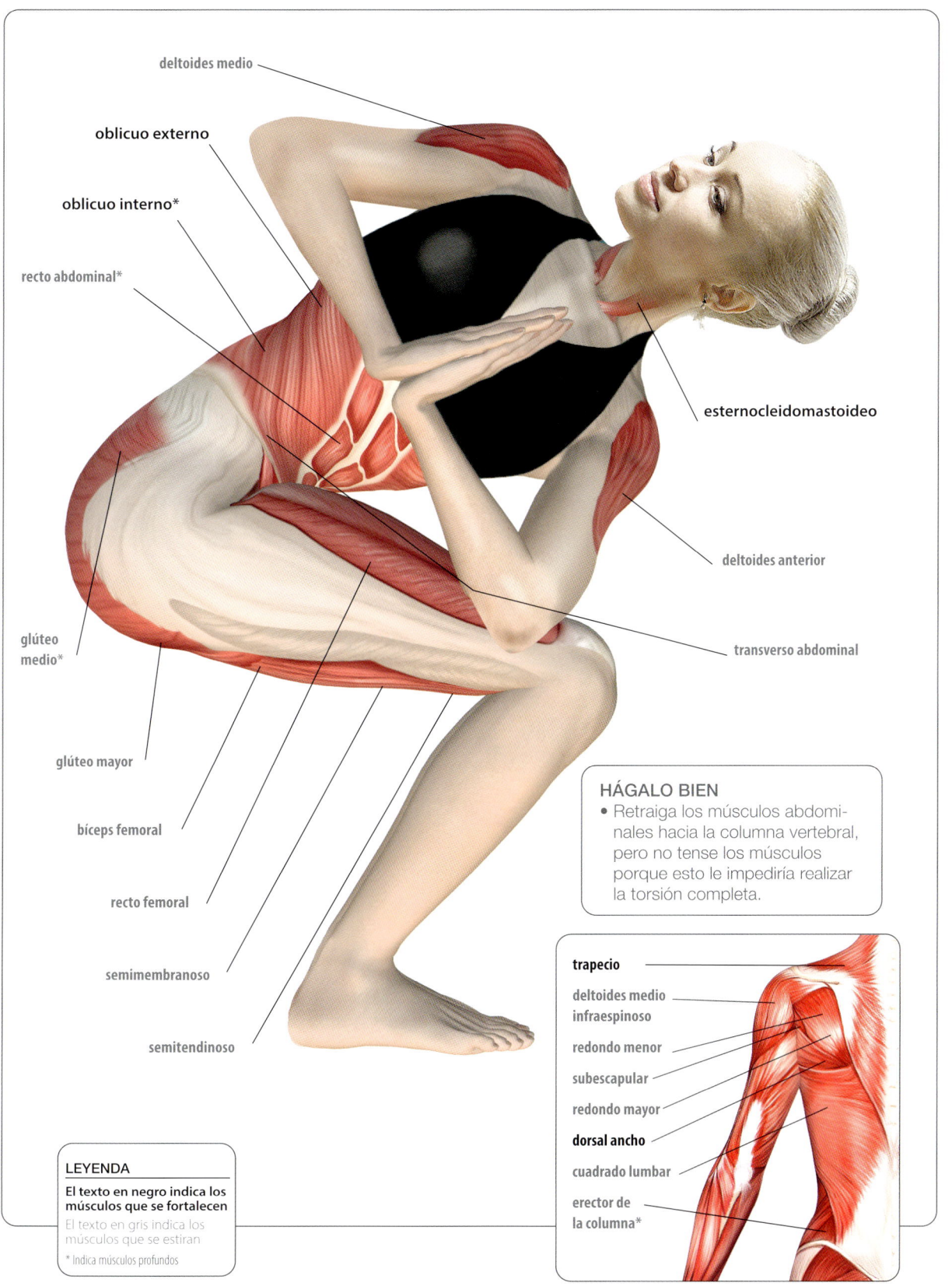

deltoides medio

oblicuo externo

oblicuo interno*

recto abdominal*

esternocleidomastoideo

deltoides anterior

transverso abdominal

glúteo medio*

glúteo mayor

bíceps femoral

recto femoral

semimembranoso

semitendinoso

HÁGALO BIEN

• Retraiga los músculos abdominales hacia la columna vertebral, pero no tense los músculos porque esto le impediría realizar la torsión completa.

trapecio

deltoides medio
infraespinoso

redondo menor

subescapular

redondo mayor

dorsal ancho

cuadrado lumbar

erector de
la columna*

LEYENDA

El texto en negro indica los músculos que se fortalecen

El texto en gris indica los músculos que se estiran

* Indica músculos profundos

POSTURA DEL ÁRBOL
(VRKSASANA)

1 Colóquese en la postura de oración (págs. 38-39). Desplace su peso ligeramente hacia el pie izquierdo, apoyando la parte interna del pie firmemente en el suelo. Doble la rodilla derecha y baje la mano derecha para agarrar el tobillo.

2 Lleve el pie derecho hacia arriba y coloque la planta contra la cara interna del muslo izquierdo. Presione el talón derecho contra la cara interna de la ingle izquierda, con los dedos apuntando hacia el suelo. El centro de la pelvis debe estar directamente por encima del pie izquierdo.

3 Apoye las manos en el borde superior de la pelvis. Asegúrese de que la pelvis esté en una posición neutra, con el borde superior paralelo al suelo.

4 Alargue el coxis hacia el suelo. Presione firmemente la planta del pie derecho contra la cara interna del muslo mientras opone resistencia con la cara externa de la pierna izquierda. Junte las manos y mire a un punto fijo situado frente a usted en el suelo, a una distancia de 1 metro aproximadamente.

5 Mantenga la postura de 30 segundos a 1 minuto. Espire y vuelva a la postura de oración. Repítalo con la otra pierna.

NOMBRE Y SIGNIFICADO
- Vrksasana
- *vrksa* = árbol

BENEFICIOS
- Fortalece los muslos, las pantorrillas, los tobillos y la columna
- Estira las ingles, la cara interna de los muslos, el tórax y los hombros
- Mejora el sentido del equilibrio
- Alivia la ciática
- Mejora los pies planos

CONTRA-INDICACIONES Y PRECAUCIONES
- Dolor de cabeza
- Insomnio
- Presión arterial alta o baja

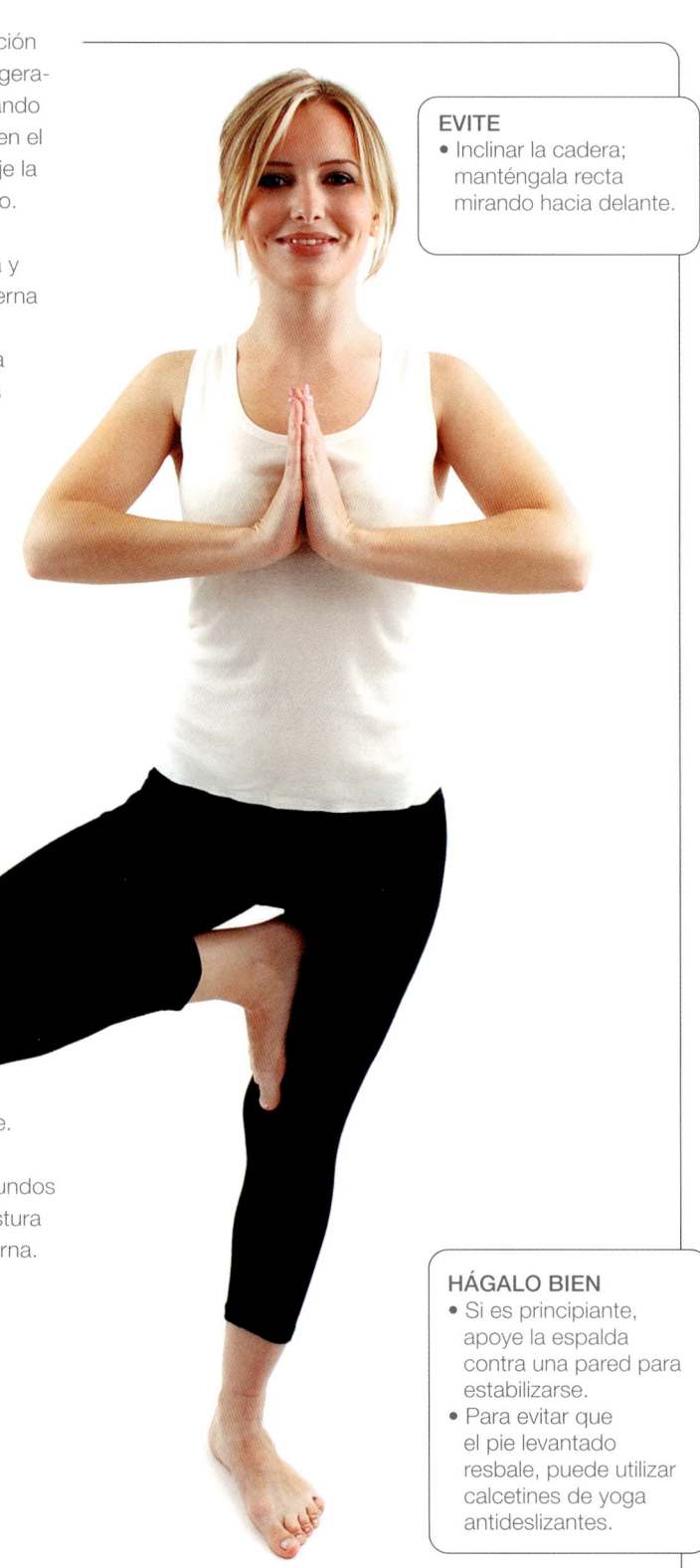

EVITE
- Inclinar la cadera; manténgala recta mirando hacia delante.

HÁGALO BIEN
- Si es principiante, apoye la espalda contra una pared para estabilizarse.
- Para evitar que el pie levantado resbale, puede utilizar calcetines de yoga antideslizantes.

POSTURA DEL ÁRBOL • POSTURAS DE PIE

MÚSCULOS QUE SE EJERCITAN

- ilíaco
- iliopsoas
- glúteo mayor
- glúteo medio
- piriforme
- aductor mayor
- obturador interno
- obturador externo
- tensor de las fascia lata
- recto femoral

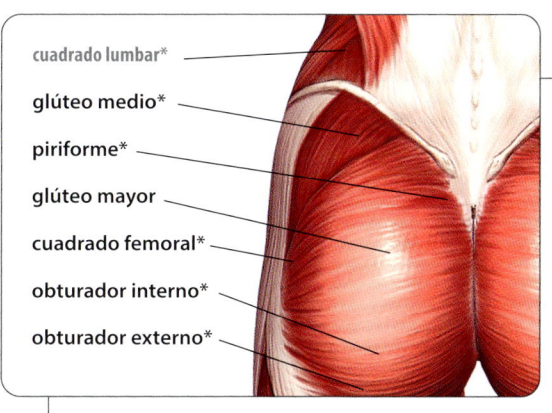

cuadrado lumbar*
glúteo medio*
piriforme*
glúteo mayor
cuadrado femoral*
obturador interno*
obturador externo*

VARIACIÓN

Más difícil. Siga los pasos del 1 al 4 y, a continuación, levante ambos brazos por encima de la cabeza, manteniendo los codos rectos. Junte las palmas de las manos. Mantenga la postura de 30 segundos a 1 minuto. Baje los brazos y la pierna derecha y vuelva a la postura de oración Haga una pequeña pausa y repítalo con la otra pierna.

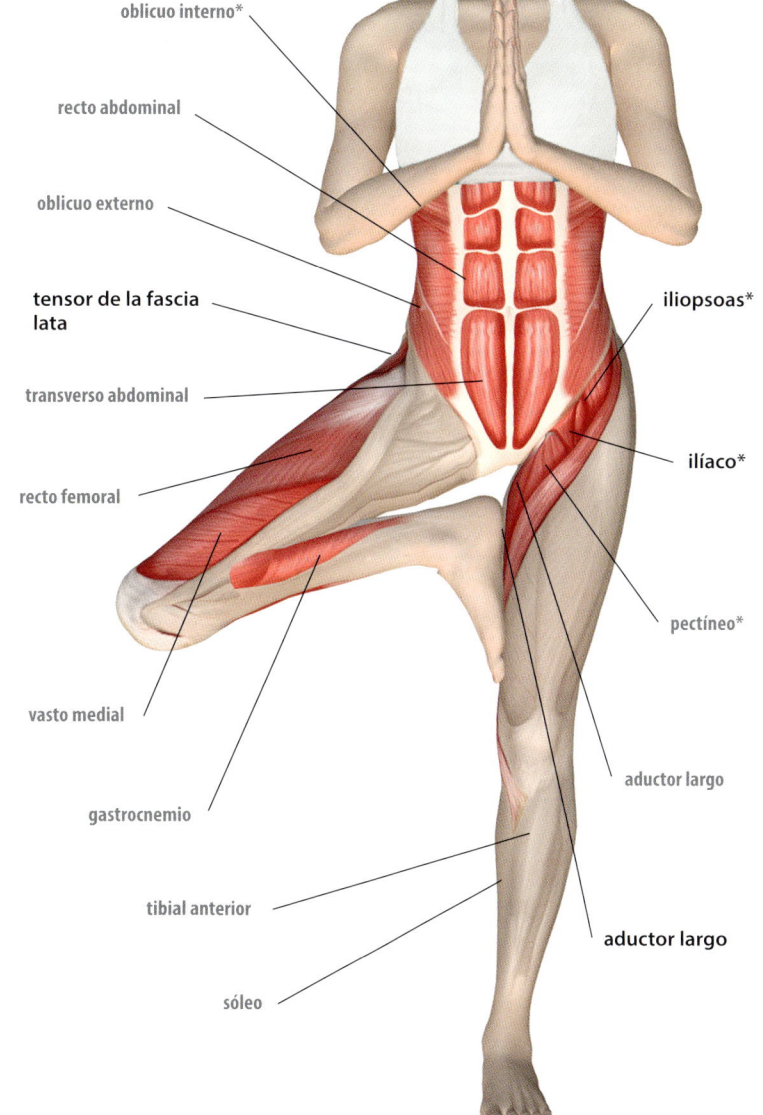

oblicuo interno*
recto abdominal
oblicuo externo
tensor de la fascia lata
transverso abdominal
recto femoral
vasto medial
gastrocnemio
tibial anterior
sóleo

iliopsoas*
ilíaco*
pectíneo*
aductor largo
aductor largo

POSTURA DE LA GUIRNALDA
(MALASANA)

1 Colóquese en la postura de la montaña (págs. 36-37) con los pies separados a la anchura de los hombros y la pelvis, la cabeza y el pecho alineados.

2 Mantenga los talones en el suelo y extienda los brazos rectos hacia delante. Doble las rodillas, flexione el cuerpo hacia delante y hacia abajo dejando caer la pelvis.

3 Separe los muslos ligeramente más que el torso. Espire e incline el cuerpo hacia delante, encajándolo bien en el espacio entre los muslos.

4 Presione los codos contra la parte posterior de las rodillas y junte las palmas de las manos como si estuviera rezando; después empuje las rodillas contra los codos.

5 Mantenga la postura de 30 segundos a 1 minuto. Espire y enderece la rodillas, poniéndose de pie lentamente.

EVITE
- Inclinarse hacia delante.
- Dejar caer los hombros.

HÁGALO BIEN
- Si los talones se levantan al llegar a la posición de sentadilla, coloque una manta doblada debajo de ellos y vuelva a la posición de sentadilla.
- Si le resulta difícil ponerse en cuclillas, siéntese en el borde delantero del asiento de una silla, con los muslos formando un ángulo recto con el torso. Coloque los talones en el suelo ligeramente por delante de las rodillas e incline el torso hacia delante entre los muslos.

NOMBRE Y SIGNIFICADO
- Malasana
- *mala* = guirnalda
- También llamada sentadilla amplia o postura de la rana

BENEFICIOS
- Estira los tobillos, las ingles, la parte inferior de las piernas y la parte posterior del torso
- Tonifica los músculos del suelo pélvico
- Tonifica los abdominales

CONTRA-INDICACIONES Y PRECAUCIONES
- Dolor de cabeza
- Insomnio
- Presión arterial baja

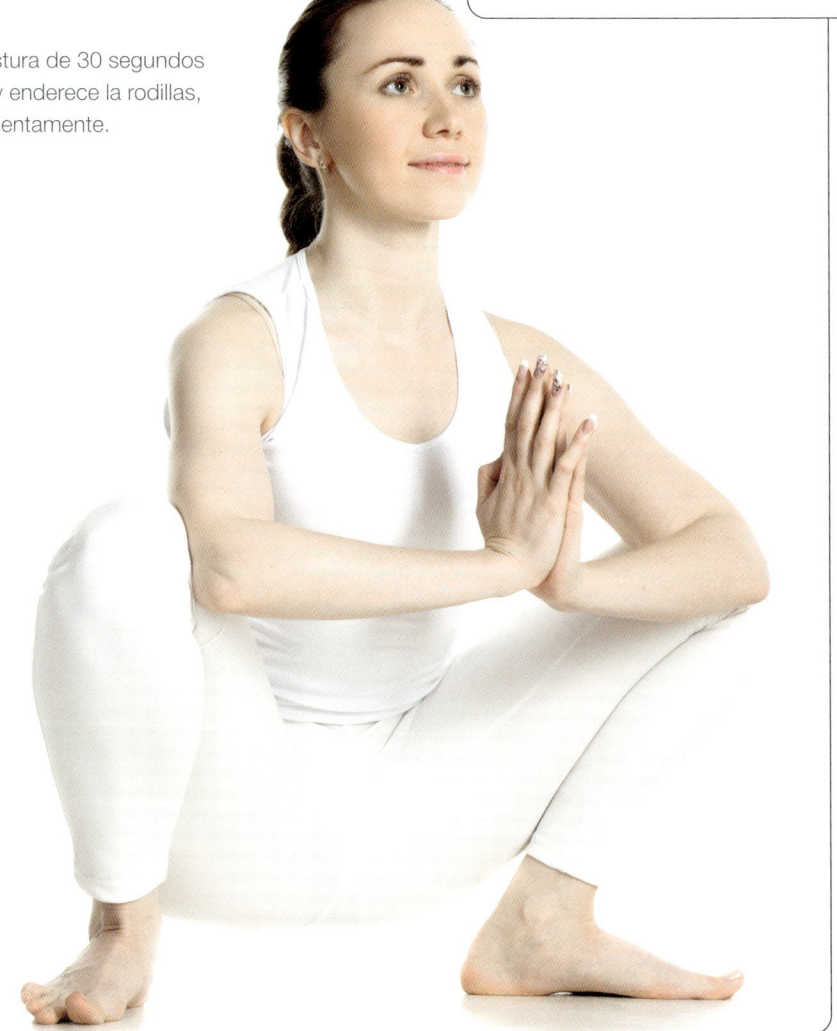

MÚSCULOS QUE SE EJERCITAN

- cuadrado lumbar*
- cuadrado femoral
- transverso abdominal
- bíceps femoral
- sartorio
- vasto intermedio
- vasto medial
- vasto lateral
- semitendinoso
- semimembranoso

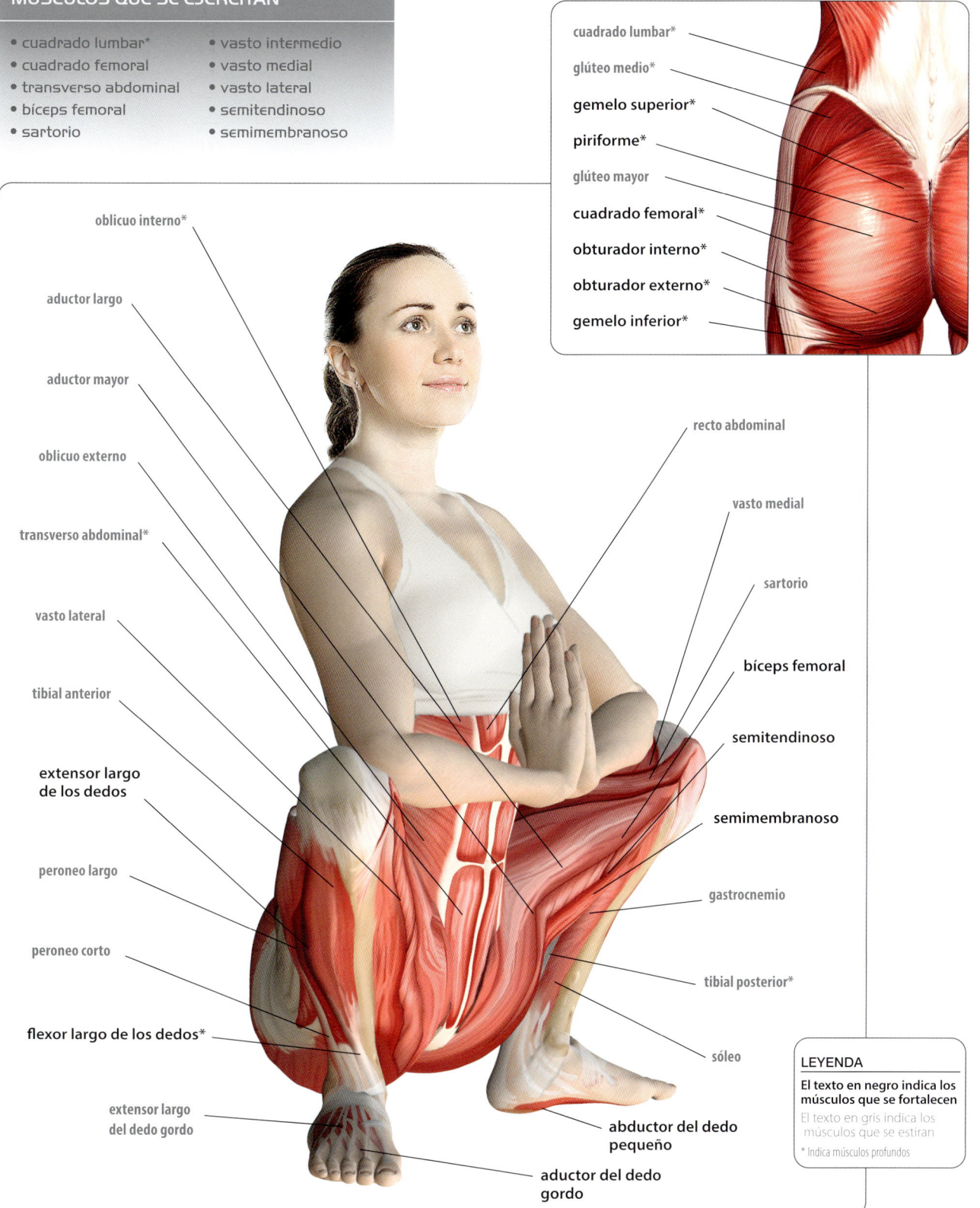

cuadrado lumbar*
glúteo medio*
gemelo superior*
piriforme*
glúteo mayor
cuadrado femoral*
obturador interno*
obturador externo*
gemelo inferior*

oblicuo interno*
aductor largo
aductor mayor
oblicuo externo
transverso abdominal*
vasto lateral
tibial anterior
extensor largo de los dedos
peroneo largo
peroneo corto
flexor largo de los dedos*
extensor largo del dedo gordo

recto abdominal
vasto medial
sartorio
bíceps femoral
semitendinoso
semimembranoso
gastrocnemio
tibial posterior*
sóleo

abductor del dedo pequeño
aductor del dedo gordo

LEYENDA

El texto en negro indica los músculos que se fortalecen

El texto en gris indica los músculos que se estiran

* Indica músculos profundos

POSTURA DEL ÁGUILA
(GARUDASANA)

1 Colóquese en la postura de la montaña (págs. 36-37) con los pies separados a la anchura de los hombros y la pelvis, la cabeza y el pecho alineados.

2 Desplace el peso a la pierna derecha y luego flexione las rodillas ligeramente. Levante el pie izquierdo mientras mantiene el equilibrio sobre el pie derecho y cruce el muslo izquierdo sobre el derecho.

3 Apunte hacia el suelo con los dedos del pie izquierdo, presione el pie hacia atrás y, a continuación, enganche el empeine del pie detrás de la parte inferior de la pantorrilla derecha. Mantenga el equilibrio en el pie derecho.

4 Inspire y estire ambos brazos hacia delante, manteniéndolos paralelos al suelo, y luego separe los omóplatos a lo ancho de la espalda. Cruce los brazos por delante del torso, de modo que el brazo derecho quede por encima del izquierdo, y luego doble los codos. Lleve el codo derecho al pliegue del izquierdo y levante los antebrazos para que queden perpendiculares al suelo. Los dorsos de las manos deben quedar uno frente a otro.

5 Empuje la mano derecha hacia la derecha y la izquierda hacia la izquierda, de forma que las palmas queden una frente a la otra. El pulgar de la mano derecha debe pasar por delante del meñique de la mano izquierda. Junte las palmas de las manos, levante los codos y estire los dedos hacia el techo.

6 Mantenga la postura de 15 a 60 segundos.

7 Relaje lentamente las piernas y los brazos, y regrese a la postura de la montaña. Repítalo en el otro lado.

NOMBRE Y SIGNIFICADO
- Garudasana
- *garuda* = águila, o el nombre de un mítico rey de los pájaros

BENEFICIOS
- Fortalece los tobillos y las pantorrillas
- Estira los tobillos, las pantorrillas, los muslos, las caderas, los hombros y la parte superior de la espalda
- Mejora la concentración
- Mejora el sentido del equilibrio

CONTRA-INDICACIONES Y PRECAUCIONES
- Lesiones en los brazos
- Lesiones en las caderas
- Lesiones en las rodillas

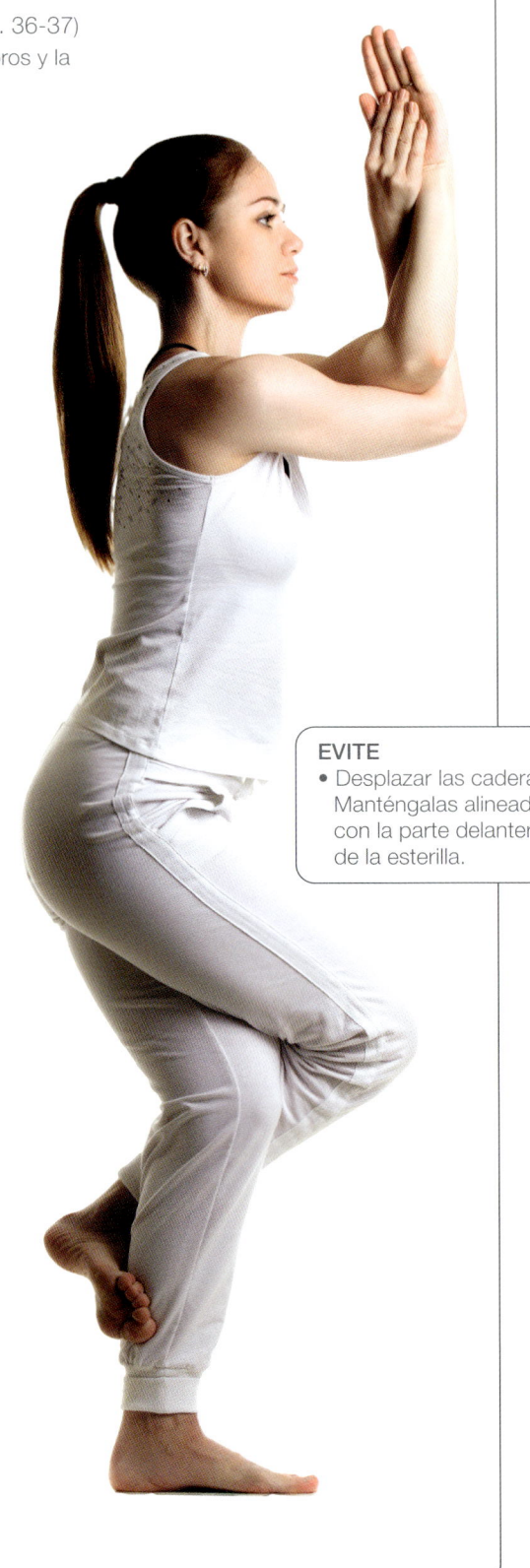

EVITE
- Desplazar las caderas. Manténgalas alineadas con la parte delantera de la esterilla.

HÁGALO BIEN

- Si le resulta difícil enlazar los brazos hasta que las palmas se toquen, estírelos rectos hacia delante, paralelos al suelo, mientras se agarra a los extremos de una correa.
- Si le resulta difícil mantener el equilibrio mientras coloca el pie levantado detrás de la pantorrilla de la otra pierna, presione el dedo gordo del pie que está en el suelo contra el mismo.

MÚSCULOS QUE SE EJERCITAN

- trapecio
- infraespinoso
- redondo mayor
- redondo menor
- dorsal ancho
- glúteo medio
- aductor mayor
- cuadrado lumbar
- serrato anterior

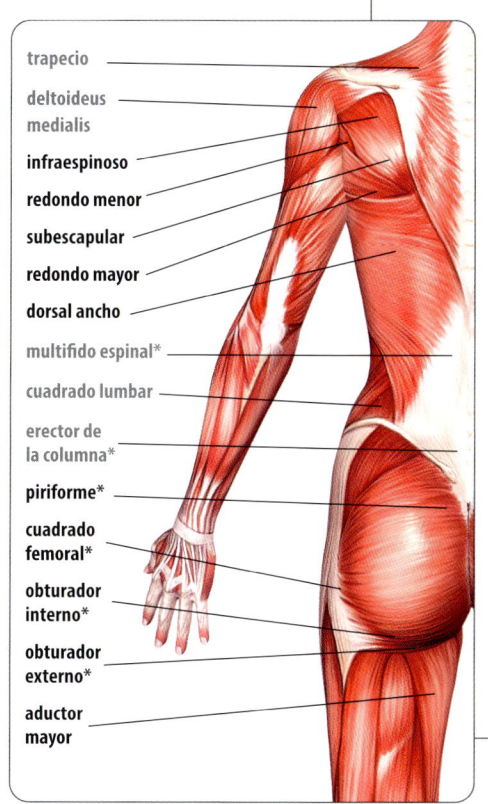

trapecio
deltoideus medialis
infraespinoso
redondo menor
subescapular
redondo mayor
dorsal ancho
multifido espinal*
cuadrado lumbar
erector de la columna*
piriforme*
cuadrado femoral*
obturador interno*
obturador externo*
aductor mayor

VARIACIÓN

Más difícil. Haga los pasos del 1 al 5. Agáchese sobre el pie derecho, doblando ambas rodillas a medida que baja. Inclínese hacia delante desde las caderas, con la cabeza mirando hacia los brazos cruzados. Mantenga la pose de 15 a 60 segundos.

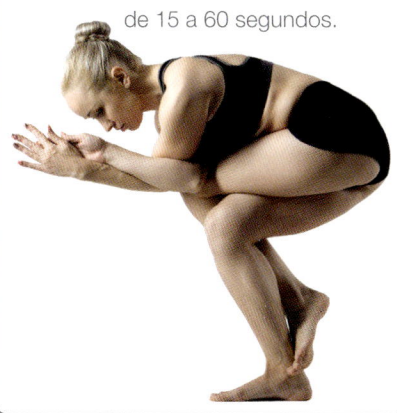

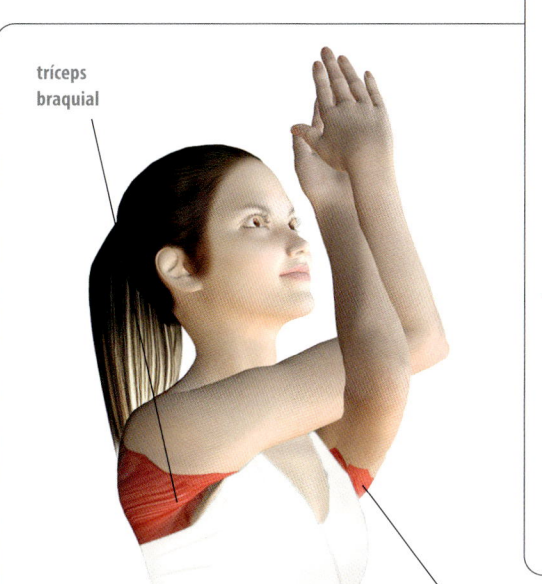
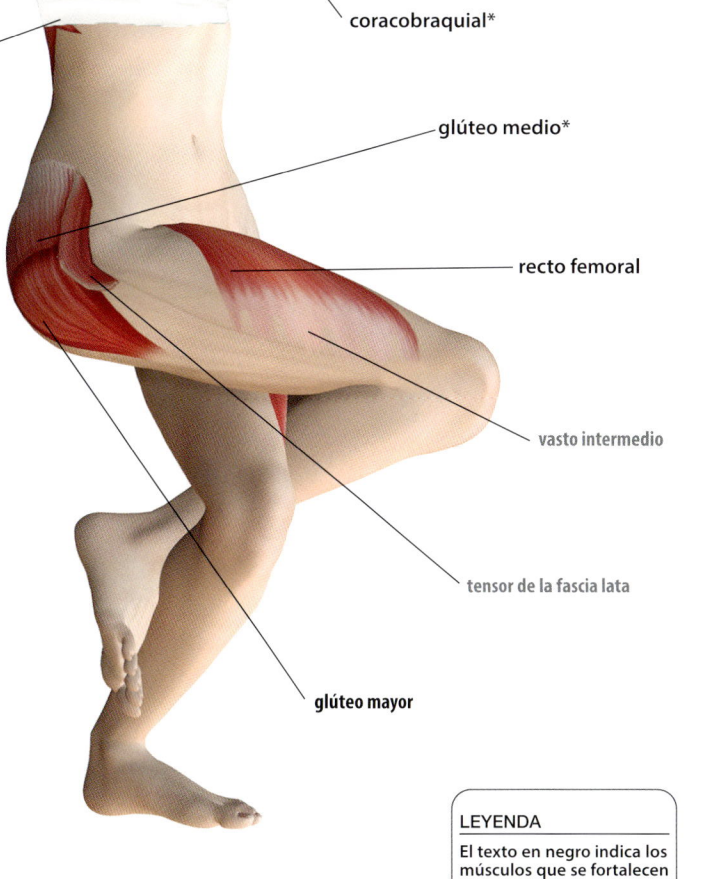

tríceps braquial

serrato anterior

coracobraquial*

glúteo medio*

recto femoral

vasto intermedio

tensor de la fascia lata

glúteo mayor

LEYENDA

El texto en negro indica los músculos que se fortalecen

El texto en gris indica los músculos que se estiran

* Indica músculos profundos

POSTURA DEL TRIÁNGULO
(TRIKONASANA)

1 Colóquese en la postura de la montaña (págs. 36-37) con la pelvis, la cabeza y el pecho alineados.

2 Separe os pies a algo más que la distancia de los hombros.

3 Inspire y levante ambos brazos hacia los lados, dejándolos paralelos al suelo, con las palmas mirando hacia abajo.

4 Espire despacio y, sin doblar las rodillas, gire sobre los talones para llevar el pie derecho completamente hacia la derecha y el pie izquierdo ligeramente hacia la derecha, manteniendo los talones alineados.

5 Deje caer el torso hacia la derecha todo lo que pueda, manteniendo los brazos paralelos al suelo.

6 Cuando el torso esté completamente extendido hacia la derecha, deje caer el brazo derecho hasta que la mano repose sobre la espinilla o en la parte delantera del tobillo. Al mismo tiempo, estire el brazo izquierdo hacia el techo. Suavemente, gire la columna y el torso en sentido antihorario, utilizando el brazo estirado como nivelador, mientras que el eje de la columna se mantiene paralelo al suelo. Estire los brazos en direcciones opuestas.

7 Gire la cabeza para mirar hacia el pulgar izquierdo, intensificando un poco la torsión de la columna. Mantenga la postura de 30 segundos a 1 minuto.

8 Inspire y vuelva a la posición inicial con los brazos estirados, presionando con el talón en el suelo. Invierta la posición de los pies y repítalo en el otro lado.

NOMBRE Y SIGNIFICADO
- Trikonasana
- *trikona* = tres ángulos o triángulo

BENEFICIOS
- Estira los muslos, las rodillas, los tobillos, las caderas, las ingles, los isquiotibiales, las pantorrillas, los hombros, el torso y la columna
- Reduce el estrés
- Estimula la digestión
- Alivia los síntomas de la menopausia
- Alivia el dolor de espalda

CONTRA-INDICACIONES Y PRECAUCIONES
- Diarrea
- Dolor de cabeza
- Presión arterial alta o baja
- Problemas de cuello

EVITE
- Girar las caderas.

MÚSCULOS QUE SE EJERCITAN

- glúteo medio
- tensor de las fascia lata
- sartorio
- piriforme
- serrato anterior
- oblicuo externo
- dorsal ancho

LEYENDA

El texto en negro indica los músculos que se fortalecen

El texto en gris indica los músculos que se estiran

* Indica músculos profundos

multifido espinal*

dorsal ancho

erector de la columna*

glúteo medio*

piriforme*

glúteo mayor

cuadrado femoral*

obturador interno*

obturador externo*

aductor mayor

dorsal ancho

oblicuo externo

recto abdominal

transverso abdominal*

pectíneo*

recto femoral

vasto lateral

tensor de la fascia lata

aductor largo

sartorio

semitendinoso

grácil*

VARIACIÓN

Más difícil. La postura del triángulo extendido (Utthita Trikonasana) es muy parecida a la postura del triángulo, pero las piernas se estiran más separadas y la mano se coloca en el suelo hacia la parte exterior del pie extendido.

HÁGALO BIEN

- Mantenga la rodilla adelantada tensa y alineada con el centro del pie delantero, de la espinillas y del muslo.
- Si se siente inestable, apoye el talón que mira hacia atrás en una pared.

POSTURA EN ÁNGULO LATERAL EXTENDIDO (UTTHITA PARSVAKONASANA)

1 Colóquese en la postura del guerrero II (págs. 60-61) con la pierna derecha flexionada, la pierna izquierda extendida y los brazos levantados hacia los lados, paralelos al suelo.

2 Apoye el talón izquierdo firmemente en el suelo. La rodilla derecha debe estar doblada sobre el tobillo derecho, de modo que la espinilla quede perpendicular al suelo. Dirija la parte interior de la rodilla hacia la parte exterior del pie. Ponga el muslo derecho paralelo al suelo.

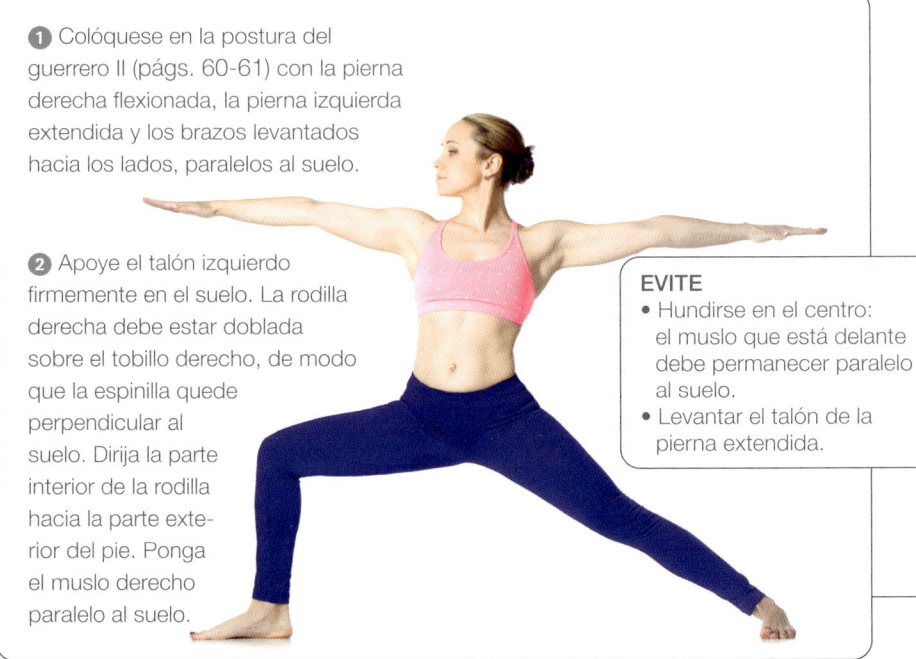

EVITE
• Hundirse en el centro: el muslo que está delante debe permanecer paralelo al suelo.
• Levantar el talón de la pierna extendida.

NOMBRE Y SIGNIFICADO
• Utthita Parsvakonasana
• *utthita* = extendido; *parsva* = lado, costado; *kona* = ángulo

BENEFICIOS
• Fortalece las piernas, las rodillas y los tobillos
• Estira las piernas, las rodillas, los tobillos, las ingles, la columna, el pecho y los pulmones y los hombros
• Estimula los órganos abdominales
• Aumenta la resistencia

CONTRA-INDICACIONES Y PRECAUCIONES
• Dolor de cabeza
• Insomnio
• Presión arterial alta o baja

3 Mantenga firmes los omóplatos contra la parte posterior de las costillas. Extienda el brazo izquierdo hacia el techo y gire la palma de la mano izquierda hacia la cabeza. Inspire y pase el brazo izquierdo por encima de la parte posterior de la oreja izquierda, con la palma de la mano mirando al suelo, estirando desde el talón izquierdo hasta la punta de los dedos para alargar todo el lado izquierdo del cuerpo. Asegúrese de mantener el codo recto.

4 Gire la cabeza para fijar la mirada en el brazo izquierdo. Relaje el hombro derecho alejándolo de la oreja, alargando tanto el lado derecho del torso como el izquierdo.

5 Continúe apoyando el talón izquierdo en el suelo, espire y apoye el lado derecho del torso en la parte superior del muslo derecho. Apoye las puntas de los dedos o la palma de la mano derecha en el suelo, justo por fuera del pie derecho. Empuje la rodilla derecha contra el brazo derecho, a la vez que repliega el coxis hacia el pubis y presiona las caderas hacia delante.

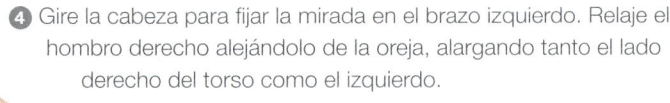

6 Mantenga la postura de 30 segundos a 1 minuto.

7 Inspire y comience a elevarse. Presione ambos talones con fuerza contra el suelo y extienda el brazo izquierdo hacia el techo para facilitar el movimiento ascendente. Invierta la posición de los pies y repítalo en el otro lado.

POSTURA EN ÁNGULO LATERAL EXTENDIDO • POSTURAS DE PIE

HÁGALO BIEN
- Si se siente inestable, apoye el talón que mira hacia atrás en una pared.
- Si tiene problemas para alcanzar el suelo con la mano, ponga la mano derecha sobre un bloque o doble el codo y coloque el antebrazo sobre el muslo derecho, con la mano hacia arriba y el hombro alejado de la oreja.

MÚSCULOS QUE SE EJERCITAN
- semitendinoso
- semimembranoso
- oblicuo interno
- transverso abdominal
- bíceps femoral
- sartorio
- oblicuo externo
- piriforme
- grácil
- tensor de las fascia lata

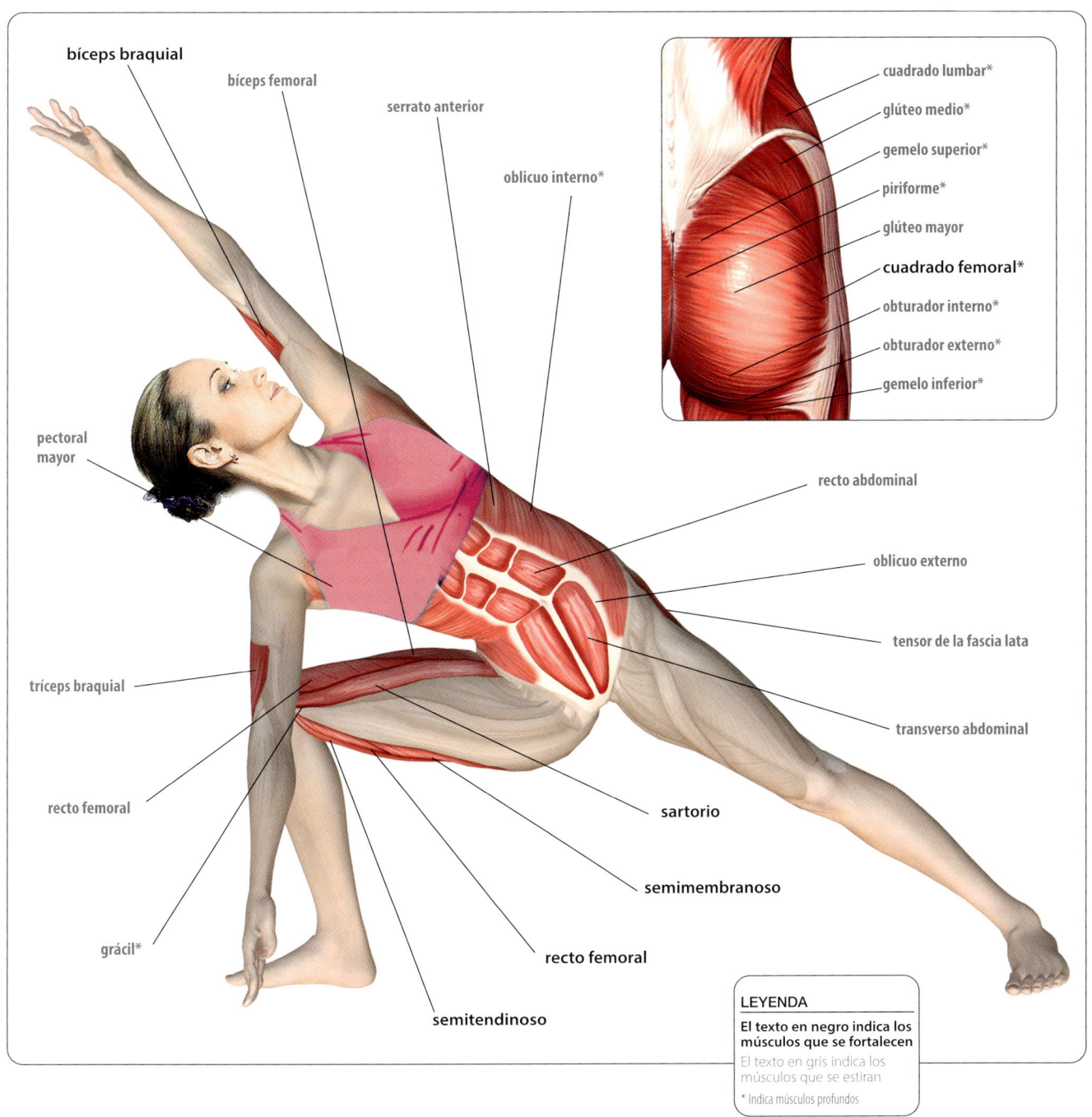

bíceps braquial

bíceps femoral

serrato anterior

oblicuo interno*

cuadrado lumbar*

glúteo medio*

gemelo superior*

piriforme*

glúteo mayor

cuadrado femoral*

obturador interno*

obturador externo*

gemelo inferior*

pectoral mayor

recto abdominal

oblicuo externo

tensor de la fascia lata

tríceps braquial

transverso abdominal

recto femoral

sartorio

semimembranoso

grácil*

recto femoral

semitendinoso

LEYENDA
El texto en negro indica los músculos que se fortalecen

El texto en gris indica los músculos que se estiran

* Indica músculos profundos

53

ZANCADA BAJA
(ANJANEYASANA)

1 Colóquese en la postura del perro boca abajo (pág. 135). Espire y lleve el pie derecho hacia delante entre las manos, alineando la rodilla derecha por encima del talón.

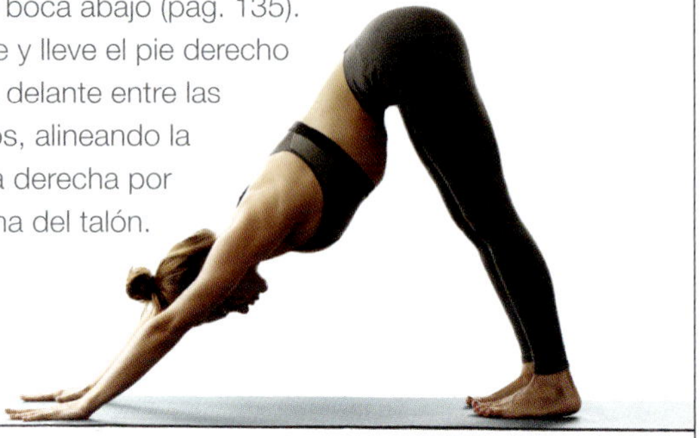

2 Baje la rodilla izquierda hasta el suelo y, manteniendo la rodilla derecha fija en su sitio, deslice la izquierda hacia atrás hasta que sienta un cómodo estiramiento en la parte delantera del muslo izquierdo y la ingle. Apoye el empeine del pie izquierdo en el suelo.

3 Inspire y ponga el torso en posición vertical. Al mismo tiempo, extienda los brazos hacia los lados y luego hacia el techo. Empuje el coxis hacia el suelo y eleve el pubis hacia el ombligo.

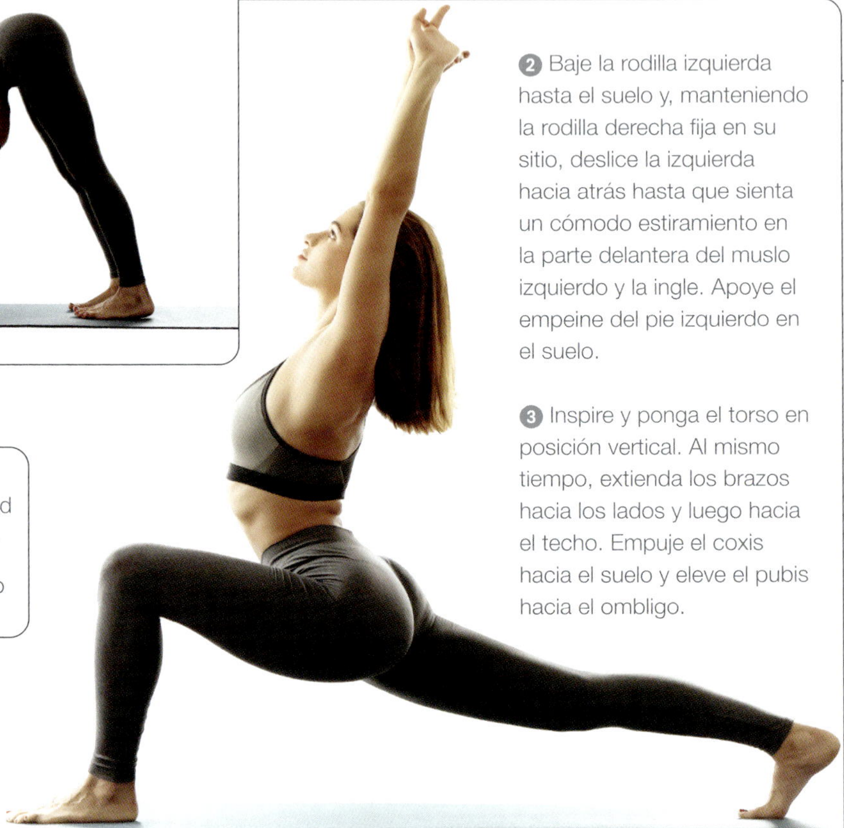

HÁGALO BIEN
• Si siente incomodidad en la rodilla que toca el suelo, ponga una toalla doblada debajo de ella.

NOMBRE Y SIGNIFICADO
• Anjaneyasana
• *Anjaneya* = uno de los nombres de Hanuman, una deidad hindú que lleva una luna creciente en el pelo
• También llamada postura de la luna creciente o zancada de rodillas

BENEFICIOS
• Alivia la ciática
• Tonifica los abductores de la cadera
• Fortalece brazos y hombros
• Estira los músculos de las rodillas, tendones y ligamentos

CONTRA-INDICACIONES Y PRECAUCIONES
• Problemas cardíacos

4 Incline la cabeza y mire hacia arriba, estirando los meñiques hacia el techo. Mantenga la postura durante 1 minuto.

5 Espire y doble el torso hacia el muslo derecho. Coloque las manos en el suelo y coloque los dedos de los pies de modo que se apoyen en el suelo. Espire y levante la rodilla izquierda del suelo, luego dé un paso atrás para volver a la postura del perro boca abajo. Repítalo en el otro lado.

EVITE
• Dejar caer la rodilla hacia dentro o hacia fuera; debe permanecer recta, directamente delante de usted.

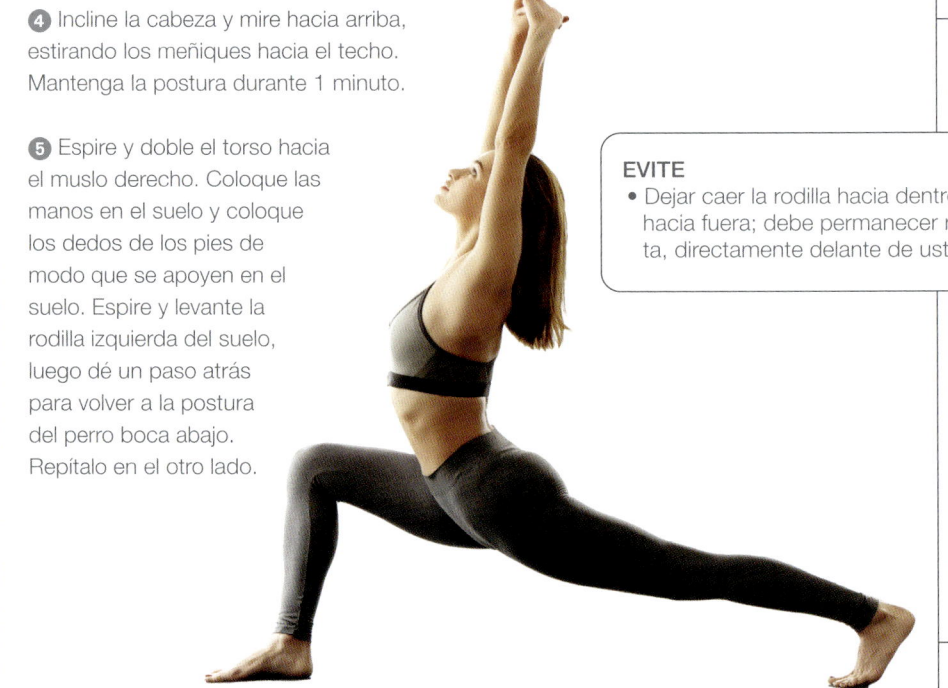

MÚSCULOS QUE SE EJERCITAN

- recto femoral
- oblicuo interno
- oblicuo externo
- bíceps femoral
- deltoides
- trapecio
- sartorio
- aductor mayor
- iliopsoas
- ilíaco

LEYENDA

El texto en negro indica los músculos que se fortalecen

El texto en gris indica los músculos que se estiran

* Indica músculos profundos

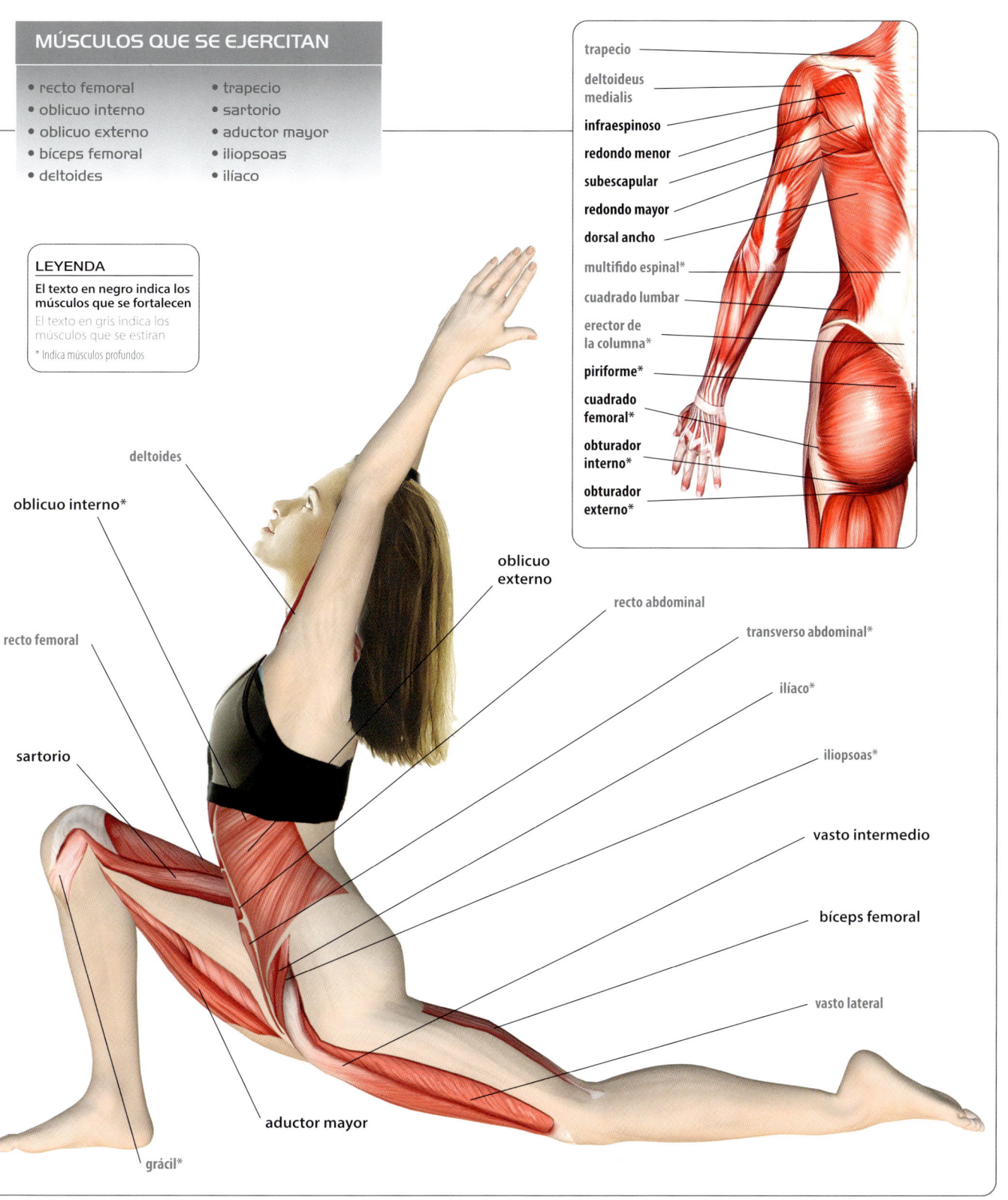

trapecio

deltoideus medialis

infraespinoso

redondo menor

subescapular

redondo mayor

dorsal ancho

multifido espinal*

cuadrado lumbar

erector de la columna*

piriforme*

cuadrado femoral*

obturador interno*

obturador externo*

deltoides

oblicuo interno*

oblicuo externo

recto abdominal

transverso abdominal*

recto femoral

ilíaco*

iliopsoas*

sartorio

vasto intermedio

bíceps femoral

vasto lateral

aductor mayor

grácil*

ZANCADA ALTA

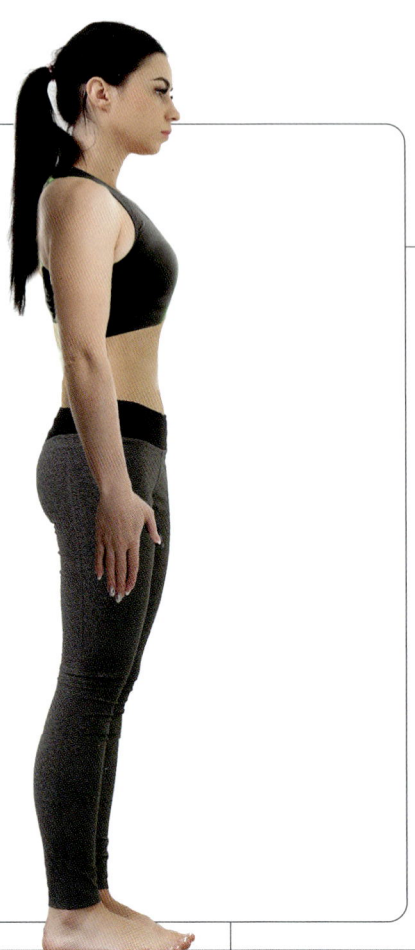

1 Colóquese en la postura de la montaña (págs. 36-37) e inspire profundamente. Espire y dé un paso hacia atrás con cuidado con la pierna izquierda, manteniéndola alineada con las caderas. La almohadilla del pie izquierdo debe estar en contacto con el suelo mientras realiza el movimiento.

2 Deslice lentamente el pie izquierdo hacia atrás, mientras dobla la rodilla derecha, poniéndola directamente sobre el tobillo.

3 Coloque las palmas o los dedos en el suelo a ambos lados de la pierna derecha y presiónelos lentamente contra el suelo para mejorar la colocación de la parte superior del cuerpo y la cabeza.

NOMBRE Y SIGNIFICADO
- No existe un nombre sánscrito consensuado para esta postura.
- A veces llamada postura del jinete (Ashva Sanchalanasana)

BENEFICIOS
- Fortalece las piernas y los brazos
- Estira las ingles
- Alivia el estreñimiento

CONTRA-INDICACIONES Y PRECAUCIONES
- Lesiones en los brazos
- Lesiones en los hombros
- Lesiones en las caderas
- Presión arterial alta o baja
- Dolor de cabeza intenso

4 Levante la cabeza y mire directamente hacia delante, mientras inclina la parte superior del cuerpo hacia delante y gira los hombros con cuidado hacia abajo y hacia atrás.

5 Presione gradualmente la almohadilla del pie izquierdo contra el suelo, contraiga los músculos del muslo y presione hacia arriba para mantener la pierna izquierda en posición recta.

6 Mantenga la postura de 5 a 6 segundos. Vuelva lentamente a la postura de la montaña y repítalo en el lado opuesto.

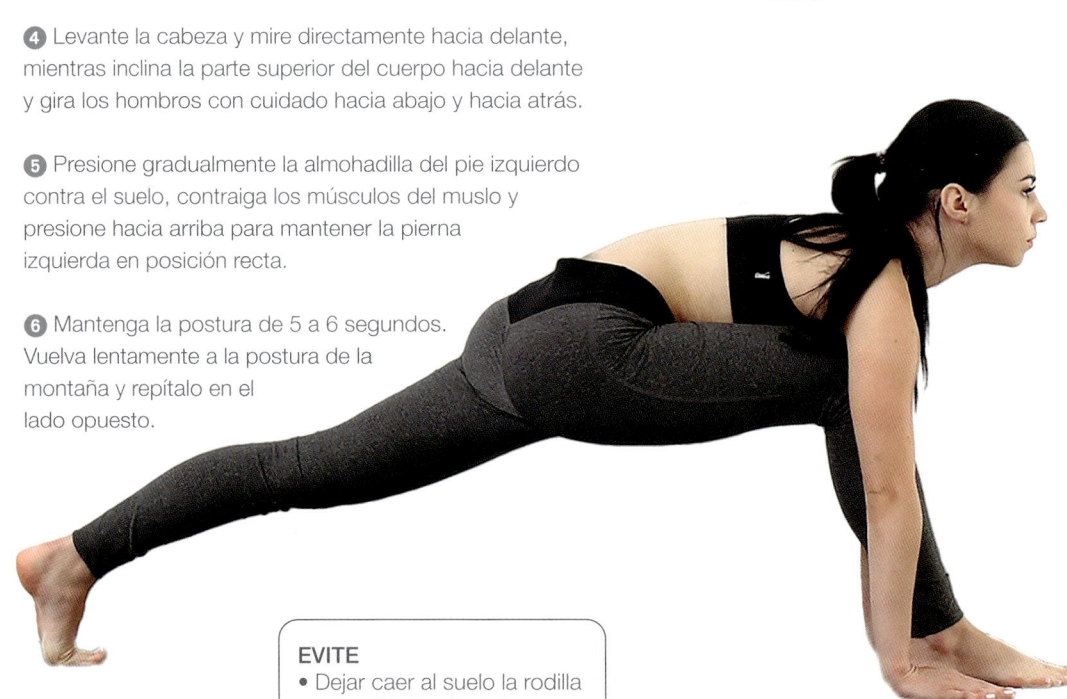

EVITE
- Dejar caer al suelo la rodilla extendida hacia atrás.

HÁGALO BIEN
- Mantenga una posición adecuada de los hombros y de toda la parte superior del cuerpo para alargar la columna vertebral.

MÚSCULOS QUE SE EJERCITAN
- bíceps femoral
- aductor largo
- aductor mayor
- gastrocnemio
- tibial posterior
- iliopsoas
- bíceps femoral
- recto femoral

pectíneo*

glúteo medio*

iliopsoas*

tensor de la fascia lata

esplenio*

glúteo mayor

elevador de la escápula*

vasto intermedio*

trapecio

banda iliotibial

recto femoral

vasto lateral

bíceps femoral

gastrocnemio

plantar

sóleo

semitendinoso

aductor largo

tibial posterior*

aductor mayor

flexor del dedo gordo*

semimembranoso

LEYENDA
El texto en negro indica los músculos que se fortalecen

El texto en gris indica los músculos que se estiran

* Indica músculos profundos

POSTURA DEL GUERRERO I
(VIRABHADRASANA I)

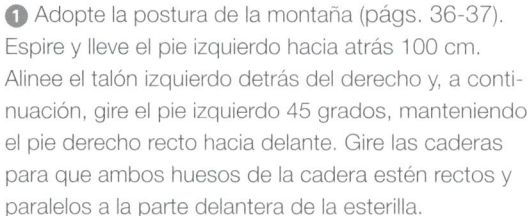

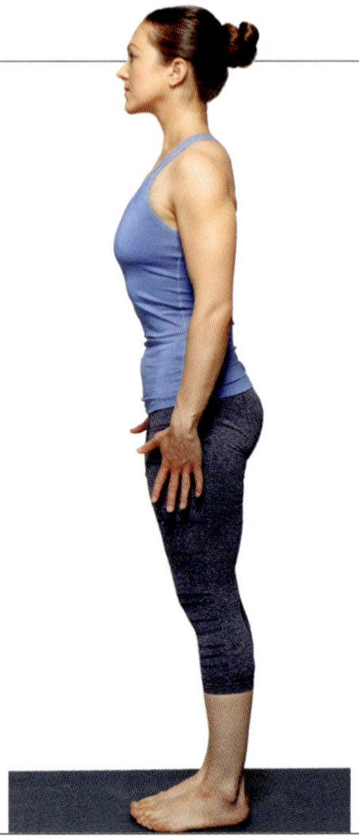

1 Adopte la postura de la montaña (págs. 36-37). Espire y lleve el pie izquierdo hacia atrás 100 cm. Alinee el talón izquierdo detrás del derecho y, a continuación, gire el pie izquierdo 45 grados, manteniendo el pie derecho recto hacia delante. Gire las caderas para que ambos huesos de la cadera estén rectos y paralelos a la parte delantera de la esterilla.

2 Inspire y levante los brazos hacia el techo manteniéndolos paralelos entre sí y separados a la altura de los hombros. Mantenga firmes los omóplatos contra la espalda y bájelos hacia el coxis.

3 Espire, contraiga los abdominales y repliegue el coxis hacia abajo. Con el talón izquierdo apoyado firmemente en el suelo espire y luego flexione lentamente la rodilla derecha poniéndola sobre el talón. La pantorrilla derecha debe quedar perpendicular al suelo y el muslo derecho paralelo al suelo.

4 Mantenga la cabeza en una posición neutra, mirando hacia delante, o inclínela hacia atrás y mire hacia los pulgares. Mantenga la postura de 30 segundos a 1 minuto.

5 Para subir, inspire, apoye firmemente el talón posterior en el suelo y levante los brazos, estirando la rodilla derecha. Gire los pies hacia delante, espire y relaje los brazos. Respire varias veces, gire los pies hacia la izquierda y repítalo en el otro lado.

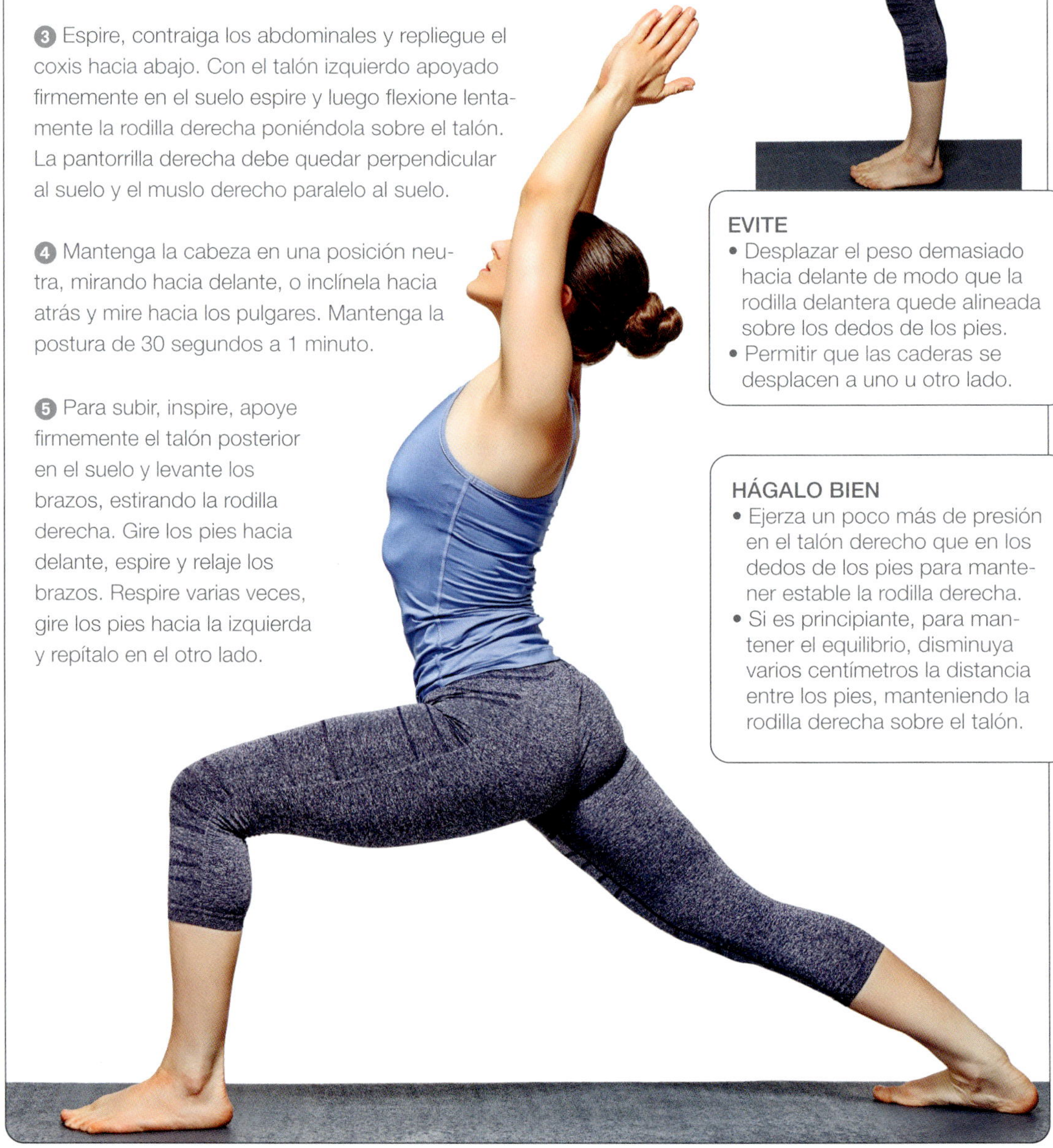

NOMBRE Y SIGNIFICADO
- Virabhadrasana I
- *Virabhadra* = nombre de un guerrero feroz
- También llamada postura de Virabhadra

BENEFICIOS
- Fortalece los brazos, los hombros, los muslos, los tobillos y la espalda
- Estira los flexores de la cadera, los abdominales y los tobillos
- Expande el pecho, los pulmones y los hombros
- Desarrolla la resistencia
- Mejora el sentido del equilibrio

CONTRA-INDICACIONES Y PRECAUCIONES
- Problemas cardíacos
- Presión arterial alta
- Lesiones en los hombros

EVITE
- Desplazar el peso demasiado hacia delante de modo que la rodilla delantera quede alineada sobre los dedos de los pies.
- Permitir que las caderas se desplacen a uno u otro lado.

HÁGALO BIEN
- Ejerza un poco más de presión en el talón derecho que en los dedos de los pies para mantener estable la rodilla derecha.
- Si es principiante, para mantener el equilibrio, disminuya varios centímetros la distancia entre los pies, manteniendo la rodilla derecha sobre el talón.

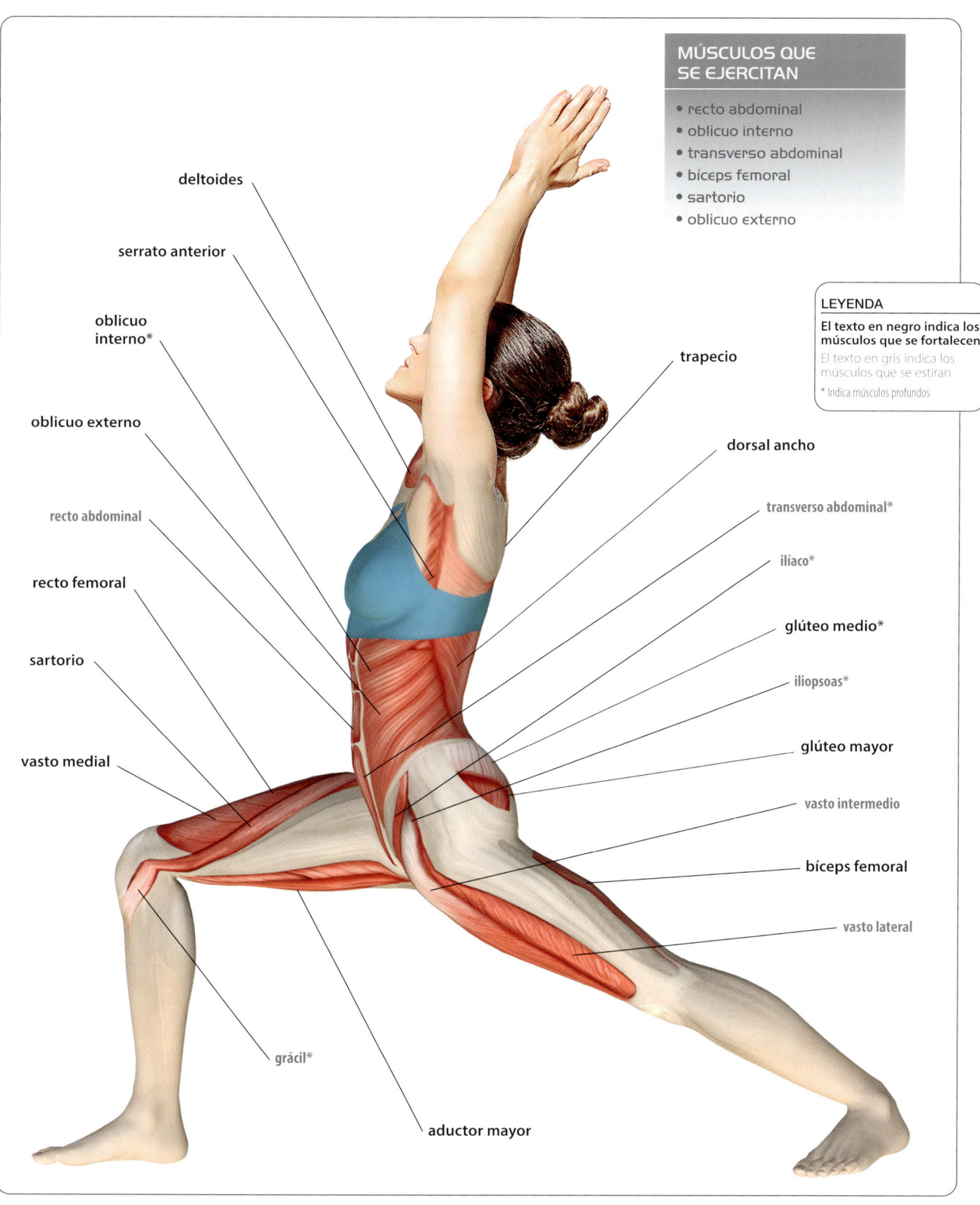

MÚSCULOS QUE SE EJERCITAN

- recto abdominal
- oblicuo interno
- transverso abdominal
- bíceps femoral
- sartorio
- oblicuo externo

LEYENDA

El texto en negro indica los músculos que se fortalecen

El texto en gris indica los músculos que se estiran

* Indica músculos profundos

deltoides

serrato anterior

oblicuo interno*

oblicuo externo

recto abdominal

recto femoral

sartorio

vasto medial

grácil*

aductor mayor

trapecio

dorsal ancho

transverso abdominal*

ilíaco*

glúteo medio*

iliopsoas*

glúteo mayor

vasto intermedio

bíceps femoral

vasto lateral

POSTURA DEL GUERRERO II
(VIRABHADRASANA II)

1 Colóquese en la postura de la montaña (págs. 36-37). Espire y dé un paso lateral de modo que los pies queden a una distancia de unos 100 cm.

2 Levante los brazos paralelos al suelo y extiéndalos hacia los lados, con los omóplatos separados y las palmas de las manos hacia abajo.

HÁGALO BIEN
• Concéntrese en girar hacia fuera la rodilla de la pierna flexionada, abriendo las caderas y las ingles.

3 Gire el pie izquierdo ligeramente hacia la derecha y el pie derecho hacia la derecha 90 grados. Alinee el talón derecho con el talón izquierdo. Reafirme los muslos y gire el muslo derecho hacia fuera, de modo que el centro de la rótula derecha esté alineado con el centro del tobillo derecho.

4 Espire y doble la rodilla derecha, de modo que la espinilla quede perpendicular al suelo. Lleve el muslo derecho paralelo al suelo, ancle la rodilla derecha contrayendo los músculos de la pierna izquierda y presionando firmemente la parte exterior del talón izquierdo contra el suelo. Mantenga los lados del torso estirados por igual y los hombros alineados directamente sobre la pelvis. Presione el coxis ligeramente hacia el pubis.

5 Gire la cabeza hacia la derecha y mire por encima de los dedos.

6 Mantenga la postura de 30 segundos a 1 minuto. Inspire y regrese a la postura de la montaña. Invierta la posición de los pies y repítalo en el otro lado.

NOMBRE Y SIGNIFICADO
• Virabhadrasana II
• *Virabhadra* = nombre de un guerrero feroz

BENEFICIOS
• Fortalece las piernas y los tobillos
• Estira las piernas, los tobillos, las ingles, el pecho y los hombros
• Estimula la digestión
• Aumenta la resistencia
• Alivia el dolor de espalda
• Alivia el síndrome del túnel carpiano
• Alivia la ciática

CONTRA-INDICACIONES Y PRECAUCIONES
• Diarrea
• Presión arterial alta
• Problemas de cuello

POSTURA DEL GUERRERO II • POSTURAS DE PIE

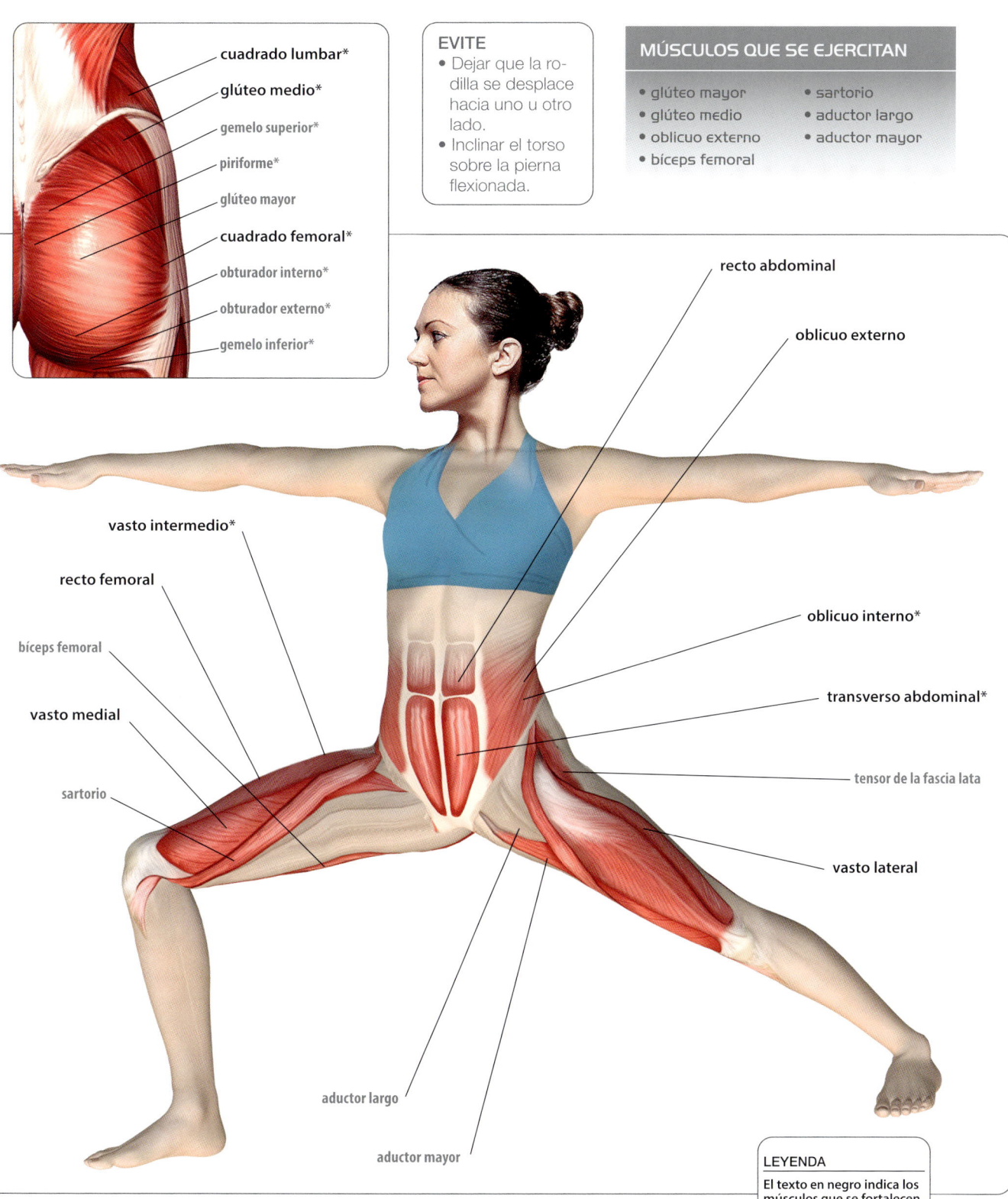

cuadrado lumbar*

glúteo medio*

gemelo superior*

piriforme*

glúteo mayor

cuadrado femoral*

obturador interno*

obturador externo*

gemelo inferior*

EVITE
- Dejar que la rodilla se desplace hacia uno u otro lado.
- Inclinar el torso sobre la pierna flexionada.

MÚSCULOS QUE SE EJERCITAN
- glúteo mayor
- glúteo medio
- oblicuo externo
- bíceps femoral
- sartorio
- aductor largo
- aductor mayor

recto abdominal

oblicuo externo

vasto intermedio*

recto femoral

bíceps femoral

vasto medial

sartorio

oblicuo interno*

transverso abdominal*

tensor de la fascia lata

vasto lateral

aductor largo

aductor mayor

LEYENDA

El texto en negro indica los músculos que se fortalecen

El texto en gris indica los músculos que se estiran

* Indica músculos profundos

POST. DEL GUERRERO III
(VIRABHADRASANA III)

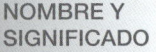 Colóquese en la postura de la montaña (págs. 36-37). Espire, adelante el pie derecho unos 30 cm y cargue todo el peso sobre la pierna derecha.

2 Inspire y levante los brazos por encima de la cabeza, entrelazando los dedos y apuntando los dedos índices hacia arriba.

3 Espire y levante la pierna izquierda por detrás, girando las caderas para bajar los brazos y el torso hacia el suelo.

4 Fije la mirada en un punto del suelo para mantener el equilibrio. Alargue el cuerpo desde los dedos del pie izquierdo hasta los dedos de la mano, pasando por la coronilla, formando una línea recta.

5 Mantenga la postura de 30 segundos a 1 minuto.

NOMBRE Y SIGNIFICADO
- Virabhadrasana III
- *Virabhadra* = nombre de un guerrero feroz

BENEFICIOS
- Fortalece los tobillos, las piernas, los hombros y los músculos de la espalda
- Tonifica los abdominales
- Mejora el sentido del equilibrio
- Mejora la postura corporal

CONTRA-INDICACIONES Y PRECAUCIONES
- Presión arterial alta

6 Inspire y levante los brazos mientras vuelve a bajar la pierna izquierda hacia el suelo. Junte ambos pies en la postura de la montaña.

7 Repítalo en el otro lado.

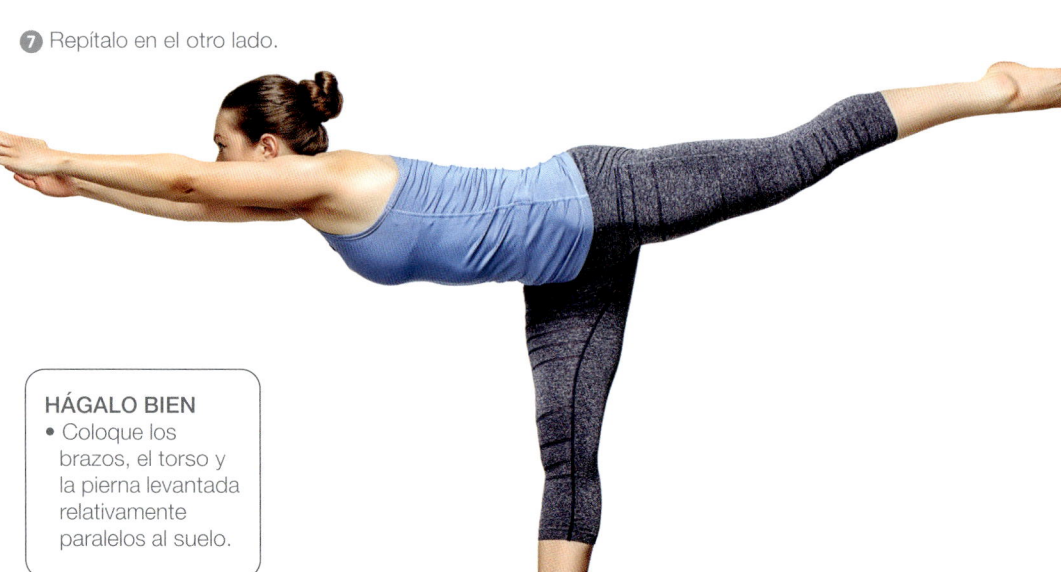

HÁGALO BIEN
- Coloque los brazos, el torso y la pierna levantada relativamente paralelos al suelo.

EVITE
- Inclinar la pelvis de forma que las caderas no queden alineadas.
- Comprimir la nuca.

multifido espinal*

dorsal ancho

erector de la columna*

glúteo medio*

piriforme*

glúteo mayor

cuadrado femoral*

obturador interno*

obturador externo*

MÚSCULOS QUE SE EJERCITAN

- recto abdominal
- oblicuo interno
- transverso abdominal
- bíceps femoral
- erector de la columna
- glúteo mayor
- deltoides posterior

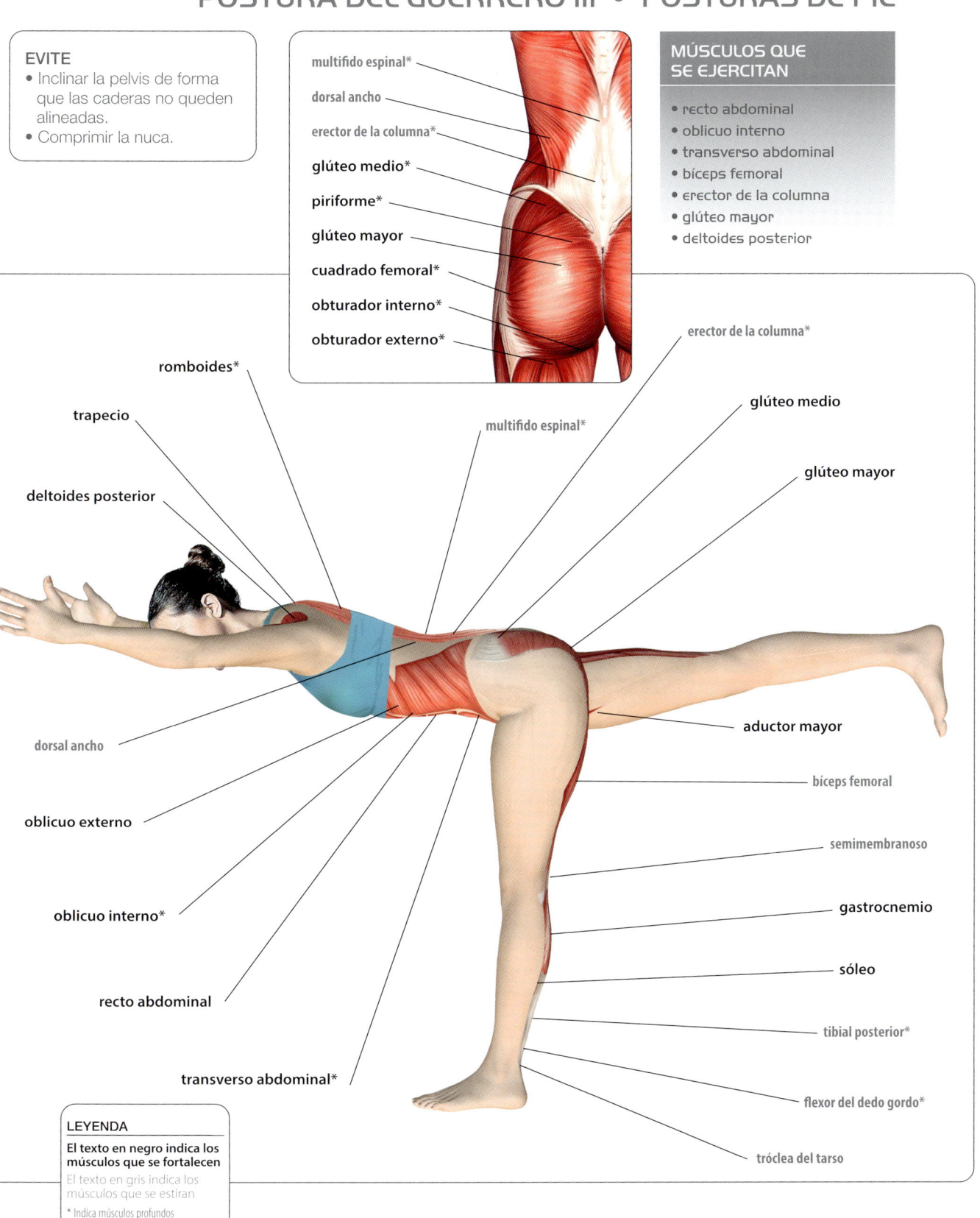

romboides*

trapecio

deltoides posterior

multifido espinal*

erector de la columna*

glúteo medio

glúteo mayor

dorsal ancho

oblicuo externo

oblicuo interno*

recto abdominal

transverso abdominal*

aductor mayor

bíceps femoral

semimembranoso

gastrocnemio

sóleo

tibial posterior*

flexor del dedo gordo*

tróclea del tarso

LEYENDA

El texto en negro indica los músculos que se fortalecen

El texto en gris indica los músculos que se estiran

* Indica músculos profundos

63

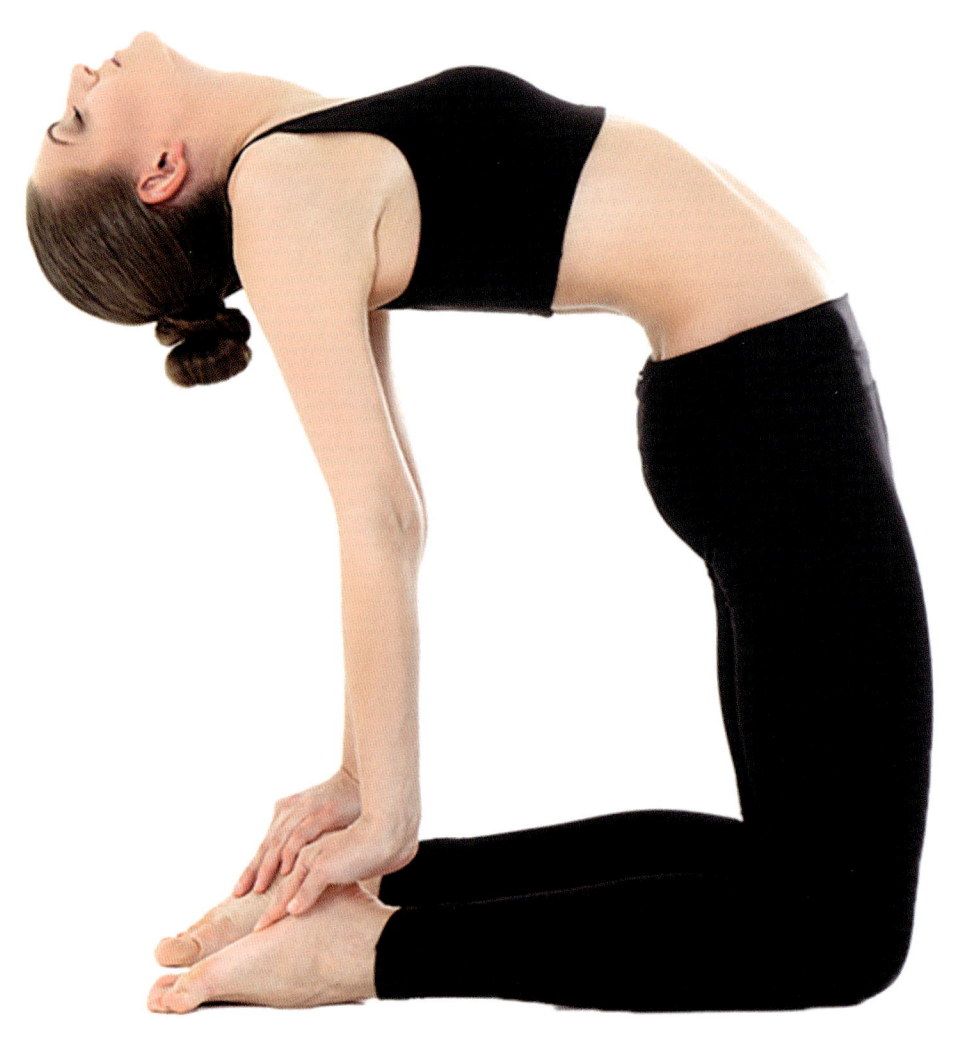

FLEXIONES HACIA DELANTE Y HACIA ATRÁS

Las flexiones hacia delante se cuentan entre las posturas de yoga más básicas.

Existe una gran variedad de ellas y pueden incluir posturas de pie o sentado. Este tipo de flexiones relajan la columna al estirar los isquiotibiales y la espalda, con lo que aumenta la flexibilidad general. Para no forzar la espalda, asegúrese de realizar la flexión desde las caderas y no desde la cintura.

A muchos principiantes les resultan incómodas las flexiones hacia atrás, pero conviene recordar que ayudan a corregir la mala postura corporal causada por estar sentado o encorvado durante varias horas al día. Además, también son beneficiosas para el resto del cuerpo. Abren el tórax, fortalecen la espalda y dan movilidad a las caderas y a la columna vertebral, además de estirar los hombros, los abdominales y la parte superior de las piernas.

TOCAR LOS DEDOS DE LOS PIES ESTANDO DE PIE

1 Póngase de pie con las piernas y los pies paralelos y separados a la altura de los hombros. Flexione las rodillas ligeramente.

2 Lentamente, arquee la columna hacia abajo, desde el cuello hasta la región lumbar, y baje los brazos por los lados de las piernas para llegar hasta los dedos de los pies.

3 Continúe haciendo descender el torso flexionando la cintura y deje que el peso del cuerpo lleve la cabeza hacia el suelo a medida que se estira.

4 Mantenga la postura las respiraciones recomendadas.

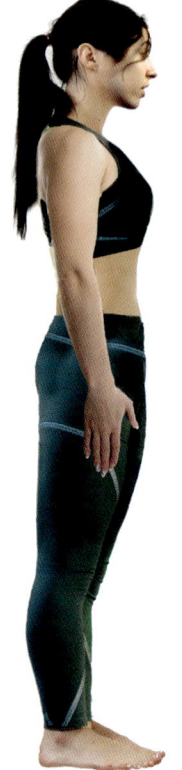

NOMBRE Y SIGNIFICADO
• No se le ha dado ningún nombre

BENEFICIOS
• Fortalece los tobillos, las piernas, los hombros y los músculos de la espalda
• Tonifica los abdominales
• Mejora el sentido del equilibrio
• Mejora la postura corporal

CONTRA-INDICACIONES Y PRECAUCIONES
• Presión arterial alta
• Problemas en la parte baja de la espalda

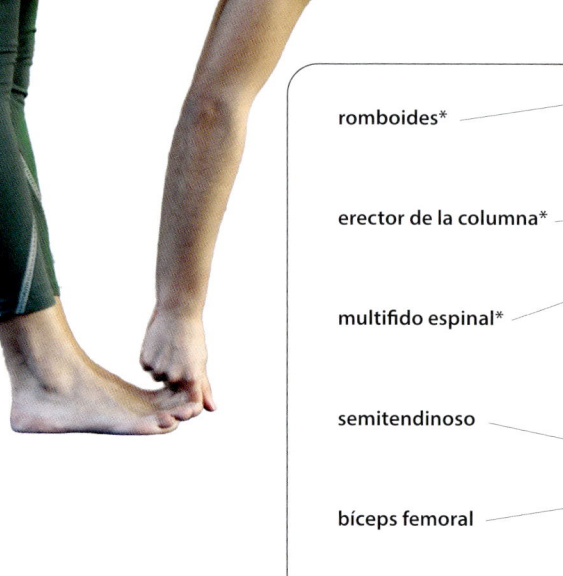

romboides*

erector de la columna*

multifido espinal*

semitendinoso

bíceps femoral

semimembranoso

MEDIA FLEXIÓN HACIA DELANTE
(ARDHA UTTANASANA)

5 Desde la flexión hacia delante de pie pase a la media flexión hacia delante (Ardha Uttanasana) colocando las manos al lado de los pies. Inspire y levante la cabeza y la parte superior del torso lejos de las piernas. La espalda debe estar plana. Enderece los codos y use las puntas de los dedos para guiar la elevación.

6 Levante el pecho hacia delante y alargue la columna formando un ligero arco. Alargue la nuca mientras mira hacia delante.

7 Mantenga la postura de 10 a 30 segundos. Vuelva a descender hasta la flexión hacia delante de pie, o bien, inspire y levante el torso hasta la postura de la montaña.

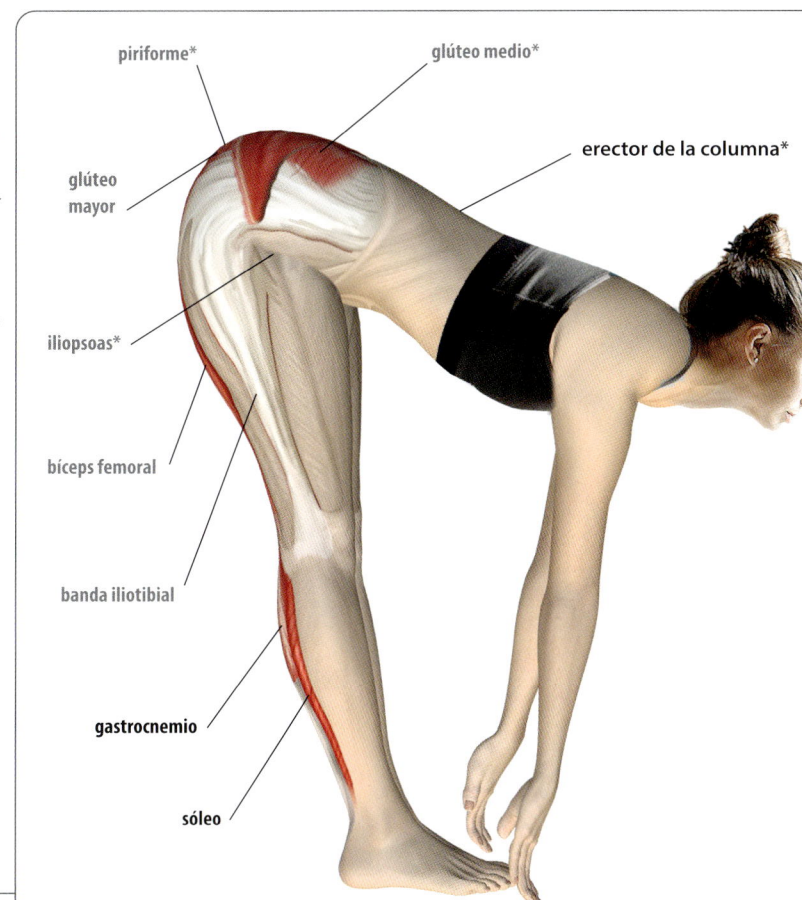

piriforme*
glúteo medio*
erector de la columna*
glúteo mayor
iliopsoas*
bíceps femoral
banda iliotibial
gastrocnemio
sóleo

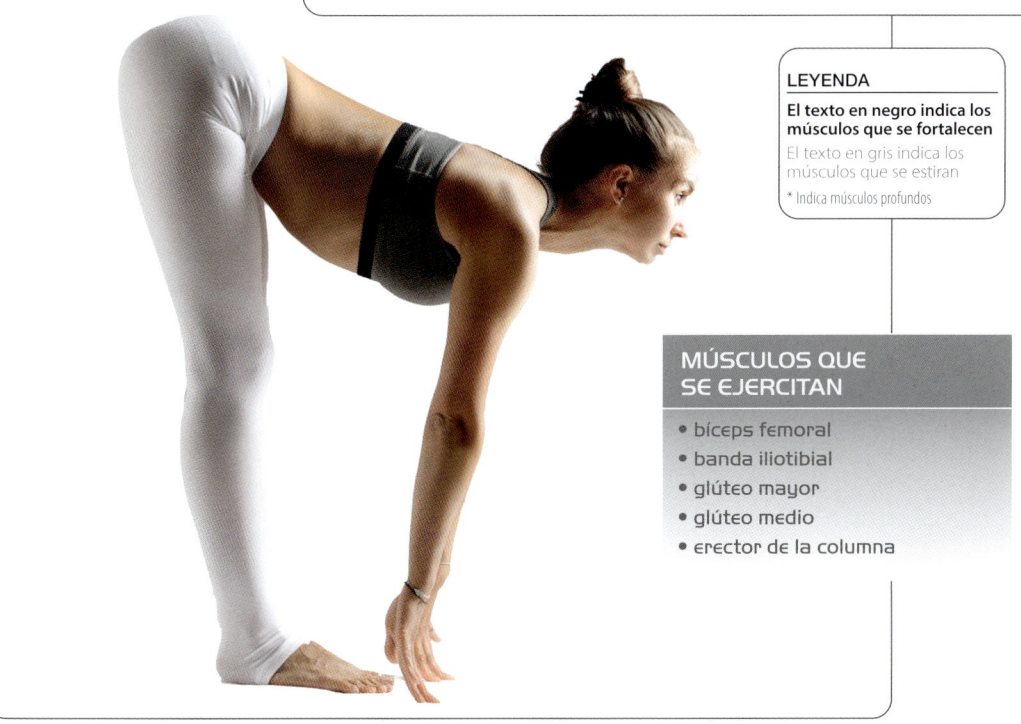

LEYENDA

El texto en negro indica los músculos que se fortalecen

El texto en gris indica los músculos que se estiran

* Indica músculos profundos

MÚSCULOS QUE SE EJERCITAN

- bíceps femoral
- banda iliotibial
- glúteo mayor
- glúteo medio
- erector de la columna

NOMBRE Y SIGNIFICADO
- Ardha Uttanasana
- *ardha* = mitad; *uttana* = estiramiento intenso

NIVEL
- Intermedio

BENEFICIOS
- Fortalece los tobillos, las piernas, los hombros y los músculos de la espalda
- Tonifica los abdominales
- Mejora el sentido del equilibrio
- Mejora la postura corporal

CONTRAINDICACIONES Y PRECAUCIONES
- Presión arterial alta
- Problemas en la parte baja de la espalda

PINZA CON LA CABEZA EN LA RODILLA (JANU SIRSASANA)

1 Comience en la postura del bastón (págs. 98-99). Flexione la rodilla izquierda y acerque el talón hacia la ingle, colocando la planta del pie en la cara interna del muslo derecho. Baje la rodilla izquierda hasta el suelo. La pierna derecha debe estar en ángulo recto con la pierna izquierda. Mantenga ambos huesos isquiones en el suelo.

2 Inspire y estire la columna hacia arriba. Gire el torso ligeramente hacia la derecha mientras espira para alinearlo con la pierna derecha. Flexione el pie y contraiga los músculos del muslo derecho para presionar la parte posterior de la pierna contra el suelo.

3 Espire de nuevo mientras estira el esternón hacia adelante para doblar el torso sobre la pierna derecha. Sujete el interior del pie derecho con la mano izquierda. Use la mano derecha para guiar el torso hacia la derecha.

NOMBRE Y SIGNIFICADO
- Janu Sirsasana
- *janu* = rodilla; *sirsa* = cabeza

BENEFICIOS
- Estira los isquiotibiales, las ingles y la columna
- Estimula la digestión
- Alivia los dolores de cabeza
- Baja la presión arterial alta

CONTRA-INDICACIONES Y PRECAUCIONES
- Lesiones en las rodillas
- Lesión lumbar
- Diarrea

4 Extienda el brazo derecho hacia adelante hasta el pie izquierdo. Agarre el pie con ambas manos o coloque las manos en el suelo a cada lado del pie, con los codos doblados. Si puede, coloque la frente sobre la espinilla izquierda. Con cada inspiración, alargue la columna vertebral, y con cada espiración, aumente el estiramiento.

5 Mantenga la postura de 1 a 3 minutos. Repítalo con la pierna izquierda estirada y la pierna derecha doblada.

HÁGALO BIEN
- Los abdominales deben ser la primera parte del cuerpo en tocar el muslo, y la cabeza, la última.
- Para ayudar a que el torso se doble desde las caderas, coloque una manta plegada debajo de las nalgas.
- No arquee las espalda ni deje que el pie de la pierna doblada se desplace por debajo de la pierna estirada.

EVITE
- Dejar que el pie de la pierna doblada se desplace por debajo de la pierna estirada.

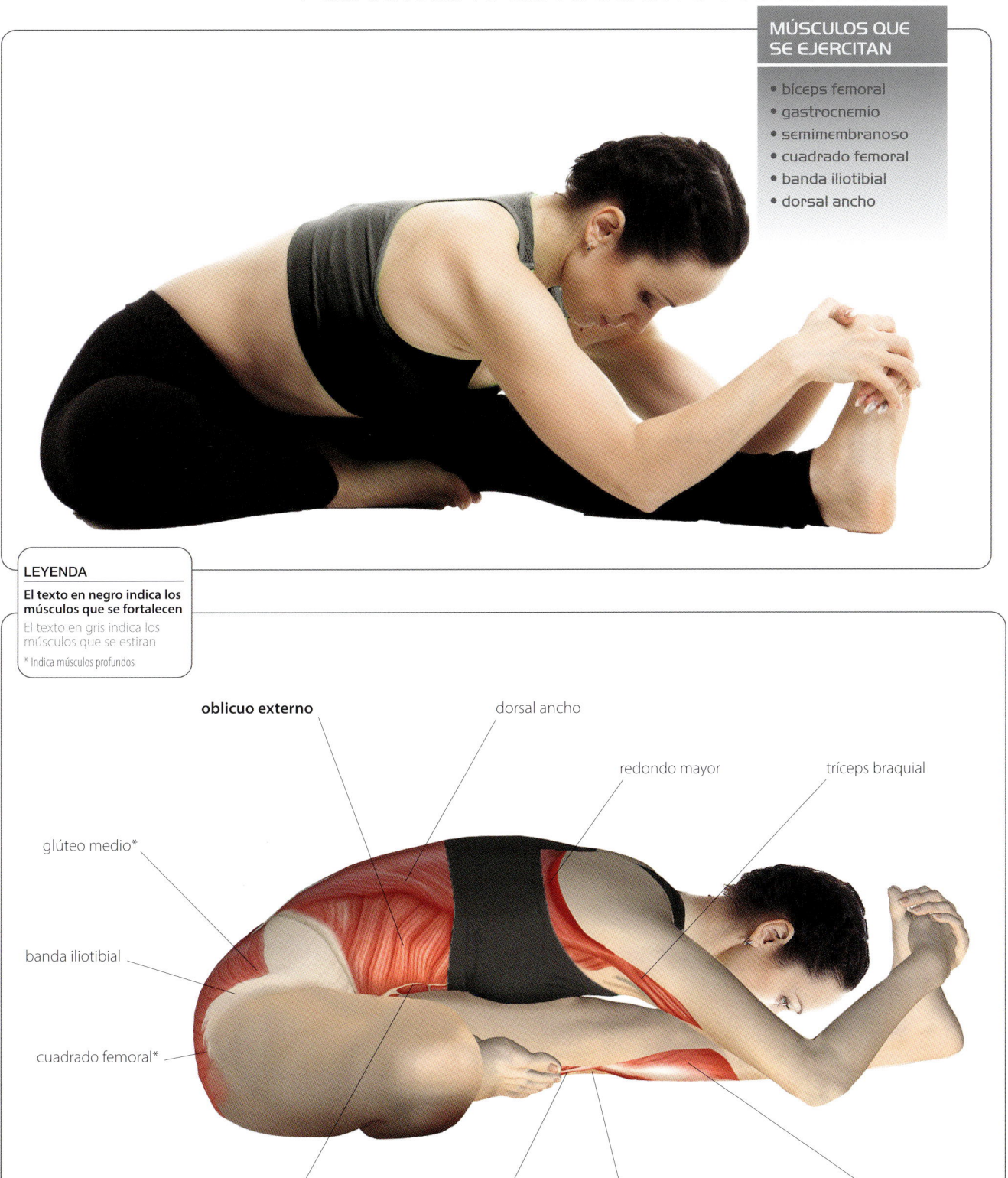

MÚSCULOS QUE SE EJERCITAN

- bíceps femoral
- gastrocnemio
- semimembranoso
- cuadrado femoral
- banda iliotibial
- dorsal ancho

LEYENDA

El texto en negro indica los músculos que se fortalecen

El texto en gris indica los músculos que se estiran

* Indica músculos profundos

oblicuo externo

dorsal ancho

redondo mayor

tríceps braquial

glúteo medio*

banda iliotibial

cuadrado femoral*

recto abdominal

bíceps femoral

semimembranoso

gastrocnemio

POSTURA DE LA PINZA
(PASCHIMOTTANASANA)

1 Colóquese en la postura del bastón (págs. 98-99), balancéese ligeramente hacia delante y hacia atrás para alejar al máximo los huesos isquiones de los talones. Flexione el pie y contraiga los muslos para presionar la parte posterior de las piernas contra el suelo.

2 Inspire y levante los brazos estirados hacia el techo, alargando la columna. Espire y estire el esternón hacia delante, inclinándose desde las caderas.

3 Con la cabeza hacia delante, baje los abdominales hacia los muslos. Agarre las plantas de los pies o los tobillos con las manos.

4 Con cada inspiración, alargue la columna. Con cada espiración, aumente el estiramiento. Si puede, doble los codos para alargar suavemente el torso hacia delante y ponga la frente sobre las espinillas.

5 Mantenga la postura de 1 a 3 minutos.

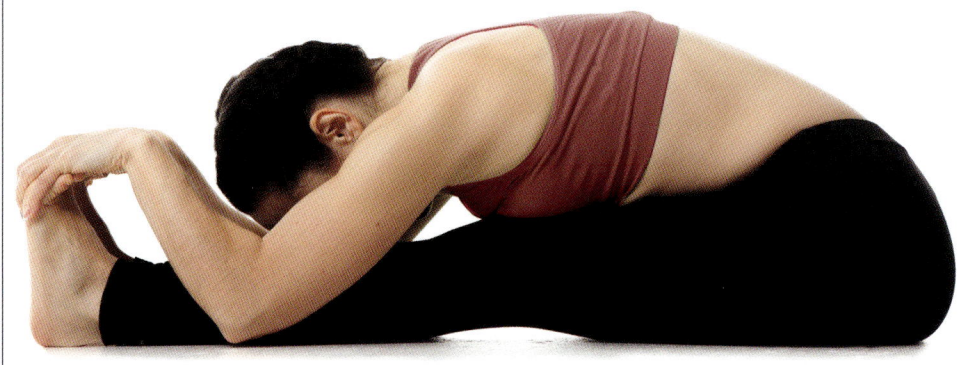

NOMBRE Y SIGNIFICADO
- Paschimottanasana
- *pascha* = detrás, oeste, después; *uttana* = estiramiento intenso

BENEFICIOS
- Estira los isquiotibiales, los hombros y la columna
- Estimula la digestión
- Alivia los dolores de cabeza y el estrés
- Baja la presión arterial alta

CONTRA-INDICACIONES Y PRECAUCIONES
- Lesiones en la espalda
- Diarrea

MÚSCULOS QUE SE EJERCITAN
- bíceps femoral
- semitendinoso
- semimembranoso
- cuadrado femoral
- erector de la columna
- obturador externo

HÁGALO BIEN
- Mantenga los pies flexionados.
- Si lo desea, puede sentarse sobre una manta doblada.
- Imagine que tiene un pequeño arco en la región lumbar y ancle bien los muslos en el suelo para conseguir doblarse más.
- Cierre los ojos si se siente más cómodo así.
- Intente alargar sus espiraciones de modo que sean más largas que las inspiraciones.
- No deje que los dedos gordos de los pies se replieguen más hacia atrás que el resto de los dedos; al doblarse, los pies deben estar rectos, como si estuviera de pie en el suelo.

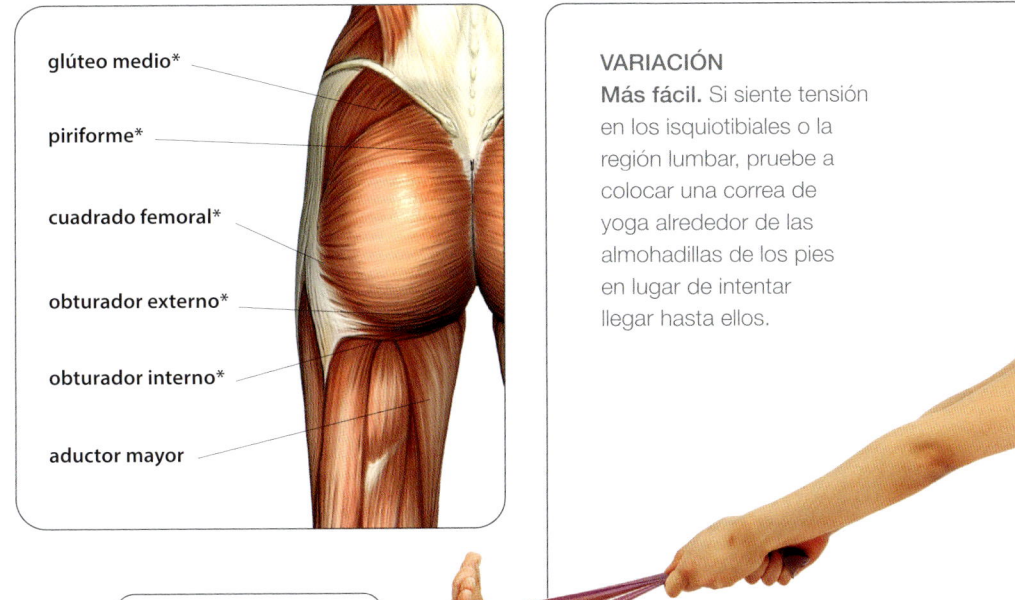

glúteo medio*

piriforme*

cuadrado femoral*

obturador externo*

obturador interno*

aductor mayor

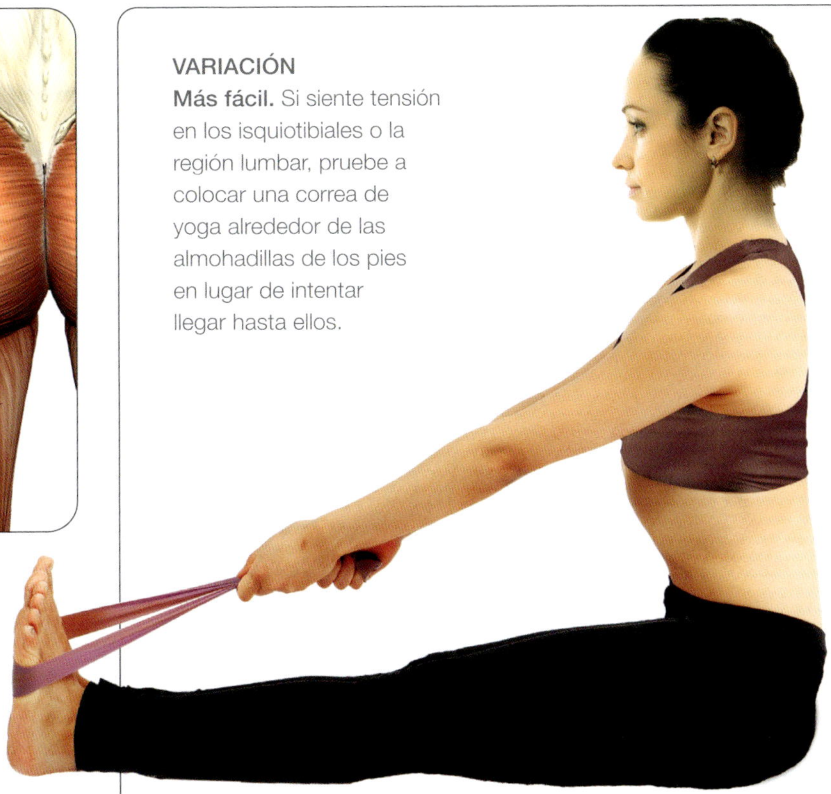

VARIACIÓN

Más fácil. Si siente tensión en los isquiotibiales o la región lumbar, pruebe a colocar una correa de yoga alrededor de las almohadillas de los pies en lugar de intentar llegar hasta ellos.

EVITE

- Curvar la espalda.
- Forzar el torso hacia delante.

LEYENDA

El texto en negro indica los músculos que se fortalecen

El texto en gris indica los músculos que se estiran

* Indica músculos profundos

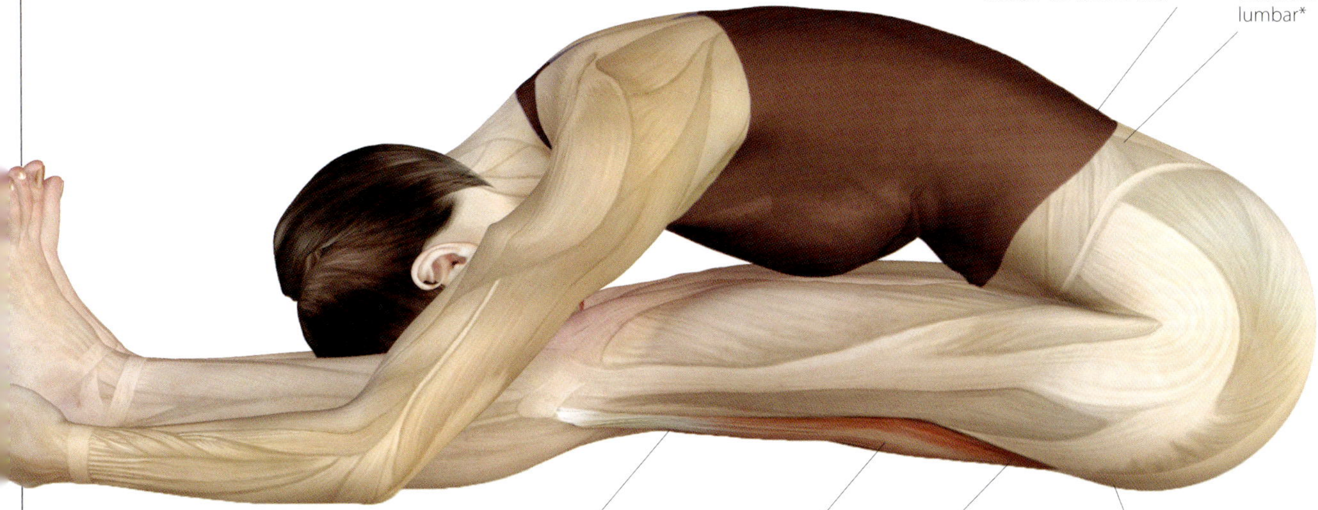

erector de la columna*

cuadrado lumbar*

semimembranoso

bíceps femoral

semitendinoso

obturador externo

FLEXIÓN HACIA DELANTE CON LAS PIERNAS SEPARADAS (PRASARITA PADOTTANASANA

NOMBRE Y SIGNIFICADO
- Prasarita Padottanasana
- *prasarita* = extendido, expandido; *pada* = pie; *ut* = intenso; *tan* = estirar o extender

BENEFICIOS
- Estira y fortalece los isquiotibiales, las ingles y la columna

CONTRA-INDICACIONES Y PRECAUCIONES
- Problemas en la región lumbar

1 Colóquese en la postura de la montaña (págs. 36-37). Dé un paso grande —de aproximadamente 1 metro— hacia un lado. Los pies deben estar paralelos entre sí. Estire la columna hacia arriba y contraiga los músculos de los muslos.

2 Espire e inclínese hacia delante desde las caderas, manteniendo la espalda plana. Lleve el esternón hacia delante mientras baja el torso, mirando al frente. Con los codos rectos, apoye las puntas de los dedos en el suelo.

3 Espire de nuevo y coloque las manos en el suelo entre los pies, bajando el torso hasta lograr un flexión completa hacia delante. Alargue la columna tirando de los huesos isquiones hacia el techo y acercando la cabeza al suelo. Si puede, doble los codos y ponga la frente en el suelo.

EVITE
- Inclinarse hacia delante desde la cintura.
- Comprimir la nuca mientras mira hacia delante.

4 Mantenga la postura de 30 segundos a 1 minuto. Para salir de la postura, enderece los codos y levante el torso manteniendo la espalda plana.

HÁGALO BIEN
- Contraiga los músculos de las piernas y ancle bien los pies en el suelo durante todo el ejercicio.
- Si tiene dificultad para llegar al suelo con las manos, separe más las piernas o coloque bloques en el suelo para apoyarse.

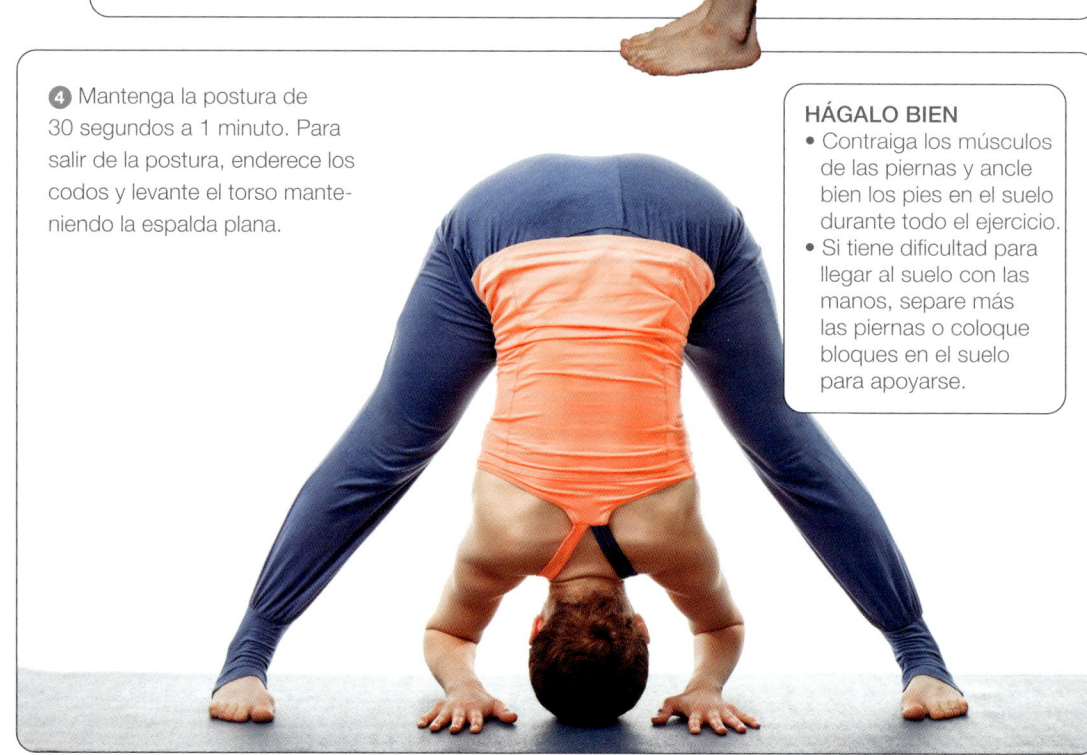

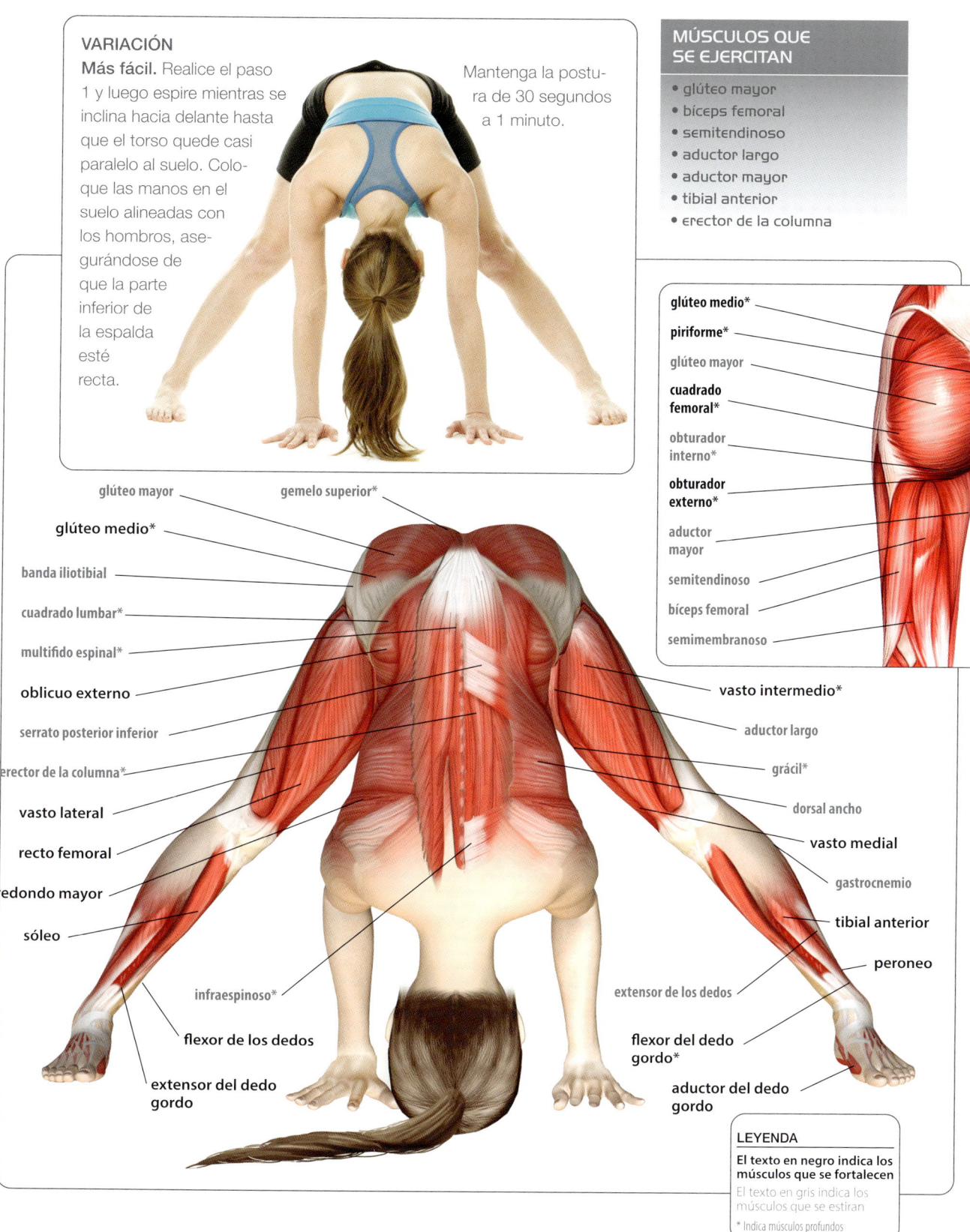

VARIACIÓN

Más fácil. Realice el paso 1 y luego espire mientras se inclina hacia delante hasta que el torso quede casi paralelo al suelo. Coloque las manos en el suelo alineadas con los hombros, asegurándose de que la parte inferior de la espalda esté recta.

Mantenga la postura de 30 segundos a 1 minuto.

MÚSCULOS QUE SE EJERCITAN

- glúteo mayor
- bíceps femoral
- semitendinoso
- aductor largo
- aductor mayor
- tibial anterior
- erector de la columna

glúteo medio*
piriforme*
glúteo mayor
cuadrado femoral*
obturador interno*
obturador externo*
aductor mayor
semitendinoso
bíceps femoral
semimembranoso

glúteo mayor
gemelo superior*
glúteo medio*
banda iliotibial
cuadrado lumbar*
multifido espinal*
oblicuo externo
serrato posterior inferior
erector de la columna*
vasto lateral
recto femoral
redondo mayor
sóleo
infraespinoso*
flexor de los dedos
extensor del dedo gordo

vasto intermedio*
aductor largo
grácil*
dorsal ancho
vasto medial
gastrocnemio
tibial anterior
peroneo
extensor de los dedos
flexor del dedo gordo*
aductor del dedo gordo

LEYENDA

El texto en negro indica los músculos que se fortalecen

El texto en gris indica los músculos que se estiran

* Indica músculos profundos

POSTURA DEL CACHORRO ESTIRADO (UTTANA SHISHOSANA)

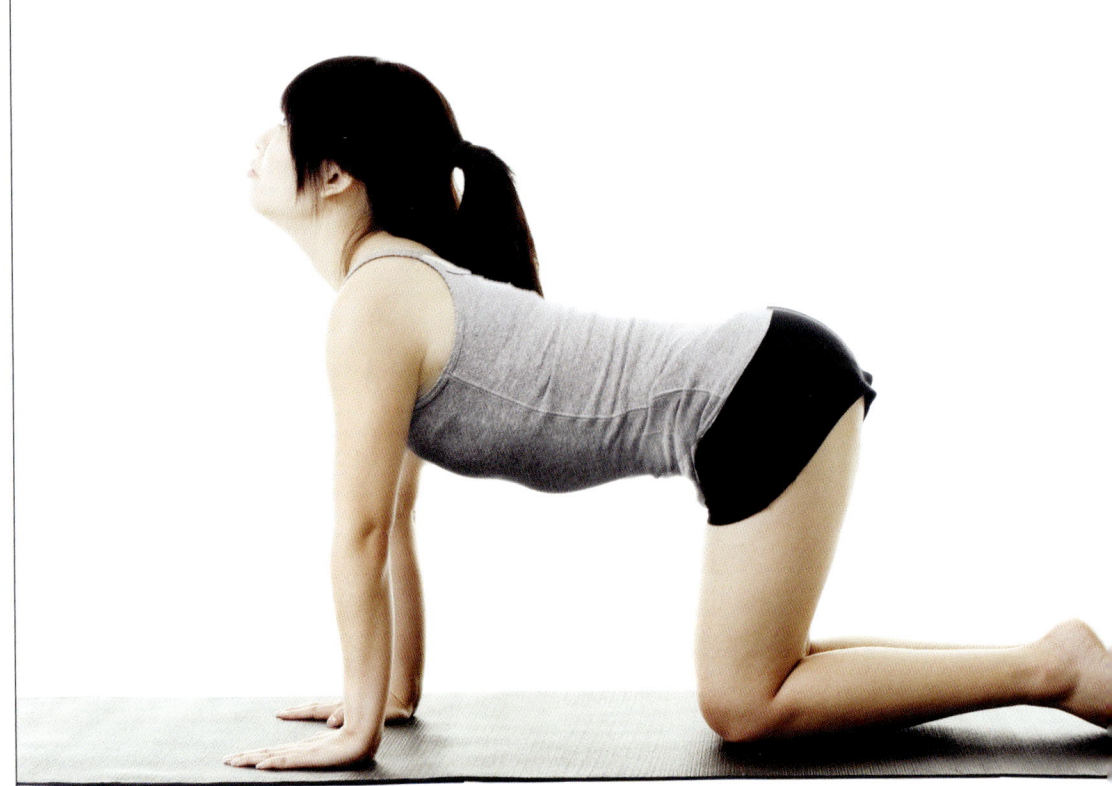

NOMBRE Y SIGNIFICADO
- Uttana Shishosana
- *uttana* = estiramiento intenso; *shishu* = bebé

BENEFICIOS
- Estira los hombros y la columna

CONTRA-INDICACIONES Y PRECAUCIONES
- Lesiones en las rodillas

① Comience arrodillado, con las rodillas a la altura de las caderas. Apoye las manos en el suelo a la altura de los hombros, con los dedos mirando hacia delante.

② Inclínese hacia delante sobre las manos y las rodillas, con las muñecas justo por debajo de los hombros.

③ Espire y empuje las caderas hacia atrás mientras baja el pecho hacia el suelo. Mantenga los codos rectos y levantados del suelo.

④ Deje reposar la frente en el suelo. Estire los brazos hacia delante y lleve los isquiones hacia atrás para profundizar el estiramiento de la columna vertebral.

⑤ Mantenga la postura de 30 segundos a 1 minuto.

HÁGALO BIEN
- Arquee ligeramente la parte superior de la espalda, proporcionando a los hombros y la columna vertebral un estiramiento suave y relajante.
- Intente estirar la columna en ambas direcciones para sacar el máximo partido a esta postura.

EVITE
- Apoyar los codos en el suelo.
- Dejar que el torso se hunda en el centro.
- Si sale de esta postura demasiado deprisa, como ocurre con las posturas invertidas, el cambio rápido en el flujo sanguíneo podría provocarle mareos.

MÚSCULOS QUE SE EJERCITAN

- glúteo mayor
- bíceps femoral
- semitendinoso
- aductor largo
- aductor mayor
- tibial anterior
- erector de la columna
- romboides
- semitendinoso

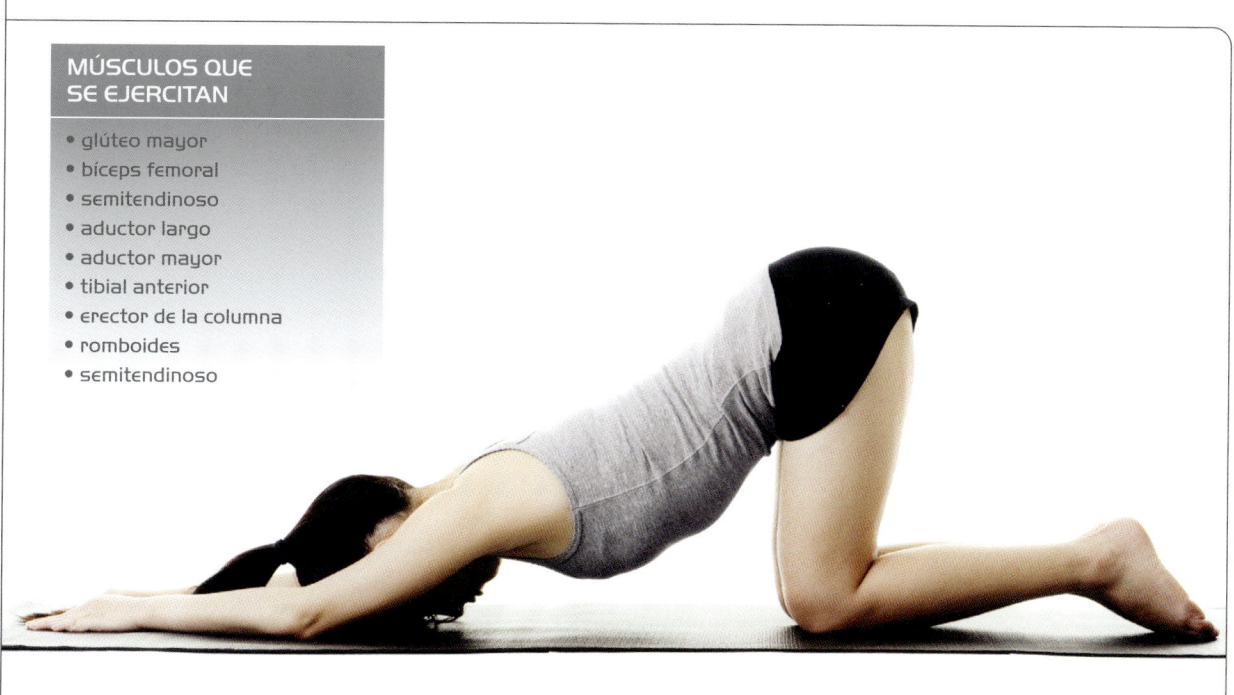

LEYENDA

El texto en negro indica los músculos que se fortalecen

El texto en gris indica los músculos que se estiran

* Indica músculos profundos

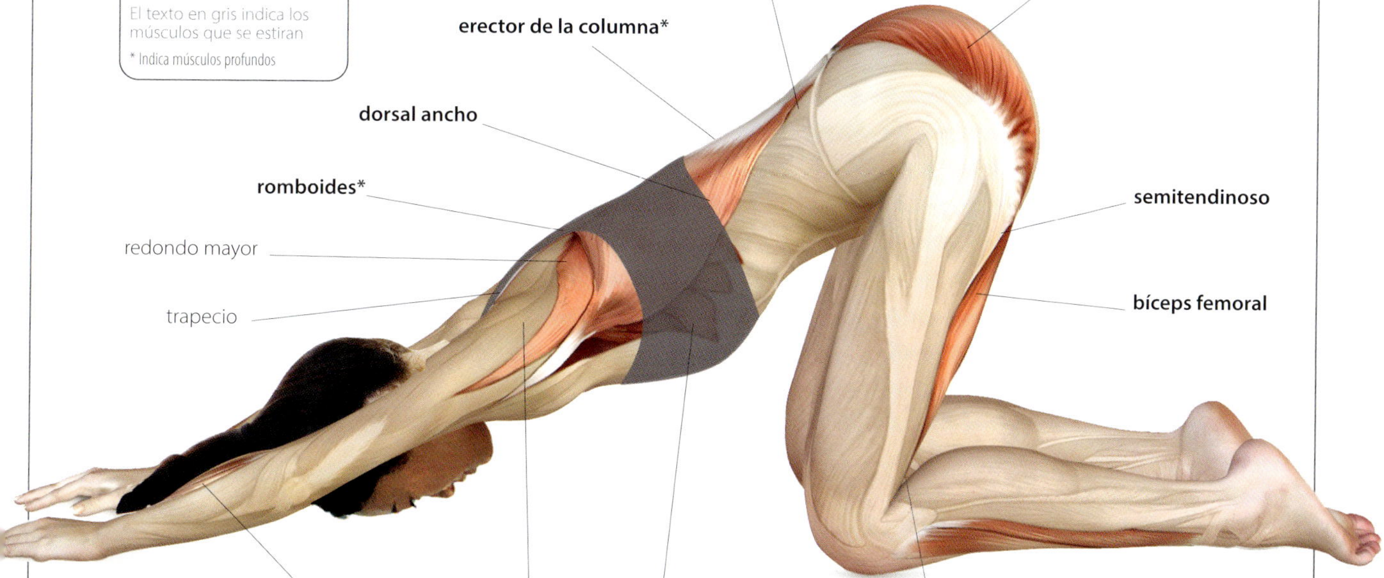

cuadrado lumbar*

glúteo mayor

erector de la columna*

dorsal ancho

romboides*

semitendinoso

redondo mayor

trapecio

bíceps femoral

extensor de los dedos

deltoides posterior

serrato anterior

semimembranoso

NOMBRE Y SIGNIFICADO
- Marjaryasana
- *marjari* = gato
- Bitilasana

BENEFICIOS
- Estira los hombros, el pecho, los abdominales, el cuello y la columna
- Reduce el estrés

CONTRA-INDICACIONES Y PRECAUCIONES
- Lesiones en las rodillas

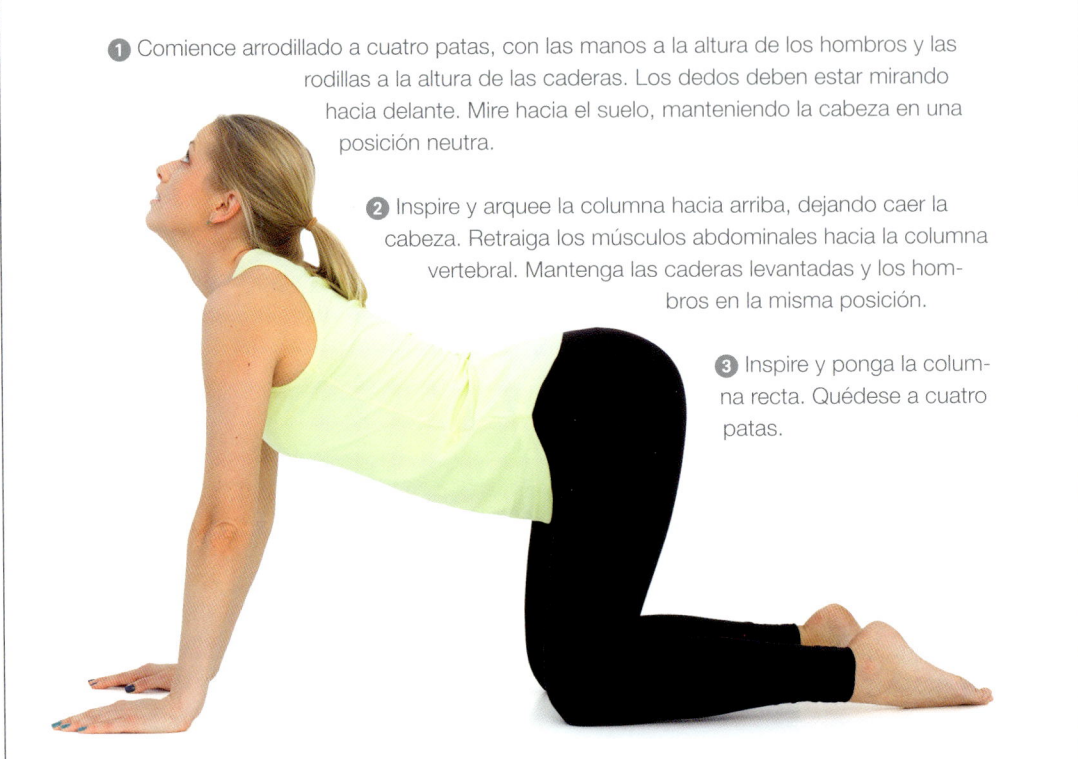

1. Comience arrodillado a cuatro patas, con las manos a la altura de los hombros y las rodillas a la altura de las caderas. Los dedos deben estar mirando hacia delante. Mire hacia el suelo, manteniendo la cabeza en una posición neutra.

2. Inspire y arquee la columna hacia arriba, dejando caer la cabeza. Retraiga los músculos abdominales hacia la columna vertebral. Mantenga las caderas levantadas y los hombros en la misma posición.

3. Inspire y ponga la columna recta. Quédese a cuatro patas.

4. Con la próxima inspiración, arquee la columna hacia abajo, levantando el pecho hacia delante y los isquiones hacia arriba. Mire hacia delante.

5. Espire y vuelva a la posición neutra a cuatro patas.

6. Repita la postura del gato y de la vaca de 10 a 20 veces.

HÁGALO BIEN
- Permita que los omóplatos se separen e inspire ensanchando la parte superior de la columna vertebral.
- Mantenga los hombros por encima de las muñecas mientras eleva la espalda.
- Evite volver a llevar el peso hacia las rodillas mientras curva la columna vertebral.

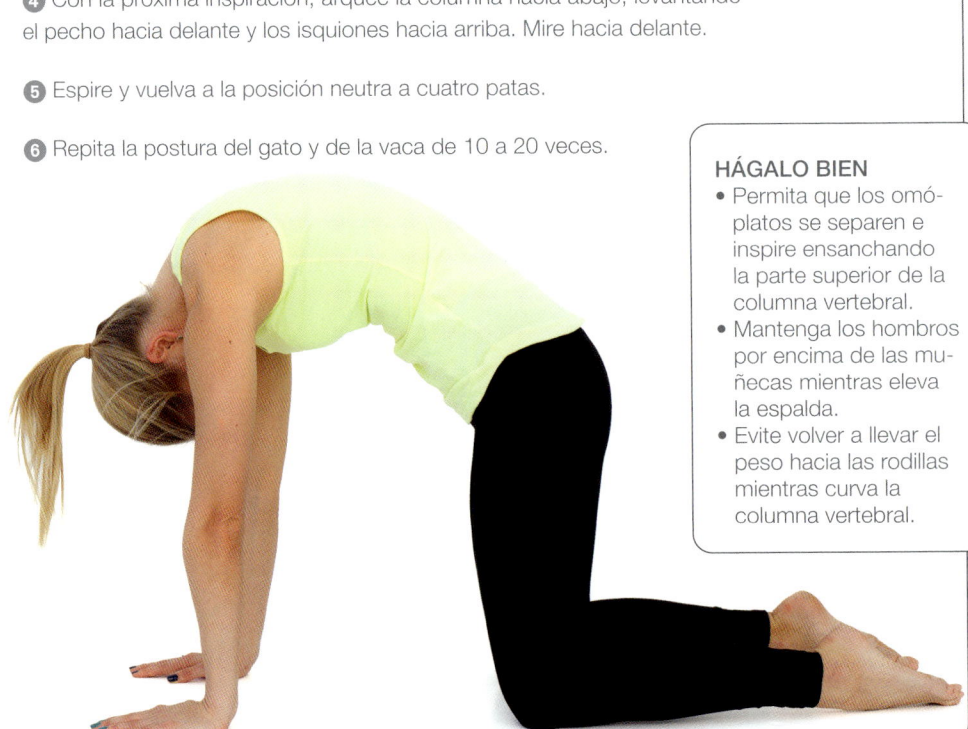

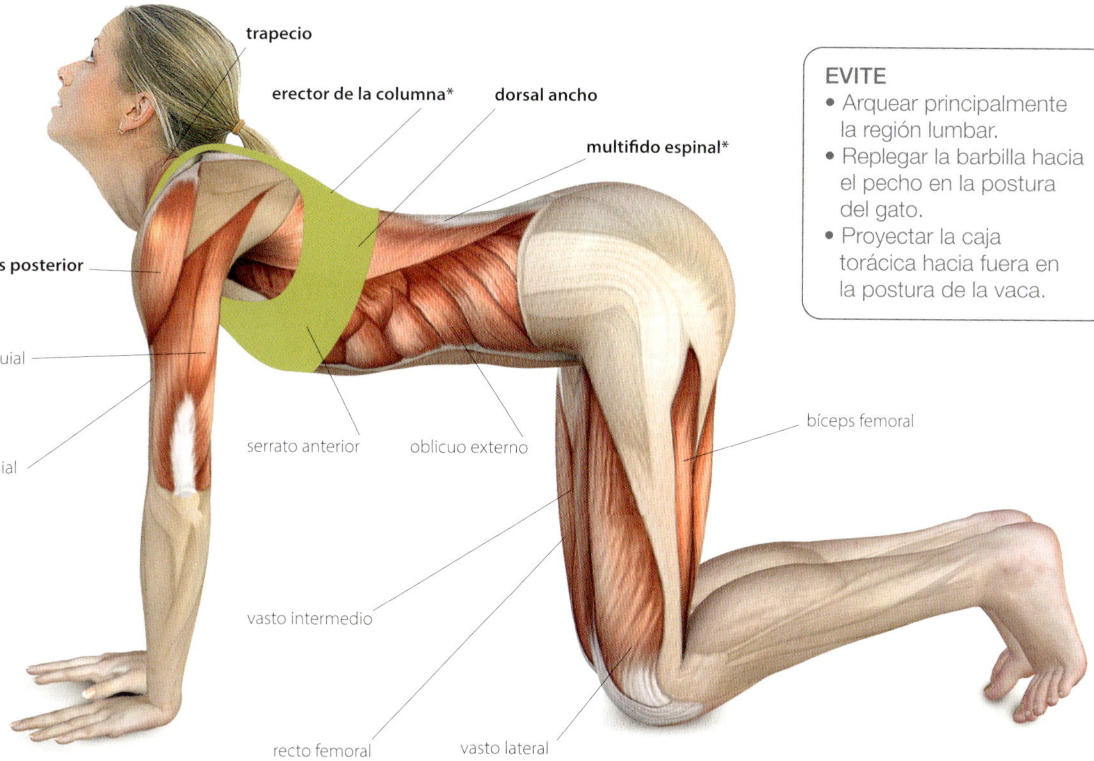

DE LA POSTURA DEL GATO A LA DE LA VACA • FLEXIONES HACIA DELANTE Y HACIA ATRÁS

trapecio

erector de la columna*

dorsal ancho

multifido espinal*

deltoides posterior

tríceps braquial

bíceps braquial

serrato anterior

oblicuo externo

bíceps femoral

vasto intermedio

recto femoral

vasto lateral

EVITE

- Arquear principalmente la región lumbar.
- Replegar la barbilla hacia el pecho en la postura del gato.
- Proyectar la caja torácica hacia fuera en la postura de la vaca.

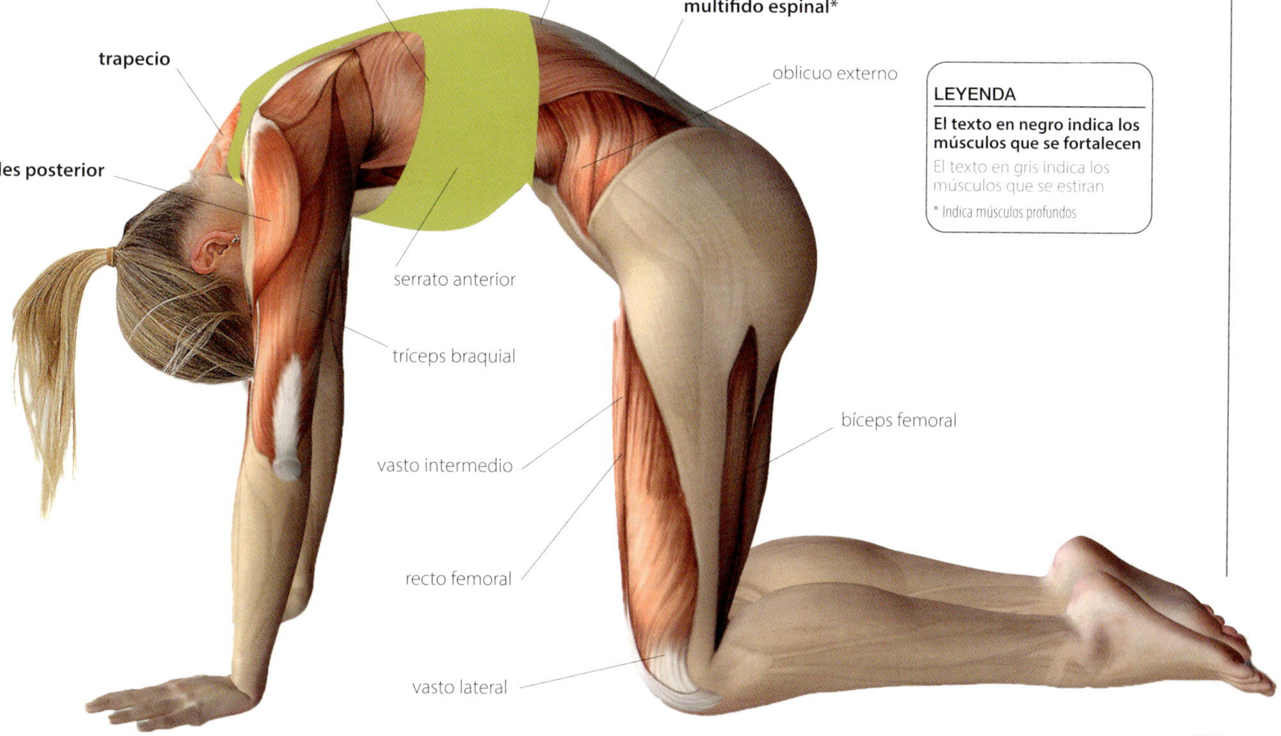

dorsal ancho

erector de la columna*

multifido espinal*

trapecio

oblicuo externo

deltoides posterior

serrato anterior

tríceps braquial

vasto intermedio

recto femoral

bíceps femoral

vasto lateral

LEYENDA

El texto en negro indica los músculos que se fortalecen

El texto en gris indica los músculos que se estiran

* Indica músculos profundos

77

PERRO MIRANDO HACIA ARRIBA

(URDHVA MUKHA SVANASANA)

① Túmbese boca abajo en el suelo. Flexione los codos y coloque las manos en el suelo a los lados del tórax. Mantenga los codos cerca del cuerpo. Separe las piernas a la altura de las caderas y ponga los pies en punta. Los empeines deben descansar en el suelo.

② Inspire y presione contra el suelo con las manos y los empeines, levantando el torso y las caderas del suelo. Contraiga los muslos y repliegue el coxis hacia el pubis.

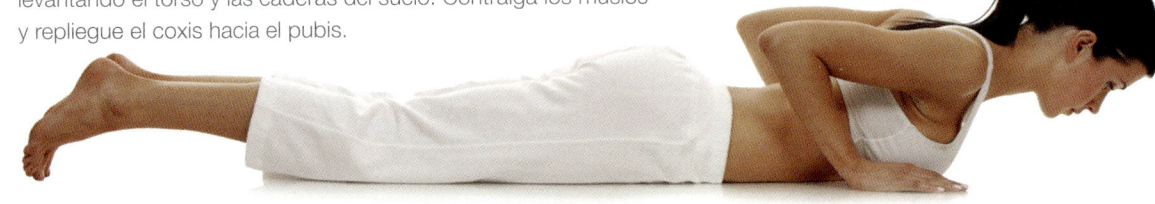

NOMBRE Y SIGNIFICADO
- Urdhva Mukha Svanasana
- *urdhva* = hacia arriba, elevado; *mukha* = cara; *shvana* = perro

BENEFICIOS
- Fortalece la columna, los brazos y las muñecas
- Estira el pecho y los abdominales
- Mejora la postura corporal

CONTRA-INDICACIONES Y PRECAUCIONES
- Lesiones en la espalda
- Lesiones en las muñecas o síndrome del túnel carpiano

③ Estire la parte superior del tórax hacia arriba, extendiendo completamente los brazos y creando un arco en la espalda desde la parte superior del torso. Empuje los hombros hacia abajo y hacia atrás, y alargue el cuello mientras mira hacia arriba.

④ Mantenga la postura de 15 a 30 segundos y luego espire mientras vuelve a bajar hasta el suelo.

HÁGALO BIEN
- Alargue las piernas y los brazos para crear una extensión completa.
- Asegúrese de que las muñecas estén bien alineadas con los hombros para no ejercer demasiada presión sobre la región lumbar.

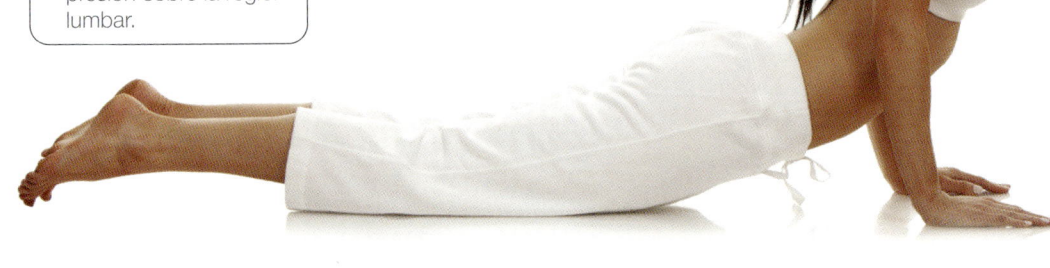

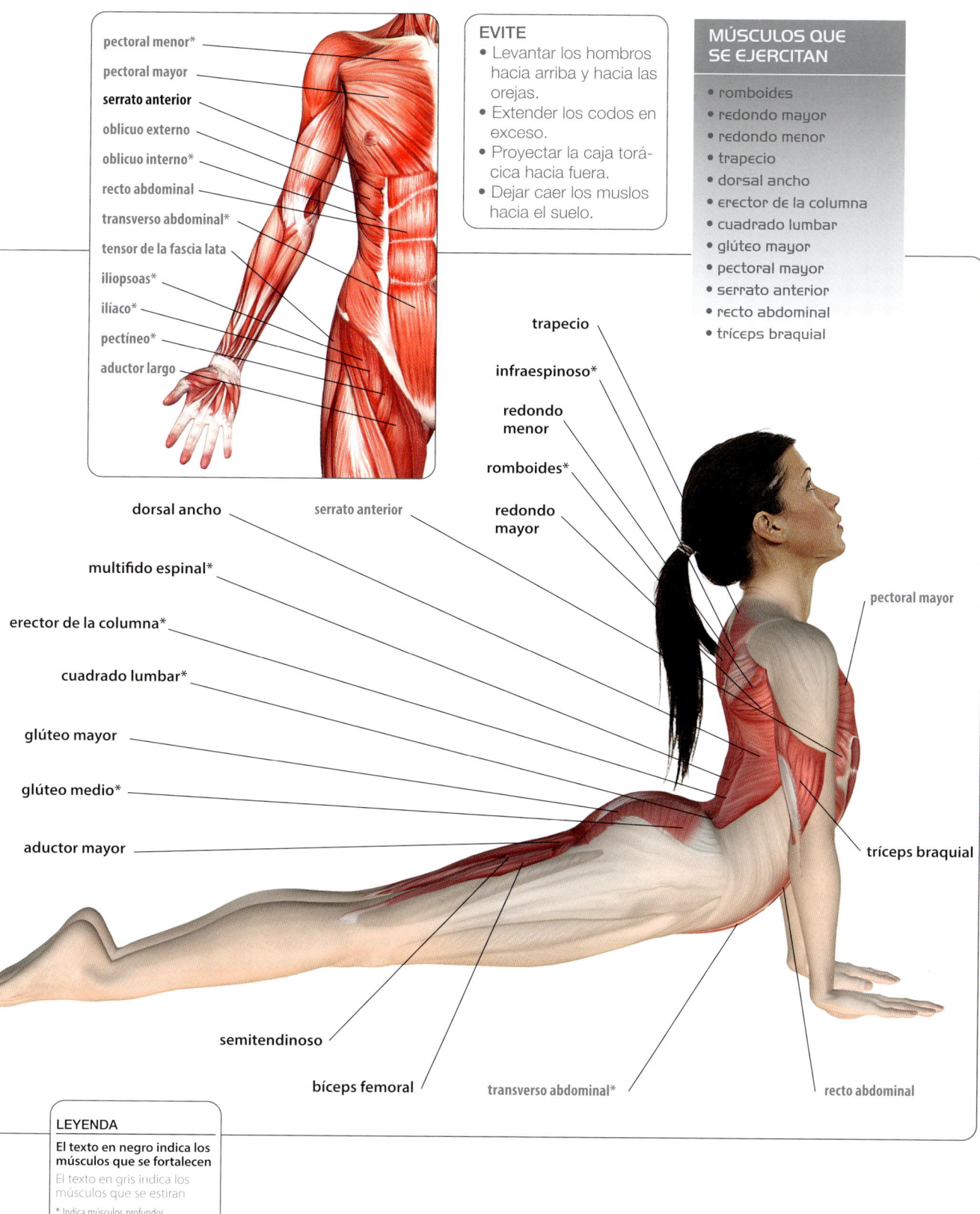

pectoral menor*
pectoral mayor
serrato anterior
oblicuo externo
oblicuo interno*
recto abdominal
transverso abdominal*
tensor de la fascia lata
iliopsoas*
ilíaco*
pectíneo*
aductor largo

EVITE
- Levantar los hombros hacia arriba y hacia las orejas.
- Extender los codos en exceso.
- Proyectar la caja torácica hacia fuera.
- Dejar caer los muslos hacia el suelo.

MÚSCULOS QUE SE EJERCITAN
- romboides
- redondo mayor
- redondo menor
- trapecio
- dorsal ancho
- erector de la columna
- cuadrado lumbar
- glúteo mayor
- pectoral mayor
- serrato anterior
- recto abdominal
- tríceps braquial

trapecio
infraespinoso*
redondo menor
romboides*
redondo mayor

dorsal ancho
serrato anterior
multifido espinal*
erector de la columna*
cuadrado lumbar*
glúteo mayor
glúteo medio*
aductor mayor

pectoral mayor
tríceps braquial
recto abdominal

semitendinoso
bíceps femoral
transverso abdominal*

LEYENDA
El texto en negro indica los músculos que se fortalecen
El texto en gris indica los músculos que se estiran
* Indica músculos profundos

79

POSTURA DE LA COBRA
(BHUJANGASANA)

1 Túmbese boca abajo en el suelo. Doble los codos y coloque las manos en el suelo, al lado del pecho. Mantenga los codos cerca del cuerpo. Estire las piernas, presionando el pubis, los muslos y los empeines contra el suelo.

2 Inspire y levante el pecho del suelo, empujando hacia abajo con las manos para guiar la elevación. Mantenga el pubis firmemente presionado contra el suelo.

3 Estire la parte superior del pecho hacia arriba Empuje el coxis ligeramente en dirección el pubis. Empuje los hombros hacia abajo y hacia atrás, y alargue el cuello mientras mira hacia arriba.

4 Mantenga la postura de 15 a 30 segundos y luego espire mientras vuelve a bajar hasta el suelo.

NOMBRE Y SIGNIFICADO
- Bhujangasana
- *bhujang* = serpiente; *bhuja* = brazo u hombro; *anga* = miembro

BENEFICIOS
- Fortalece los muslos y las nalgas
- Estira el pecho, los abdominales y los hombros

CONTRA-INDICACIONES Y PRECAUCIONES
- Lesiones en la espalda

EVITE
- Tensar las nalgas para no añadir presión a la región lumbar.
- Extender los codos hacia los lados.
- Levantar las caderas del suelo.

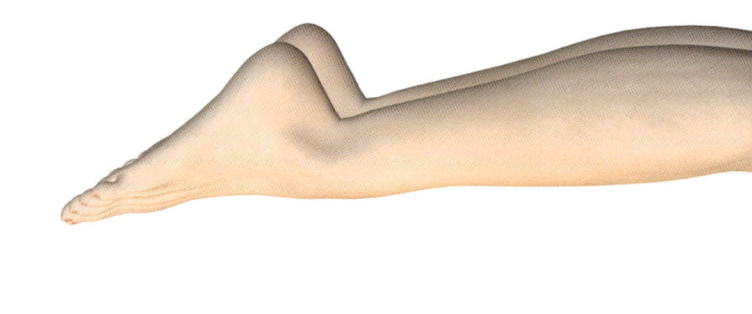

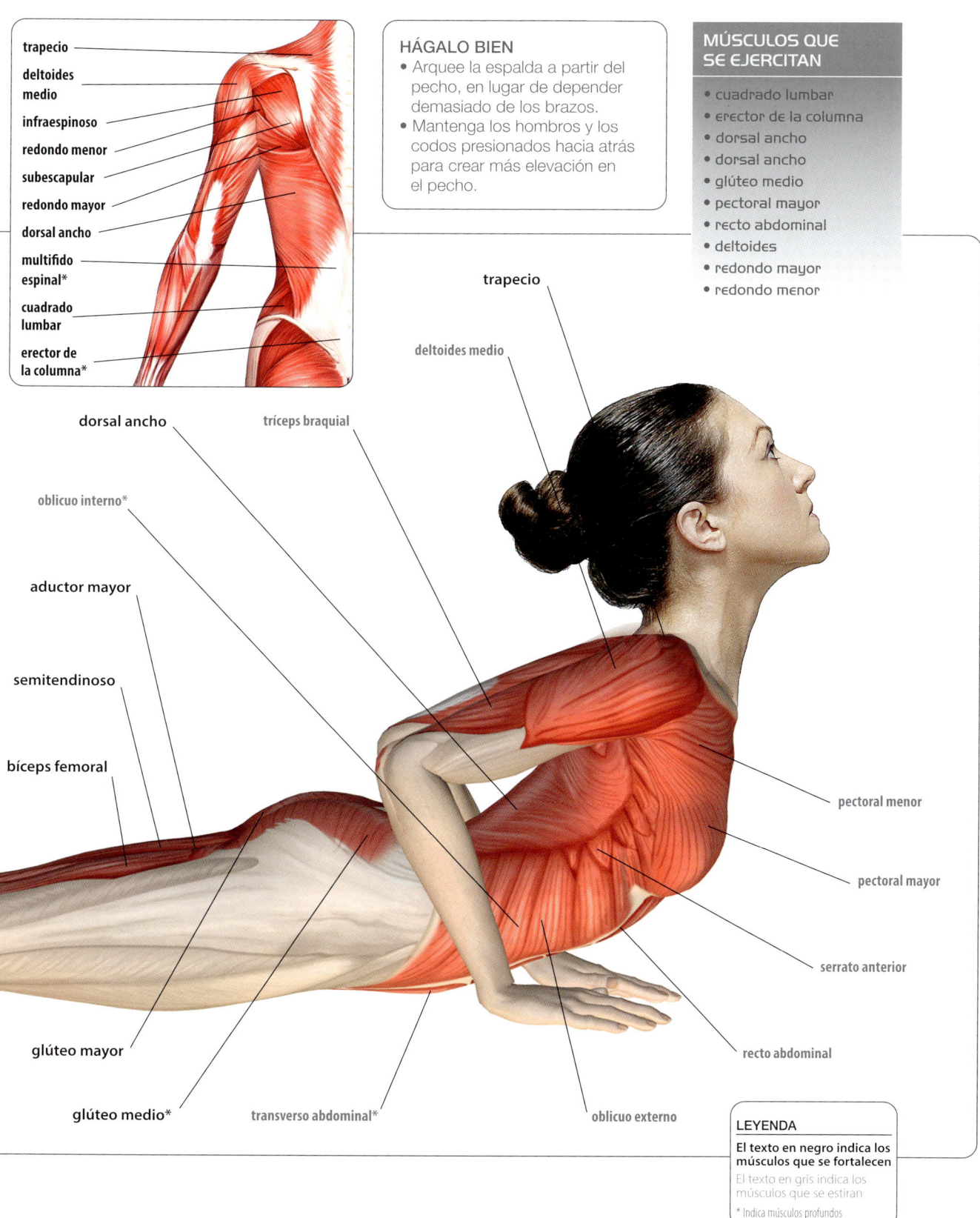

trapecio

deltoides medio

infraespinoso

redondo menor

subescapular

redondo mayor

dorsal ancho

multifido espinal*

cuadrado lumbar

erector de la columna*

HÁGALO BIEN
- Arquee la espalda a partir del pecho, en lugar de depender demasiado de los brazos.
- Mantenga los hombros y los codos presionados hacia atrás para crear más elevación en el pecho.

MÚSCULOS QUE SE EJERCITAN
- cuadrado lumbar
- erector de la columna
- dorsal ancho
- dorsal ancho
- glúteo medio
- pectoral mayor
- recto abdominal
- deltoides
- redondo mayor
- redondo menor

trapecio

deltoides medio

dorsal ancho

tríceps braquial

oblicuo interno*

aductor mayor

semitendinoso

bíceps femoral

pectoral menor

pectoral mayor

serrato anterior

recto abdominal

glúteo mayor

glúteo medio*

transverso abdominal*

oblicuo externo

LEYENDA
El texto en negro indica los músculos que se fortalecen

El texto en gris indica los músculos que se estiran

* Indica músculos profundos

POSTURA DEL ARCO
(DHANURASANA)

❶ Túmbese boca abajo en el suelo y ponga los brazos a los lados, con las palmas de las manos mirando hacia arriba.

❷ Coloque la barbilla en la esterilla y espire mientras dobla las rodillas. Lleve las piernas hacia los glúteos y los brazos atrás para agarrar la parte exterior de los tobillos.

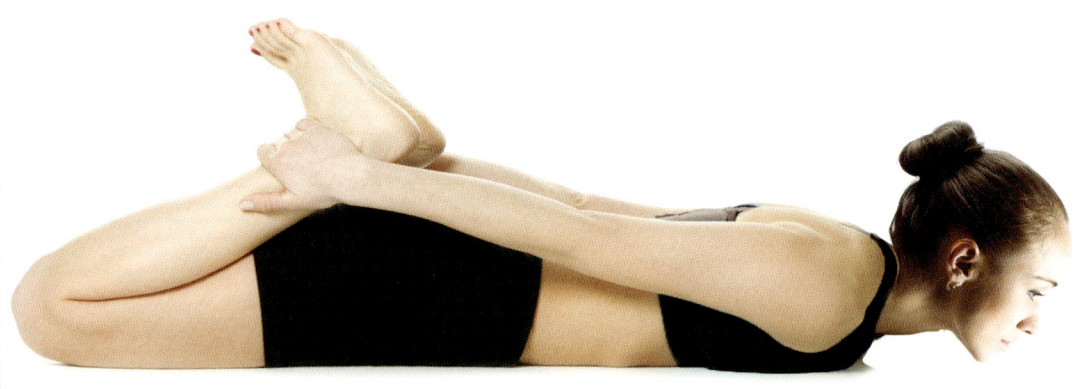

NOMBRE Y SIGNIFICADO
- Dhanurasana
- *dhanu* = arco

BENEFICIOS
- Fortalece la columna vertebral
- Estira el pecho, los abdominales, los flexores de la cadera y los cuádriceps
- Estimula la digestión

CONTRA-INDICACIONES Y PRECAUCIONES
- Dolor de cabeza
- Presión arterial alta o baja
- Lesiones en la espalda

❸ Inspire y levante el pecho del suelo. Al mismo tiempo, levante los muslos tirando de los tobillos hacia arriba con las manos. Desplace el peso corporal a los abdominales.

❹ Mantenga la cabeza en una posición neutra y asegúrese de que las rodillas no se separan más allá de las caderas. Repliegue el coxis hacia el pubis.

❺ Mantenga la postura de 20 a 30 segundos. Espire y suelte los tobillos, devolviéndolos suavemente al suelo.

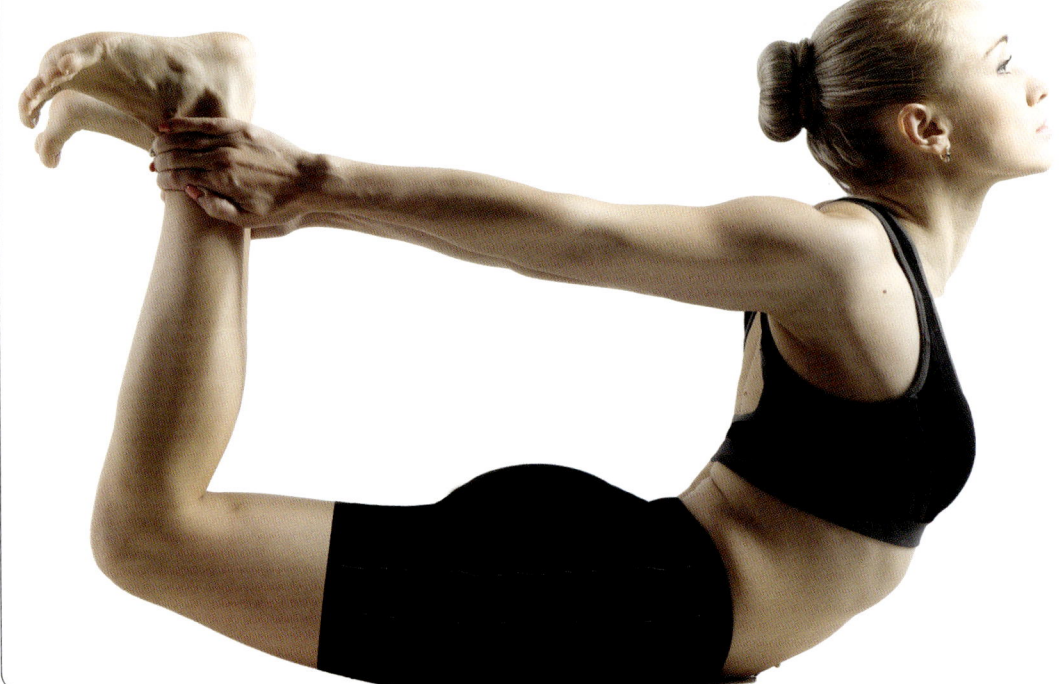

HÁGALO BIEN
- Mantenga las rodillas juntas durante toda la postura, procurando que no se separen más allá de las caderas.

EVITE
- Contener la respiración. Respirar en esta postura puede ser difícil, así que asegúrese de hacer respiraciones cortas y controladas desde la parte posterior del torso.
- Replegarse hacia atrás sobre la pelvis para soportar el peso corporal.

MÚSCULOS QUE SE EJERCITAN
- pectoral mayor
- pectoral menor
- deltoides
- erector de la columna
- glúteo medio
- dorsal ancho
- iliopsoas
- recto femoral

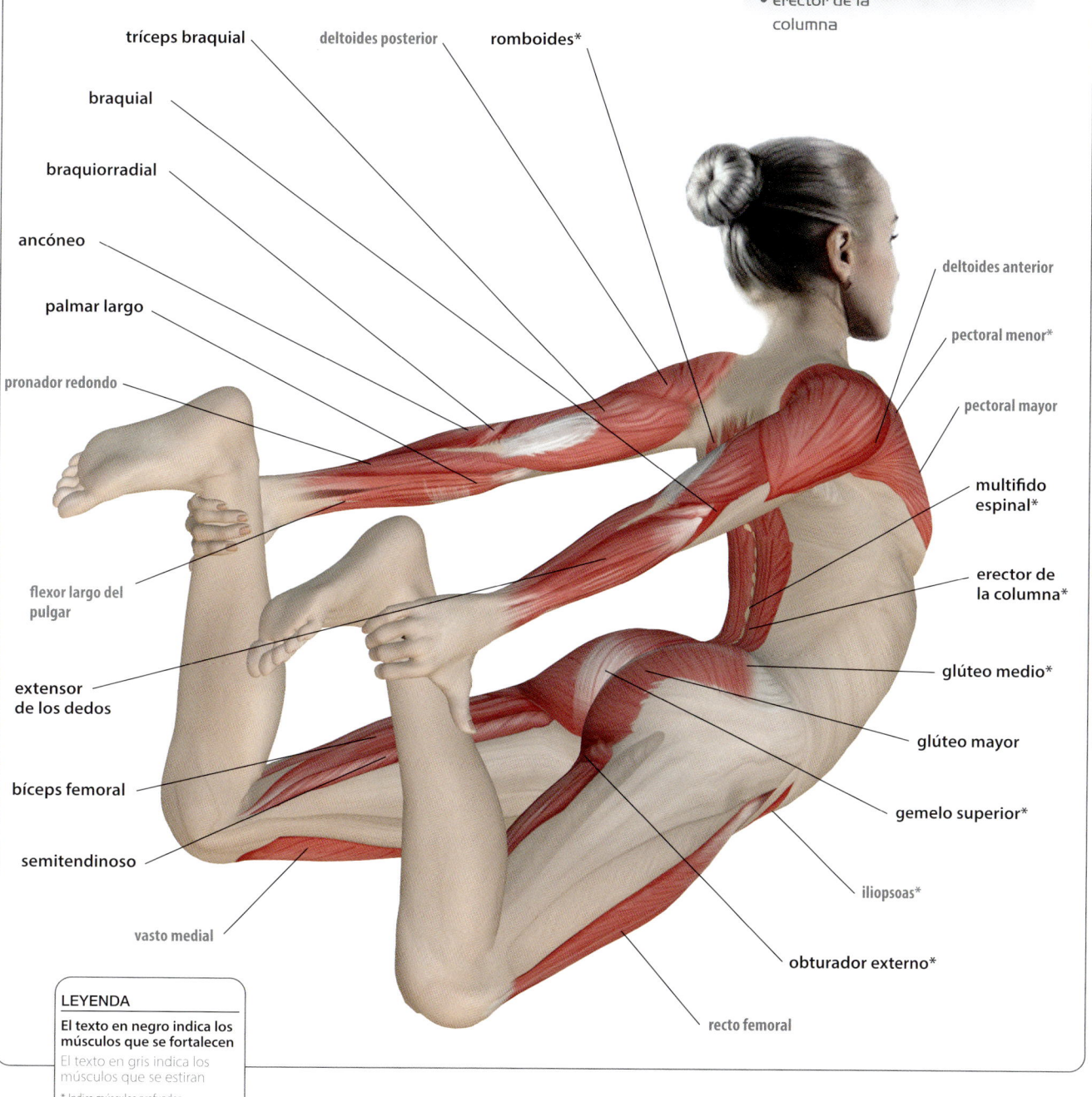

tríceps braquial

braquial

braquiorradial

ancóneo

palmar largo

pronador redondo

flexor largo del pulgar

extensor de los dedos

bíceps femoral

semitendinoso

vasto medial

deltoides posterior

romboides*

deltoides anterior

pectoral menor*

pectoral mayor

multifido espinal*

erector de la columna*

glúteo medio*

glúteo mayor

gemelo superior*

iliopsoas*

obturador externo*

recto femoral

LEYENDA
El texto en negro indica los músculos que se fortalecen
El texto en gris indica los músculos que se estiran
* Indica músculos profundos

83

POSTURA DEL PUENTE
(SETU BANDHASANA)

❶ Tiéndase boca arriba en el suelo. Flexione las rodillas y acerque los talones a las nalgas. Coloque las manos a los lados en el suelo.

❷ Espire y haga fuerza con los pies para levantar las nalgas del suelo. Con los pies y los muslos paralelos, presione con los brazos y las manos contra el suelo.

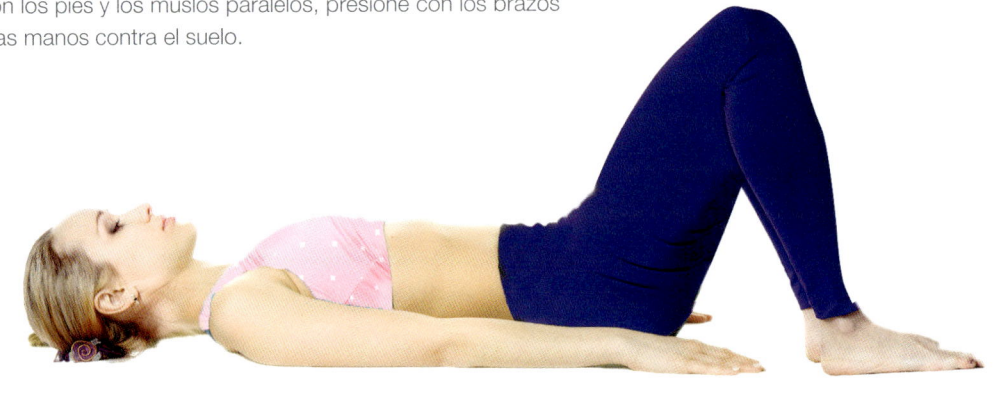

NOMBRE Y SIGNIFICADO
- Setu Bandhasana
- *setu* = presa, dique, puente; *bandha* = cierre

BENEFICIOS
- Fortalece los muslos y las nalgas
- Estira el pecho y la columna
- Estimula la digestión
- Estimula la tiroides
- Reduce el estrés

CONTRA-INDICACIONES Y PRECAUCIONES
- Lesiones en los hombros
- Lesiones en la espalda
- Problemas de cuello

❸ Estire el cuello para alejarlo de los hombros. Levante las caderas para que el torso se eleve del suelo.

❹ Mantenga la postura de 30 segundos a 1 minuto. Espire mientras deja caer la columna en el suelo vértebra a vértebra. Repítalo al menos una vez.

EVITE
- Replegar la barbilla hacia el pecho.
- Usar las nalgas más que los isquiotibiales para levantar las caderas.

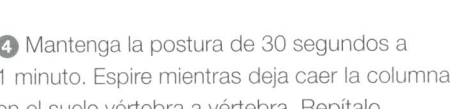

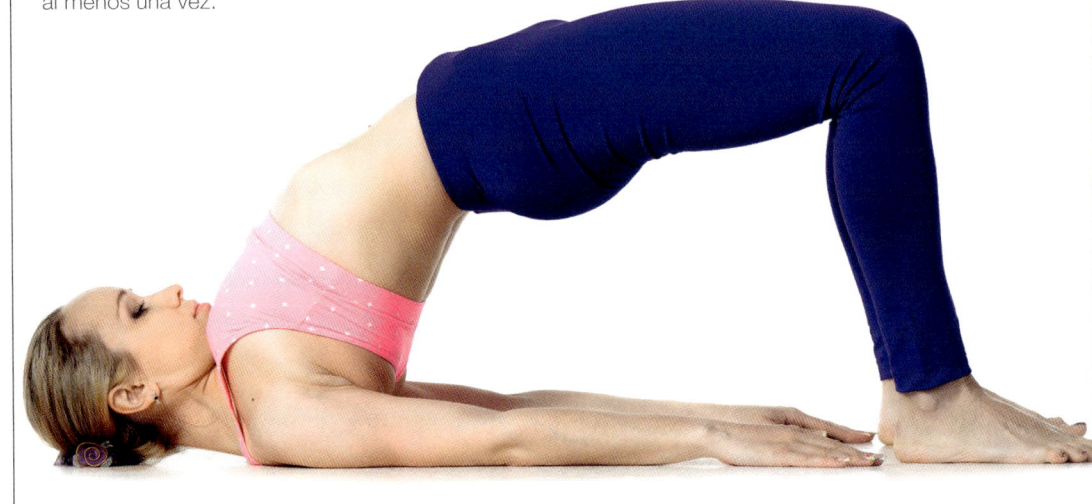

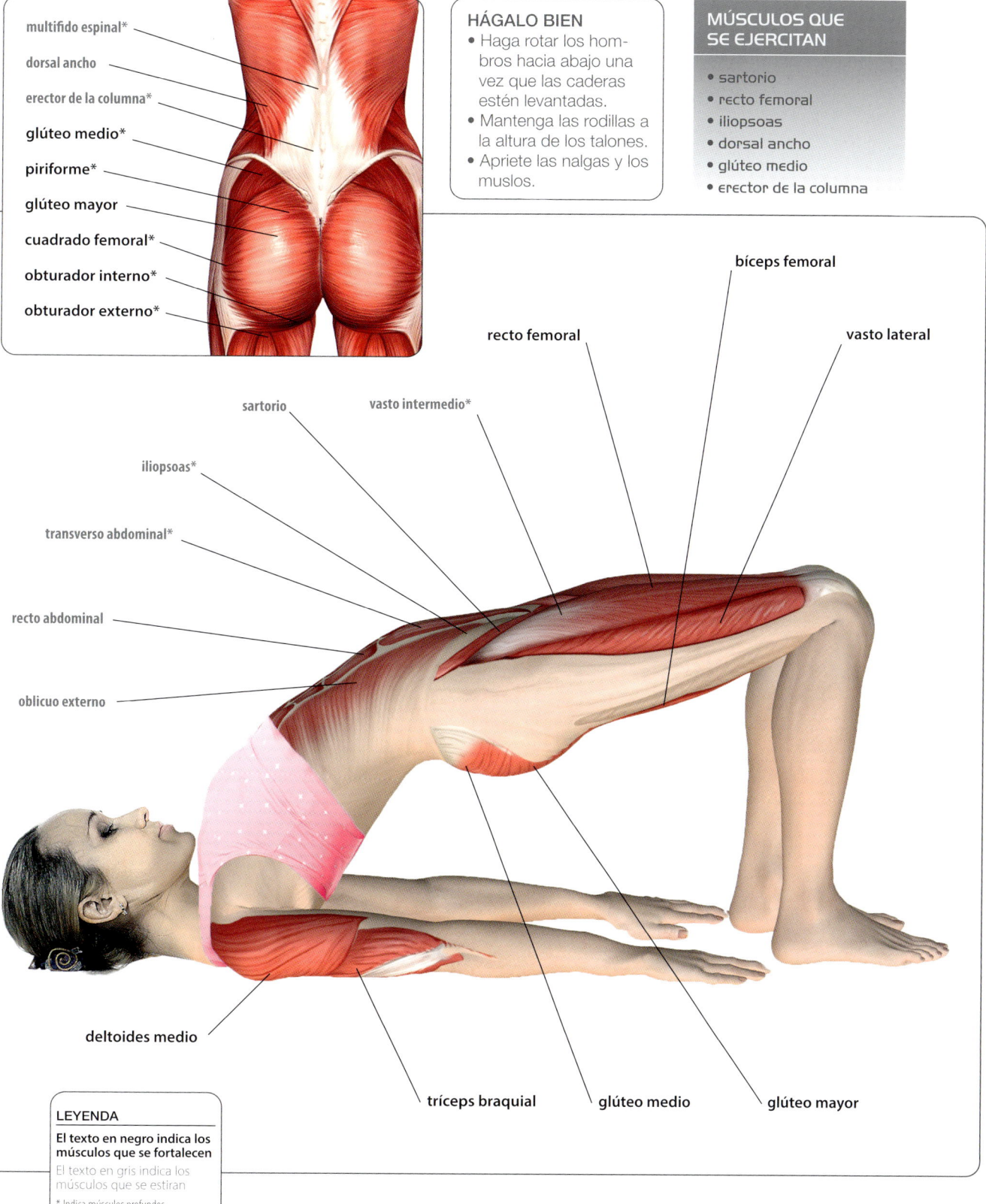

multifido espinal*

dorsal ancho

erector de la columna*

glúteo medio*

piriforme*

glúteo mayor

cuadrado femoral*

obturador interno*

obturador externo*

HÁGALO BIEN
- Haga rotar los hombros hacia abajo una vez que las caderas estén levantadas.
- Mantenga las rodillas a la altura de los talones.
- Apriete las nalgas y los muslos.

MÚSCULOS QUE SE EJERCITAN
- sartorio
- recto femoral
- iliopsoas
- dorsal ancho
- glúteo medio
- erector de la columna

bíceps femoral

recto femoral

vasto lateral

sartorio

vasto intermedio*

iliopsoas*

transverso abdominal*

recto abdominal

oblicuo externo

deltoides medio

tríceps braquial

glúteo medio

glúteo mayor

LEYENDA

El texto en negro indica los músculos que se fortalecen

El texto en gris indica los músculos que se estiran

* Indica músculos profundos

POSTURA DEL CAMELLO
(USTRASANA)

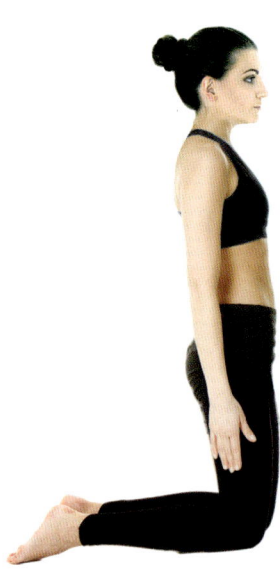

1 Con las rodillas separadas a la altura de las caderas, arrodíllese en el suelo con los muslos perpendiculares al suelo y las caderas abiertas. Repliegue el coxis hacia el pubis y estire la columna hacia arriba.

2 Coloque las manos sobre la región lumbar, con los codos doblados y los dedos apuntando hacia las nalgas. Incline los hombros y la parte superior del torso hacia atrás, abriendo el pecho y empujando hacia delante con las caderas.

3 Espire y déjese caer hacia atrás, empujando la pelvis hacia arria y alargando la columna. Presionando los omóplatos hacia atrás, inclínese ligeramente hacia la derecha y coloque la mano derecha sobre el talón derecho. Inclínese ligeramente hacia la izquierda y coloque la mano izquierda sobre el talón izquierdo. Los dedos de las manos deben estar apuntando hacia los dedos de los pies.

NOMBRE Y SIGNIFICADO
- Ustrasana
- *ustra* = camello

BENEFICIOS
- Fortalece la columna vertebral
- Estira los muslos, los flexores de la cadera, el pecho y los abdominales
- Estimula la digestión

CONTRA. INDICACIONES Y PRECAUCIONES
- Lesiones en la espalda
- Presión arterial alta o baja
- Dolor de cabeza

4 Empuje los muslos hacia delante y centre el peso entre las rodillas, levantando el pecho hacia arriba. Deje caer la cabeza hacia atrás y relaje la garganta.

5 Mantenga la postura de 20 segundos a 1 minuto. Para salir de la postura, contraiga los abdominales para levantar el pecho hacia delante y lleve las manos lentamente hacia la región lumbar antes de volver a la posición inicial.

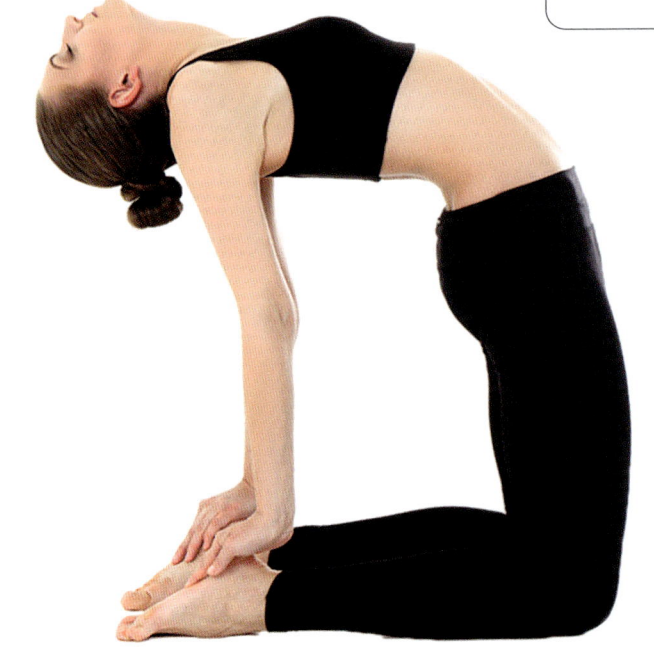

EVITE
- Comprimir la región lumbar.
- Apresurarse en la flexión hacia atrás, pues puede provocar distensiones en la espalda.

HÁGALO BIEN
- Mantenga la pelvis empujando hacia delante y levántese con los abdominales.

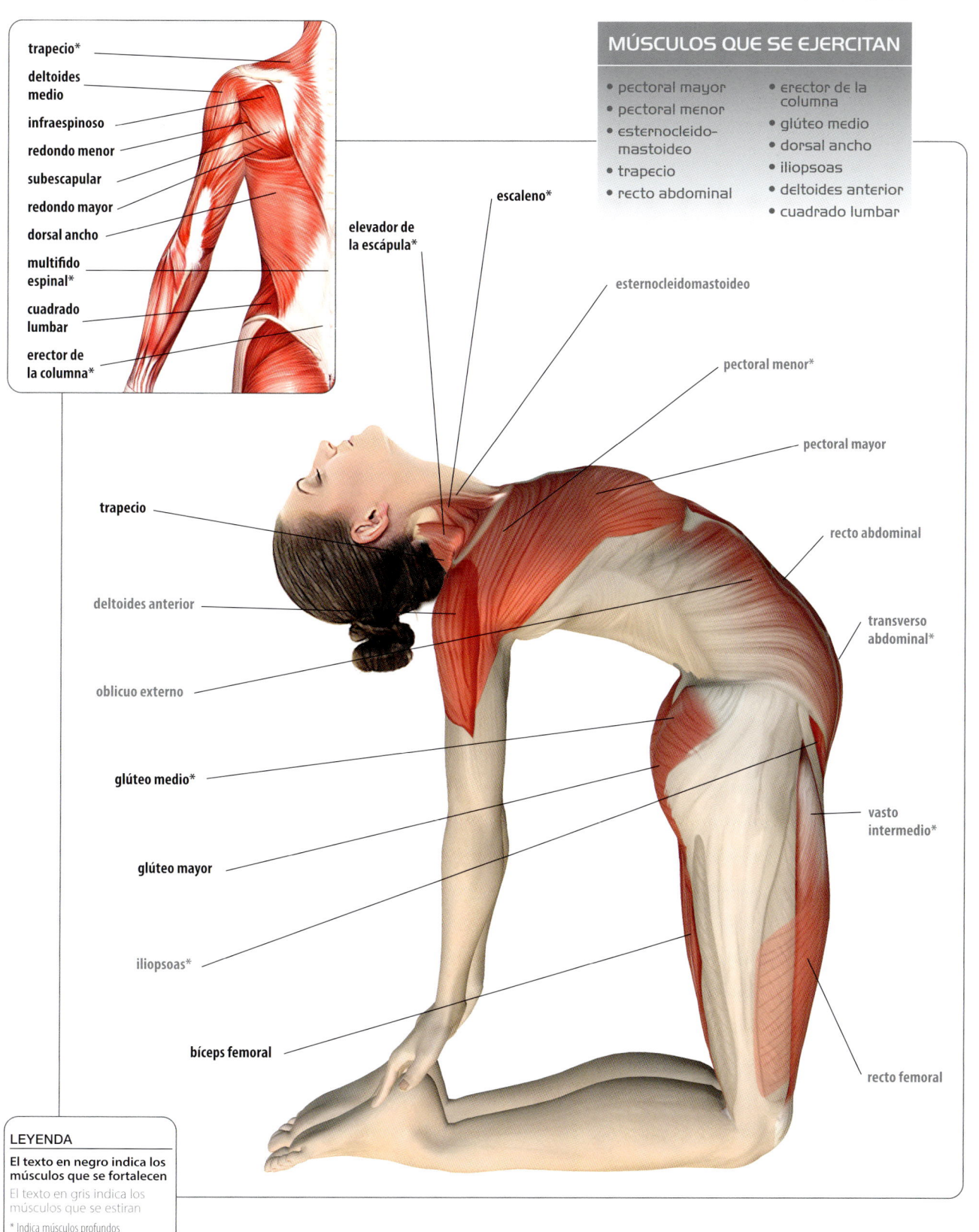

MÚSCULOS QUE SE EJERCITAN

- pectoral mayor
- pectoral menor
- esternocleido-mastoideo
- trapecio
- recto abdominal
- erector de la columna
- glúteo medio
- dorsal ancho
- iliopsoas
- deltoides anterior
- cuadrado lumbar

Labels (upper inset):
trapecio*
deltoides medio
infraespinoso
redondo menor
subescapular
redondo mayor
dorsal ancho
multifido espinal*
cuadrado lumbar
erector de la columna*

Labels (main figure):
escaleno*
elevador de la escápula*
esternocleidomastoideo
pectoral menor*
pectoral mayor
recto abdominal
transverso abdominal*
trapecio
deltoides anterior
oblicuo externo
vasto intermedio*
glúteo medio*
glúteo mayor
iliopsoas*
recto femoral
bíceps femoral

LEYENDA

El texto en negro indica los músculos que se fortalecen

El texto en gris indica los músculos que se estiran

* Indica músculos profundos

POSTURA DE LA MESA
(ARDHA PURVOTTANASANA)

1 Adopte la postura del bastón (págs. 98-99), con las piernas estiradas hacia delante. Coloque las palmas de las manos sobre la esterilla a la altura de las caderas, con los dedos apuntando hacia los pies.

2 Flexione las rodillas y coloque los pies sobre la esterilla. Deje un poco de espacio entre las caderas y los pies, de modo que cuando levante el cuerpo las rodillas queden perpendiculares al suelo.

3 Presionando firmemente con las manos y los pies, inspire y apriete las nalgas y los muslos mientras levanta las caderas a la altura de las rodillas.

4 Estire los brazos y compruebe que los muslos y el torso están paralelos al suelo.

5 Las muñecas deben estar directamente por debajo de los hombros. Junte los omóplatos para ayudar a abrir el tórax. Mantenga el cuello en posición neutra, o comience a bajar la cabeza suavemente si se siente cómodo. Procure relajar las nalgas y mantenga la postura solo con la fuerza de las piernas.

NOMBRE Y SIGNIFICADO
- Ardha Purvottanasana
- *ardha* = mitad; *purva* = parte frontal del cuerpo; *uttana* = estiramiento intenso

BENEFICIOS
- Abre el tórax
- Estira los cuádriceps y los isquiotibiales
- Fortalece las nalgas y la parte superior de la espalda.

CONTRAINDICACIONES Y PRECAUCIONES
- Lesiones recientes o crónicas en rodillas, caderas, brazos, espalda u hombros.

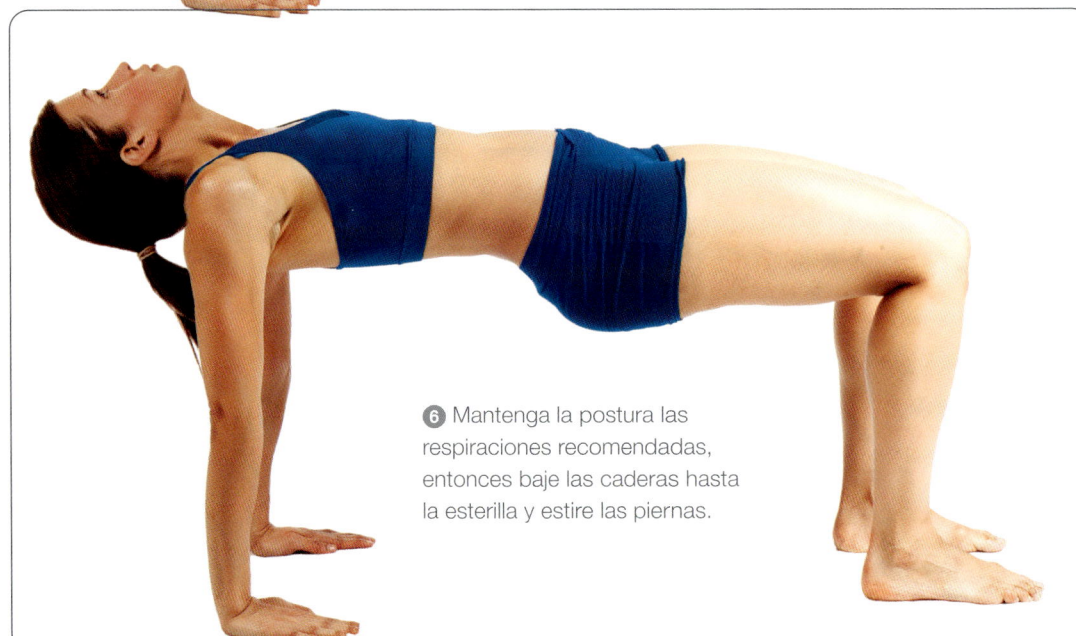

6 Mantenga la postura las respiraciones recomendadas, entonces baje las caderas hasta la esterilla y estire las piernas.

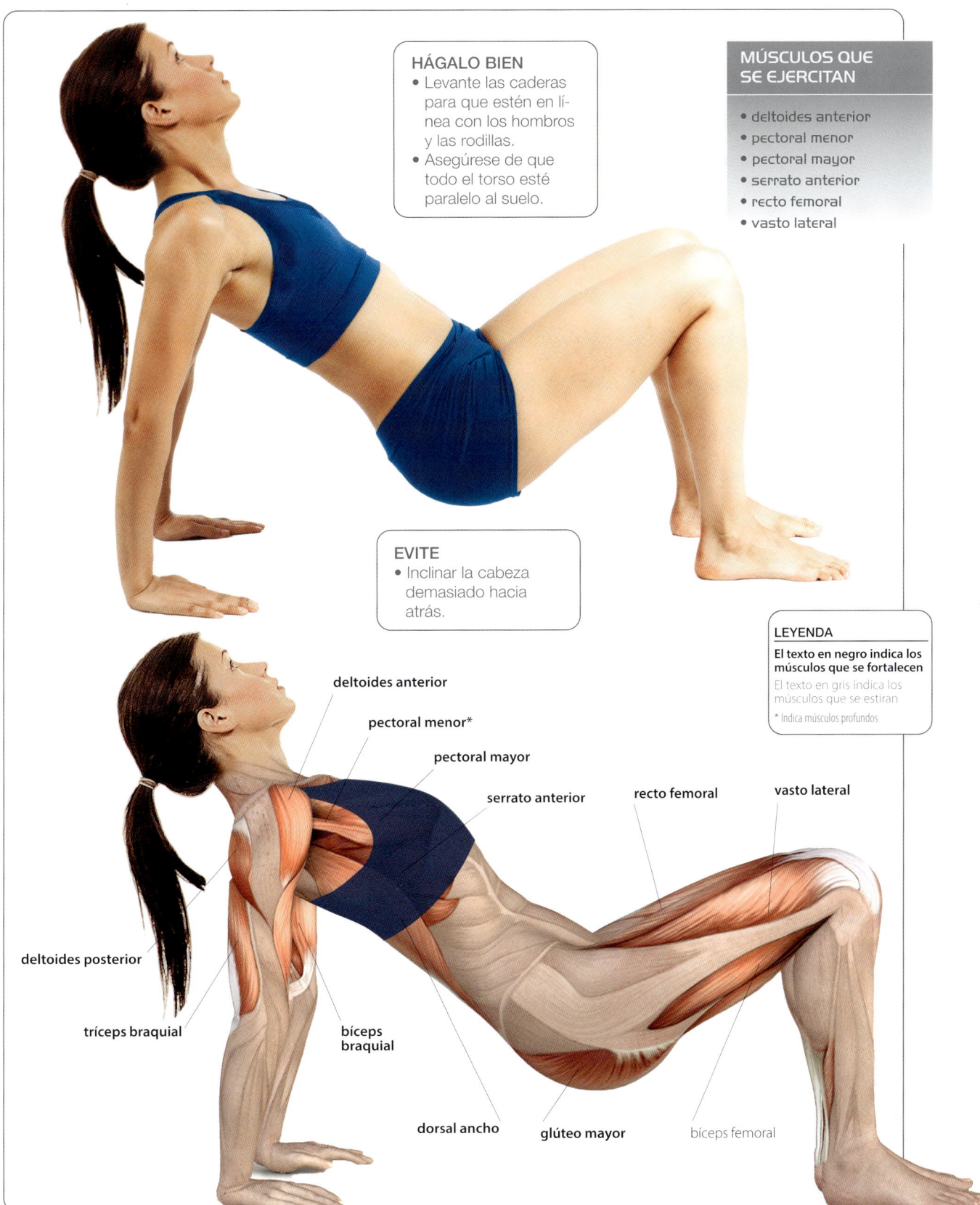

HÁGALO BIEN
- Levante las caderas para que estén en línea con los hombros y las rodillas.
- Asegúrese de que todo el torso esté paralelo al suelo.

MÚSCULOS QUE SE EJERCITAN
- deltoides anterior
- pectoral menor
- pectoral mayor
- serrato anterior
- recto femoral
- vasto lateral

EVITE
- Inclinar la cabeza demasiado hacia atrás.

LEYENDA
El texto en negro indica los músculos que se fortalecen
El texto en gris indica los músculos que se estiran

* Indica músculos profundos

deltoides anterior

pectoral menor*

pectoral mayor

serrato anterior

recto femoral

vasto lateral

deltoides posterior

tríceps braquial

bíceps braquial

dorsal ancho

glúteo mayor

bíceps femoral

POSTURA DEL PEZ
(MATSYASANA)

1 Túmbese boca arriba con los brazos a los lados. Empuje con los talones para levantar las caderas y coloque las manos debajo de las nalgas.

EVITE
- Desplazar el peso hacia la cabeza y el cuello.
- Levantar las caderas mientras forma el arco.

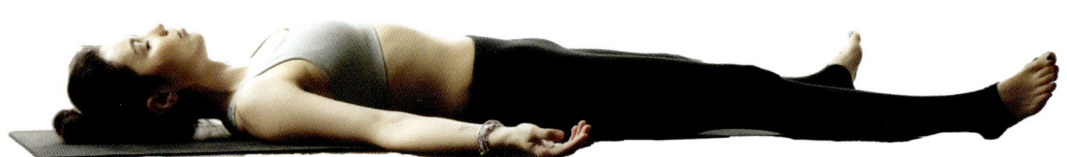

HÁGALO BIEN
- Mantenga los codos y los antebrazos junto al torso durante toda la postura.
- Realice esta postura con las piernas estiradas, flexionadas o en la postura del loto (Padmasana, pág. 107).

2 Apoye las nalgas sobre las manos y alargue las piernas. Inspire y presione hacia abajo con los antebrazos, doblando un poco los codos. Levante el pecho y la cabeza para crear un arco en la parte superior de la espalda.

3 Incline la cabeza hacia atrás y colóquela en el suelo. Deje caer la mayor parte del peso sobre los codos.

4 Mantenga la postura de 15 a 30 segundos.

NOMBRE Y SIGNIFICADO
- Matsyasana
- *matsya* = pez

BENEFICIOS
- Estira el pecho y los abdominales
- Fortalece el cuello, los hombros y la columna
- Mejora la postura corporal

CONTRA-INDICACIONES Y PRECAUCIONES
- Lesiones en la espalda
- Presión arterial alta o baja
- Dolor de cabeza

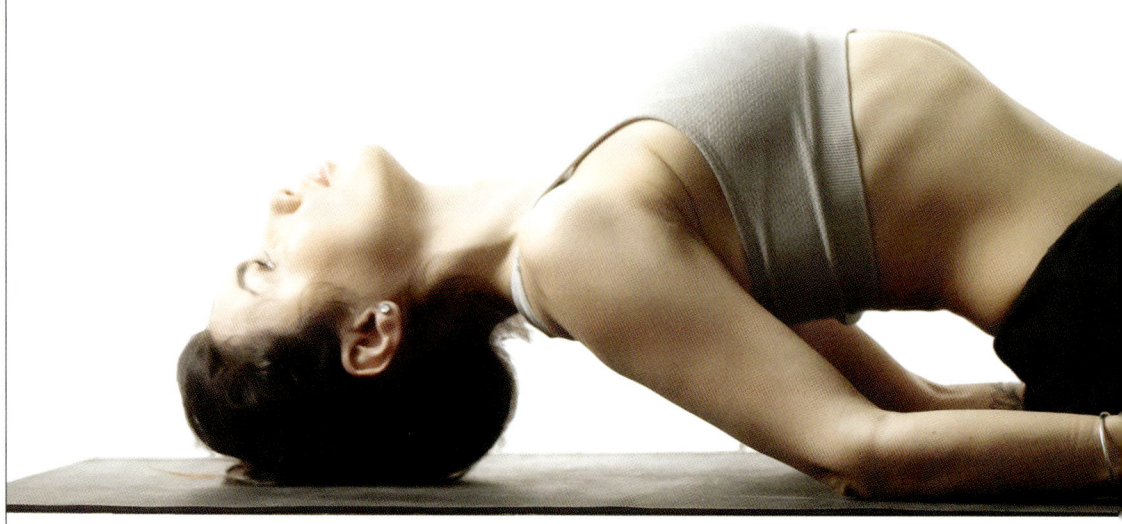

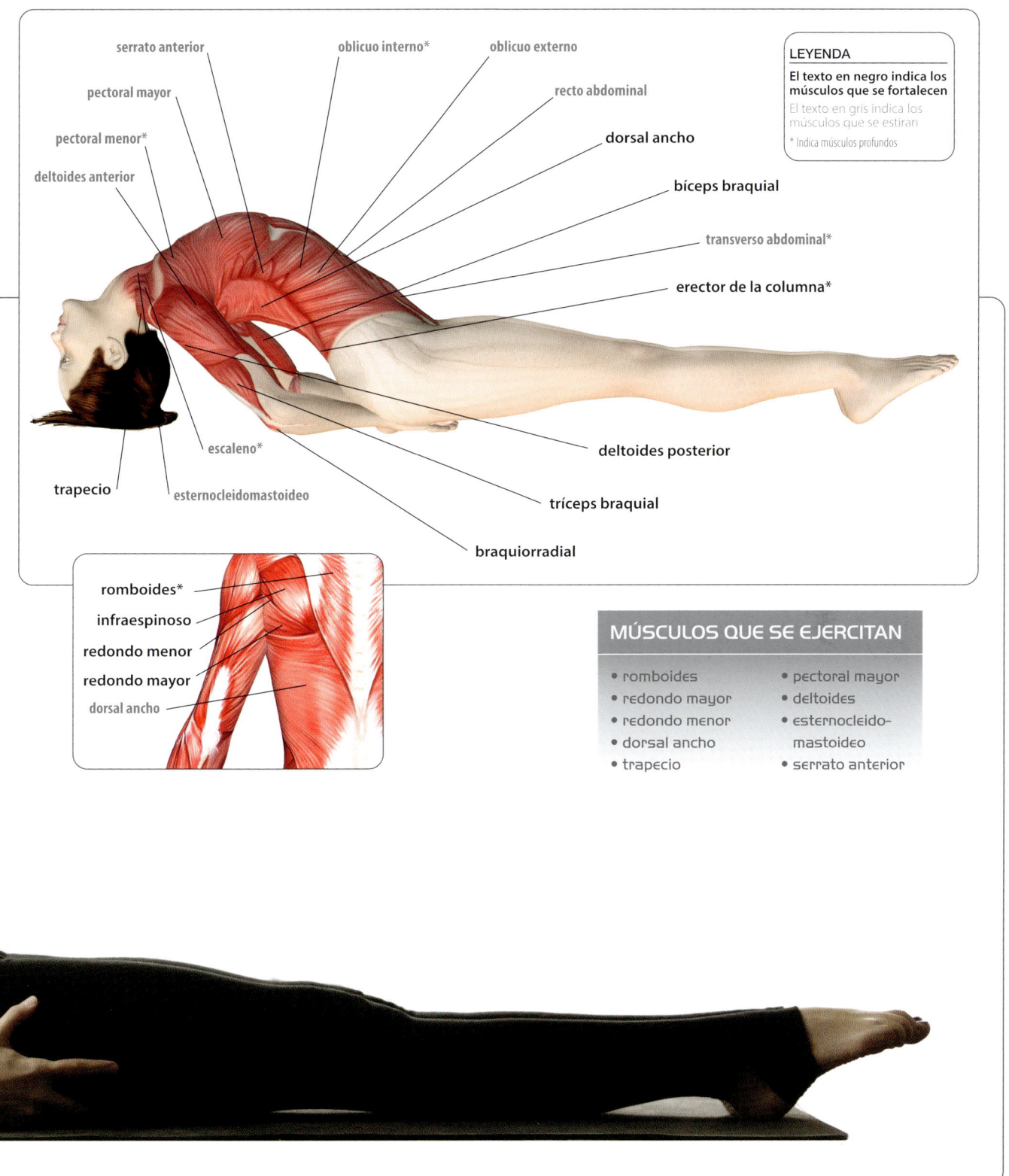

serrato anterior

oblicuo interno*

oblicuo externo

pectoral mayor

recto abdominal

pectoral menor*

dorsal ancho

deltoides anterior

bíceps braquial

transverso abdominal*

erector de la columna*

escaleno*

deltoides posterior

trapecio

esternocleidomastoideo

tríceps braquial

braquiorradial

LEYENDA

El texto en negro indica los músculos que se fortalecen

El texto en gris indica los músculos que se estiran

* Indica músculos profundos

romboides*

infraespinoso

redondo menor

redondo mayor

dorsal ancho

MÚSCULOS QUE SE EJERCITAN

- romboides
- redondo mayor
- redondo menor
- dorsal ancho
- trapecio
- pectoral mayor
- deltoides
- esternocleido-mastoideo
- serrato anterior

POSTURA DE MEDIA RANA
(ARDHA BHEKASANA)

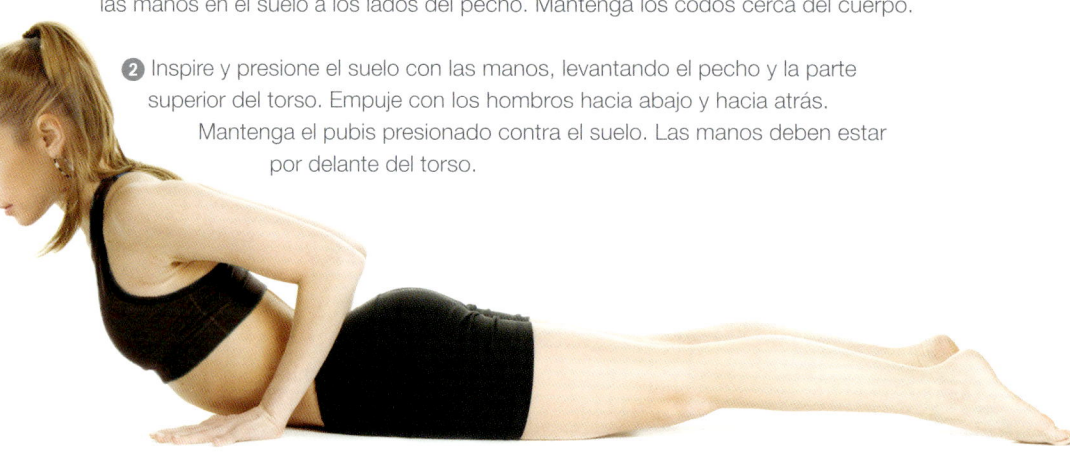

1 Tiéndase boca abajo en el suelo con las piernas estiradas. Flexione los codos y coloque las manos en el suelo a los lados del pecho. Mantenga los codos cerca del cuerpo.

2 Inspire y presione el suelo con las manos, levantando el pecho y la parte superior del torso. Empuje con los hombros hacia abajo y hacia atrás. Mantenga el pubis presionado contra el suelo. Las manos deben estar por delante del torso.

NOMBRE Y SIGNIFICADO
- Ardha Bhekasana
- *ardha* = mitad; *bheka* = rana

BENEFICIOS
- Fortalece la columna y los hombros
- Estira el pecho, los abdominales, los flexores de la cadera, los cuádriceps y los tobillos

CONTRA-INDICACIONES Y PRECAUCIONES
- Presión arterial alta o baja
- Lesiones en la espalda
- Lesiones en los hombros

3 Doble la rodilla izquierda, llevando el talón hacia la nalga izquierda. Desplace el peso a la mano derecha y lleve la mano izquierda hacia atrás para agarrar la parte interior del pie izquierdo. Siga elevando el pecho y empuje el hombro derecho hacia abajo.

4 Doble el codo izquierdo hacia el techo y gire la mano, de modo que repose sobre el empeine, con los dedos mirando hacia delante. Espire y empuje el pie con la mano izquierda para llevarlo hacia la nalga izquierda.

5 Sin separar las piernas a más distancia que la de las caderas, aumente el estiramiento moviendo el pie izquierdo ligeramente hacia la parte exterior del muslo izquierdo, apuntando con la planta del pie hacia el suelo.

6 Mantenga la postura de 30 segundos a 2 minutos. Repítalo en el otro lado.

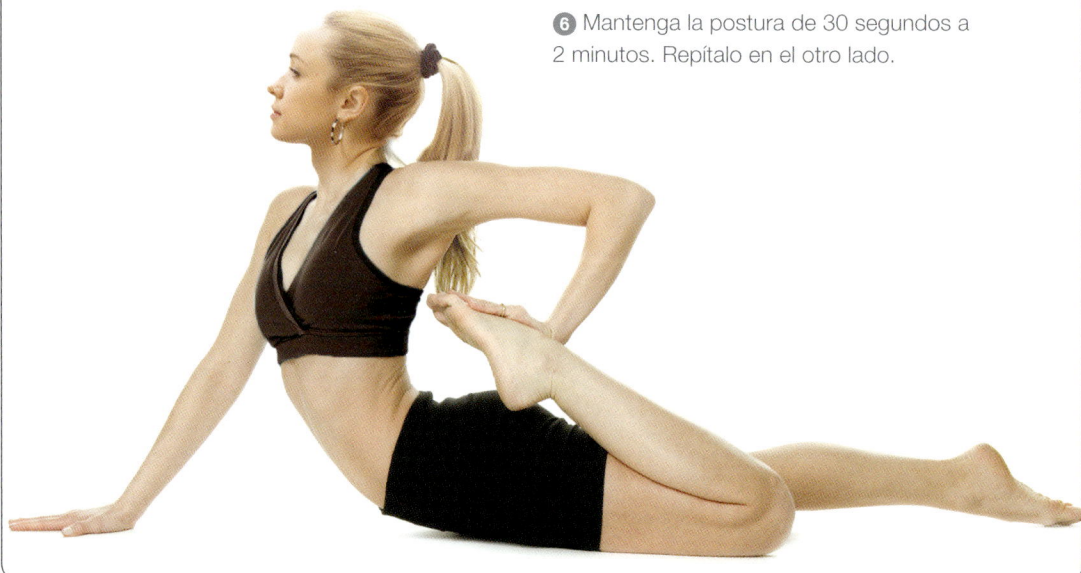

HÁGALO BIEN
- Mantenga las caderas alineadas y hacia delante.
- Si le resulta difícil apoyarse sobre la mano, descienda para apoyarse sobre el antebrazo y el codo.

EVITE
- Empujar tanto el pie que cause incomodidad en la rodilla.
- Dejarse caer sobre el hombro de apoyo.

MÚSCULOS QUE SE EJERCITAN
- dorsal ancho
- cuadrado lumbar
- erector de la columna
- pectoral mayor
- deltoides medio
- recto abdominal
- transverso abdominal
- iliopsoas
- vasto intermedio
- recto femoral
- sartorio
- tibial anterior
- extensor del dedo gordo

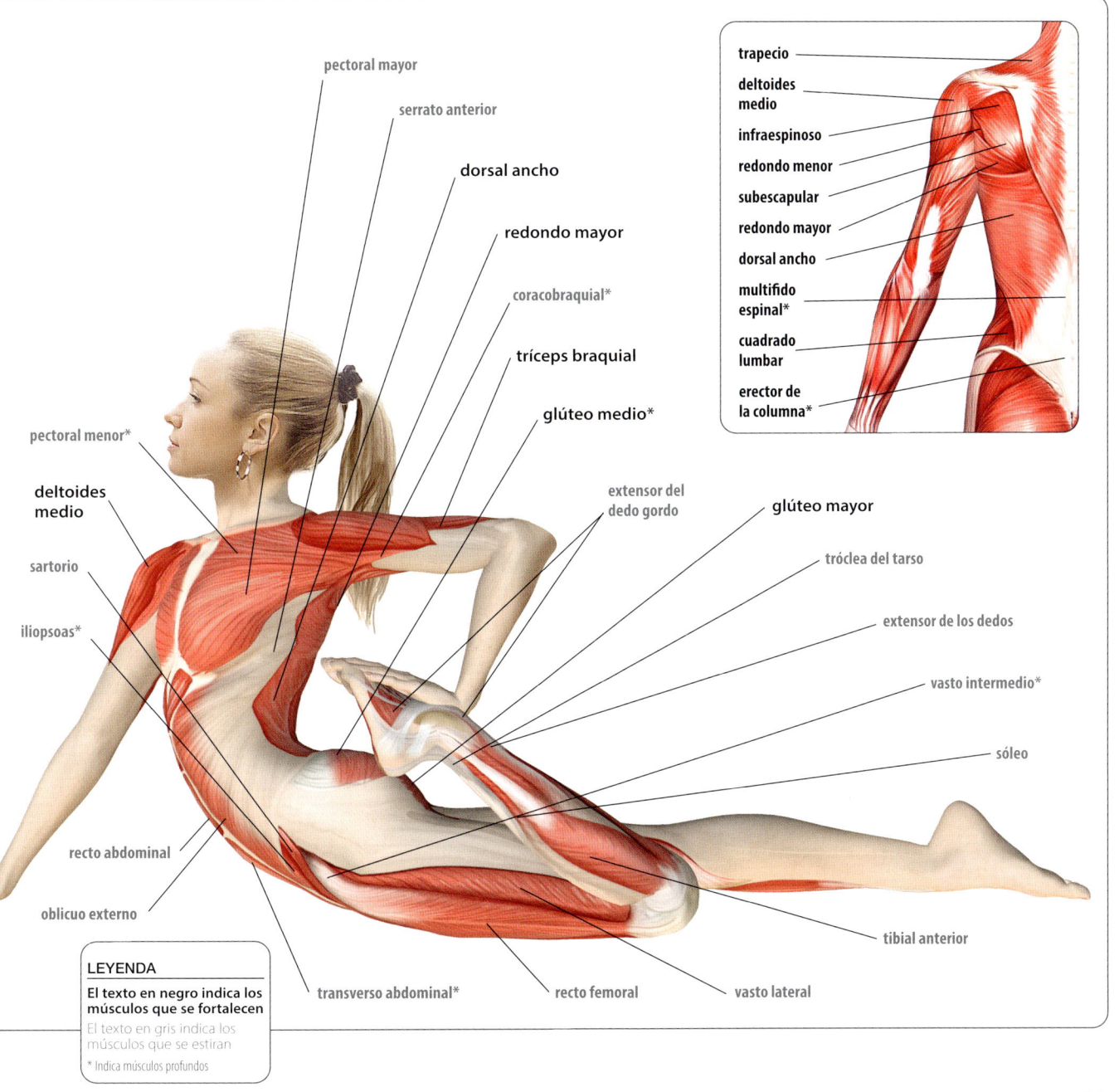

pectoral mayor

serrato anterior

dorsal ancho

redondo mayor

coracobraquial*

tríceps braquial

glúteo medio*

pectoral menor*

deltoides medio

sartorio

iliopsoas*

recto abdominal

oblicuo externo

transverso abdominal*

extensor del dedo gordo

glúteo mayor

tróclea del tarso

extensor de los dedos

vasto intermedio*

sóleo

tibial anterior

recto femoral

vasto lateral

trapecio

deltoides medio

infraespinoso

redondo menor

subescapular

redondo mayor

dorsal ancho

multifido espinal*

cuadrado lumbar

erector de la columna*

LEYENDA
El texto en negro indica los músculos que se fortalecen
El texto en gris indica los músculos que se estiran
* Indica músculos profundos

93

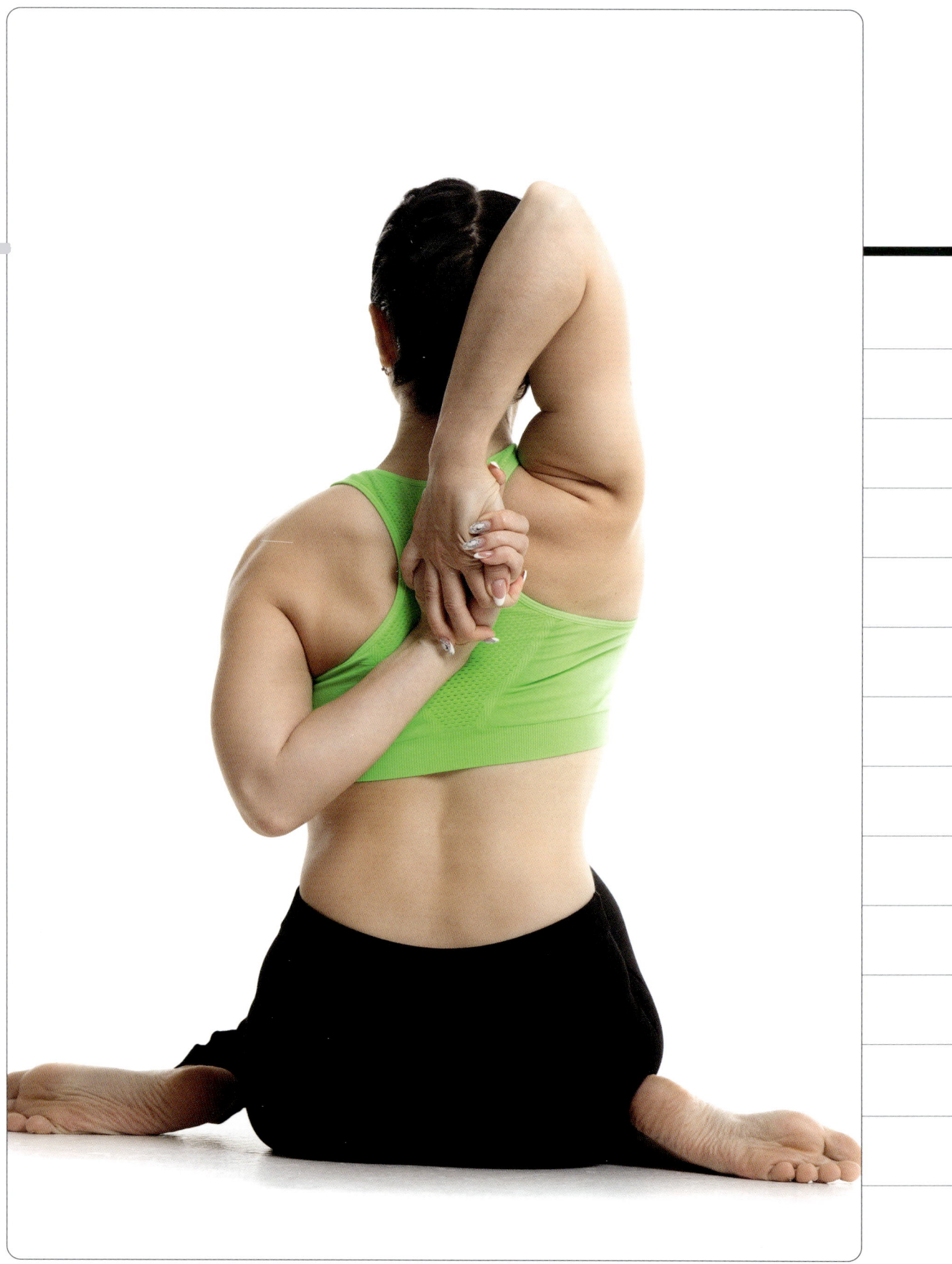

POSTURAS Y TORSIONES SENTADO

Las posturas y torsiones realizadas estando sentado tonifican el cuerpo y alivian la tensión causada por las malas posturas y el dolor de espalda. Estas posturas son muy estables, lo que permite concentrarse en la respiración y en la forma y preocuparse menos por el equilibrio. Cuando se alinea la columna correctamente y se entra en contacto con el suelo en las posturas sentadas, se puede liberar la tensión acumulada en las caderas, las ingles, la pelvis y la zona lumbar. Las posturas de torsión hacen que los músculos se contraigan y estiren alternando ambos lados del cuerpo. Estas acciones benefician a los órganos internos y al sistema circulatorio, además de mejorar en gran medida la flexibilidad general. Al realizar una torsión, los órganos se comprimen, y al soltarlos, se relajan, eliminando las toxinas internas. Mantener la columna estirada durante la torsión es fundamental para maximizar la rotación de la columna.

POSTURA SIMPLE
(SUKHASANA)

1 Siéntese en el suelo con las piernas extendidas hacia delante.

2 Doble las rodillas y cruce las espinillas hacia dentro, deslizando el pie izquierdo por debajo de la rodilla derecha y el pie derecho por debajo de la rodilla izquierda, formando un hueco entre los pies y las ingles. Relaje las rodillas en dirección al suelo.

3 Apoye los huesos isquiones en el suelo y levante la columna vertebral. Mantenga una posición neutra desde la pelvis hasta los hombros. Abra el pecho y relaje los hombros.

4 Coloque el dorso de las manos sobre las rodillas, formando una «O» con los dedos pulgar e índice. Respire lenta y uniformemente.

5 Mantenga la postura todo el tiempo que desee. Asegúrese de practicar también la postura con la pierna opuesta delante.

EVITE
- Llevar los pies hacia las ingles.
- Arquear la región lumbar más allá de la posición neutra de la columna vertebral.

SIGNIFICADO
- Sukhasana
- *sukh* = alegría, comodidad

BENEFICIOS
- Abre las caderas
- Fortalece la columna vertebral
- Reduce el estrés

CONTRA-INDICACIONES Y PRECAUCIONES
- Lesiones en las rodillas
- Lesiones en la cadera

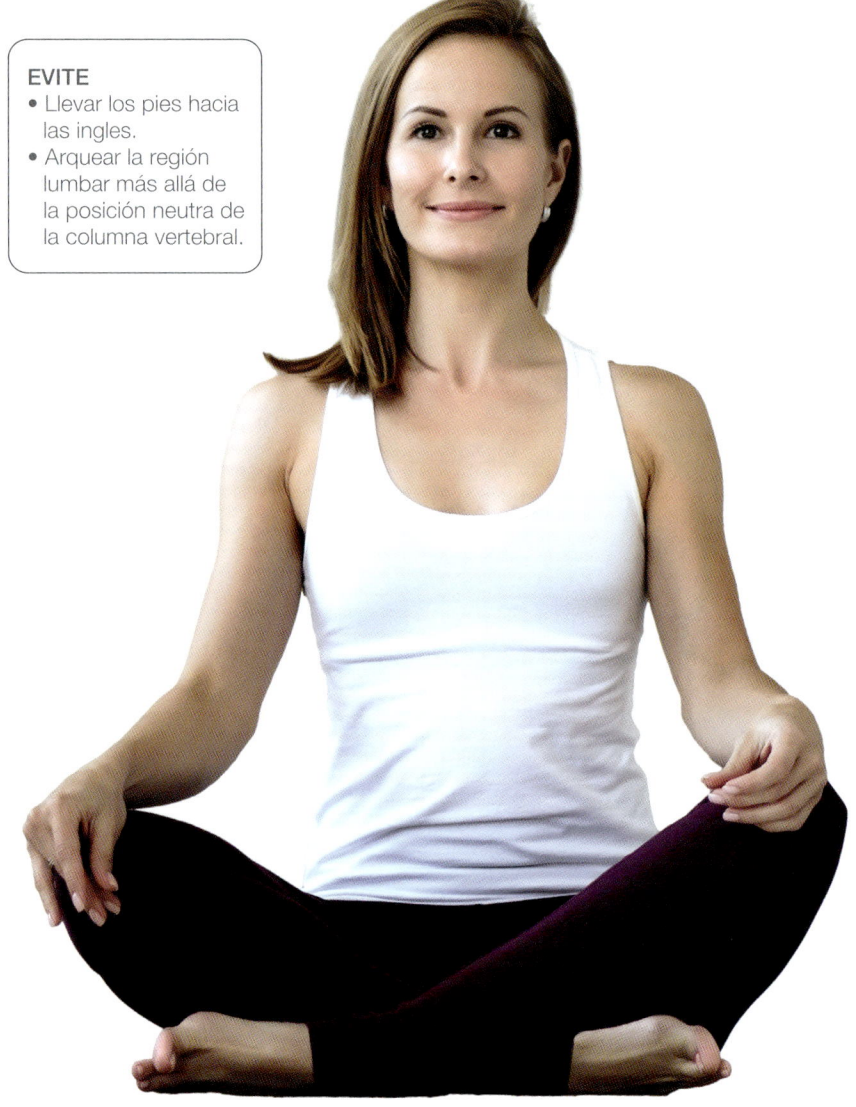

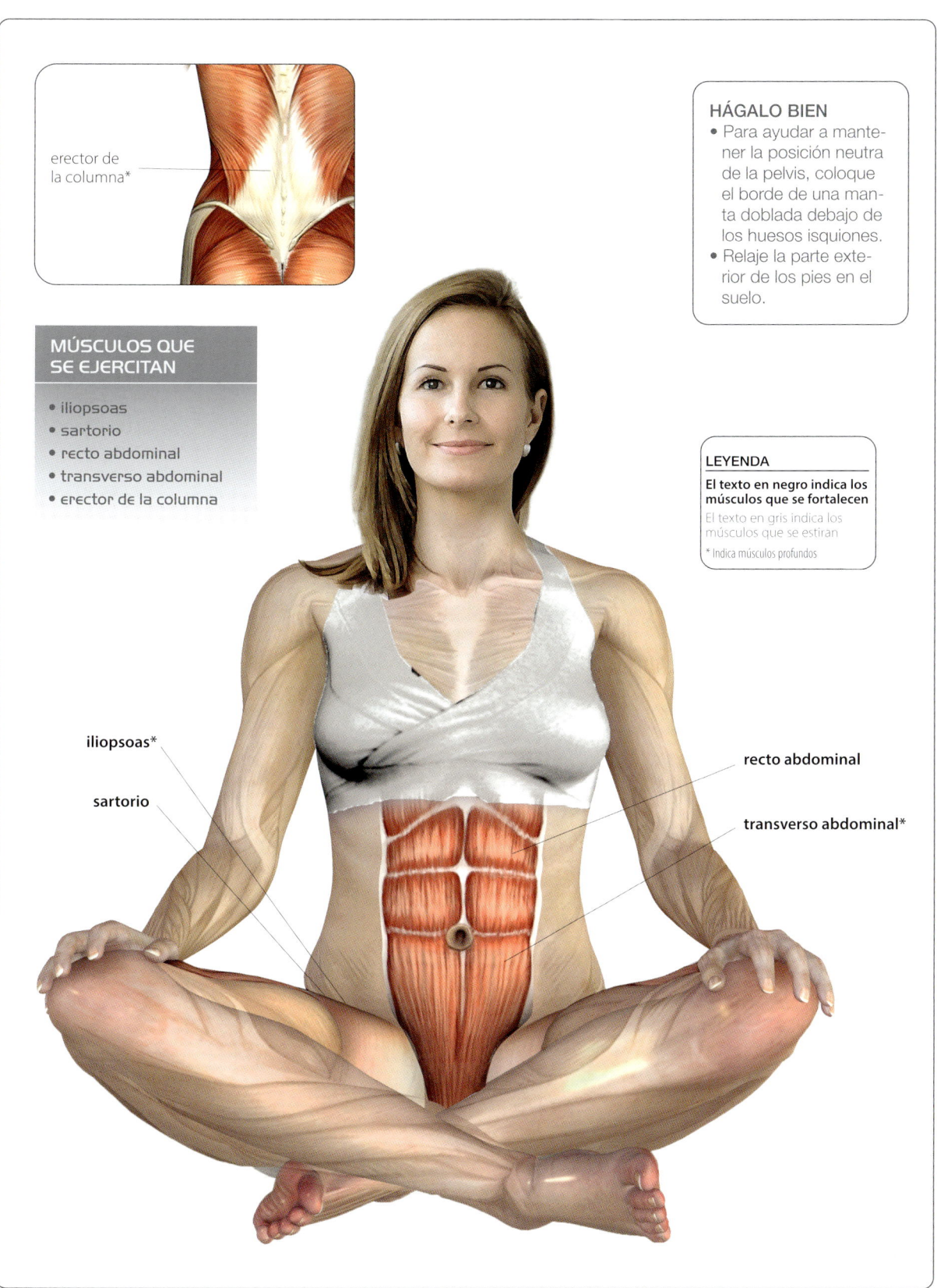

erector de
la columna*

HÁGALO BIEN
- Para ayudar a mante-
  ner la posición neutra
  de la pelvis, coloque
  el borde de una man-
  ta doblada debajo de
  los huesos isquiones.
- Relaje la parte exte-
  rior de los pies en el
  suelo.

MÚSCULOS QUE SE EJERCITAN
- iliopsoas
- sartorio
- recto abdominal
- transverso abdominal
- erector de la columna

LEYENDA
El texto en negro indica los músculos que se fortalecen

El texto en gris indica los músculos que se estiran

* Indica músculos profundos

iliopsoas*

sartorio

recto abdominal

transverso abdominal*

POSTURA DEL BASTÓN
(DANDASANA)

HÁGALO BIEN
• Mantenga las piernas firmes y activas en todo momento.
• Junte los omóplatos.
• Si nota que la región lumbar se redondea y la pelvis se hunde cuando las piernas están rectas, pruebe a sentarse sobre un bloque o una manta.

1 Siéntese en el suelo con las piernas juntas extendidas hacia delante. Apoye los huesos isquiones en el suelo y alejados de los talones.

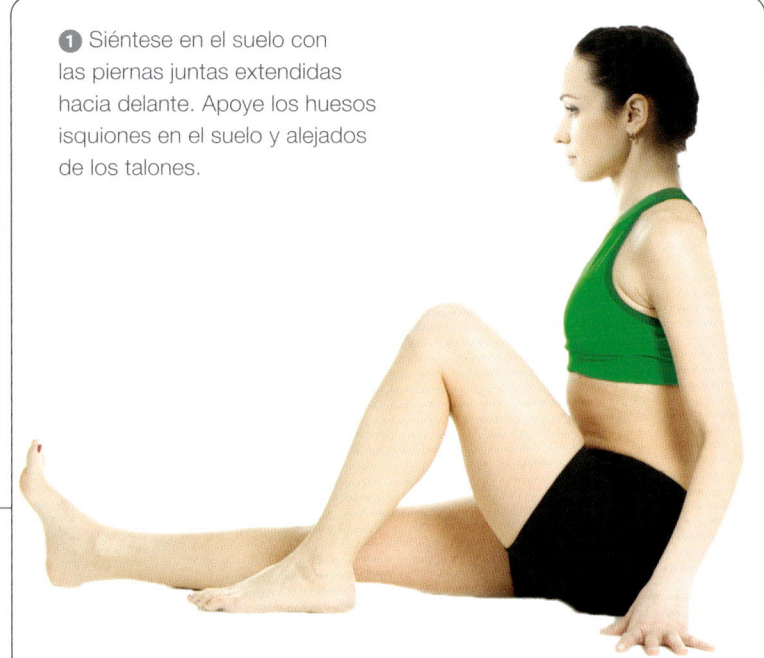

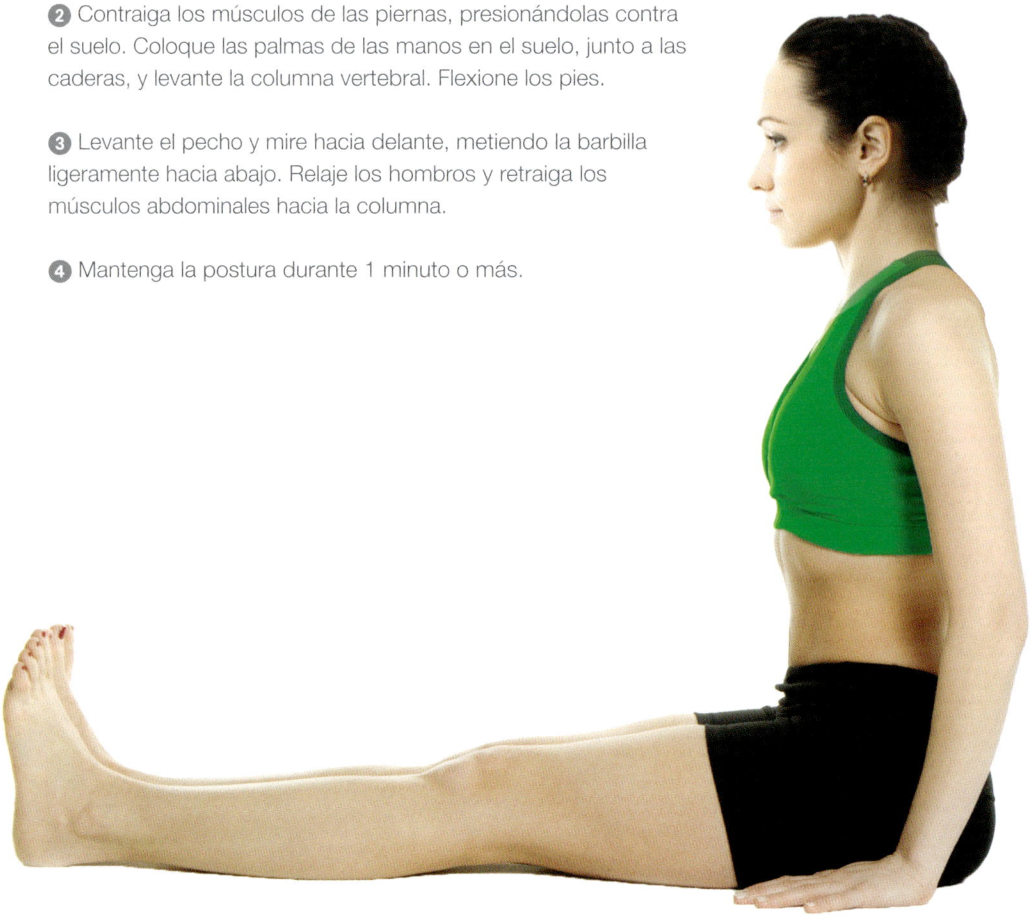

SIGNIFICADO
• Dandasana
• *danda* = palo o bastón

BENEFICIOS
• Mejora la postura
• Estira las piernas
• Fortalece la columna vertebral

CONTRA-INDICACIONES Y PRECAUCIONES
• Dolor en la región lumbar
• Rigidez en isquiotibiales

2 Contraiga los músculos de las piernas, presionándolas contra el suelo. Coloque las palmas de las manos en el suelo, junto a las caderas, y levante la columna vertebral. Flexione los pies.

3 Levante el pecho y mire hacia delante, metiendo la barbilla ligeramente hacia abajo. Relaje los hombros y retraiga los músculos abdominales hacia la columna.

4 Mantenga la postura durante 1 minuto o más.

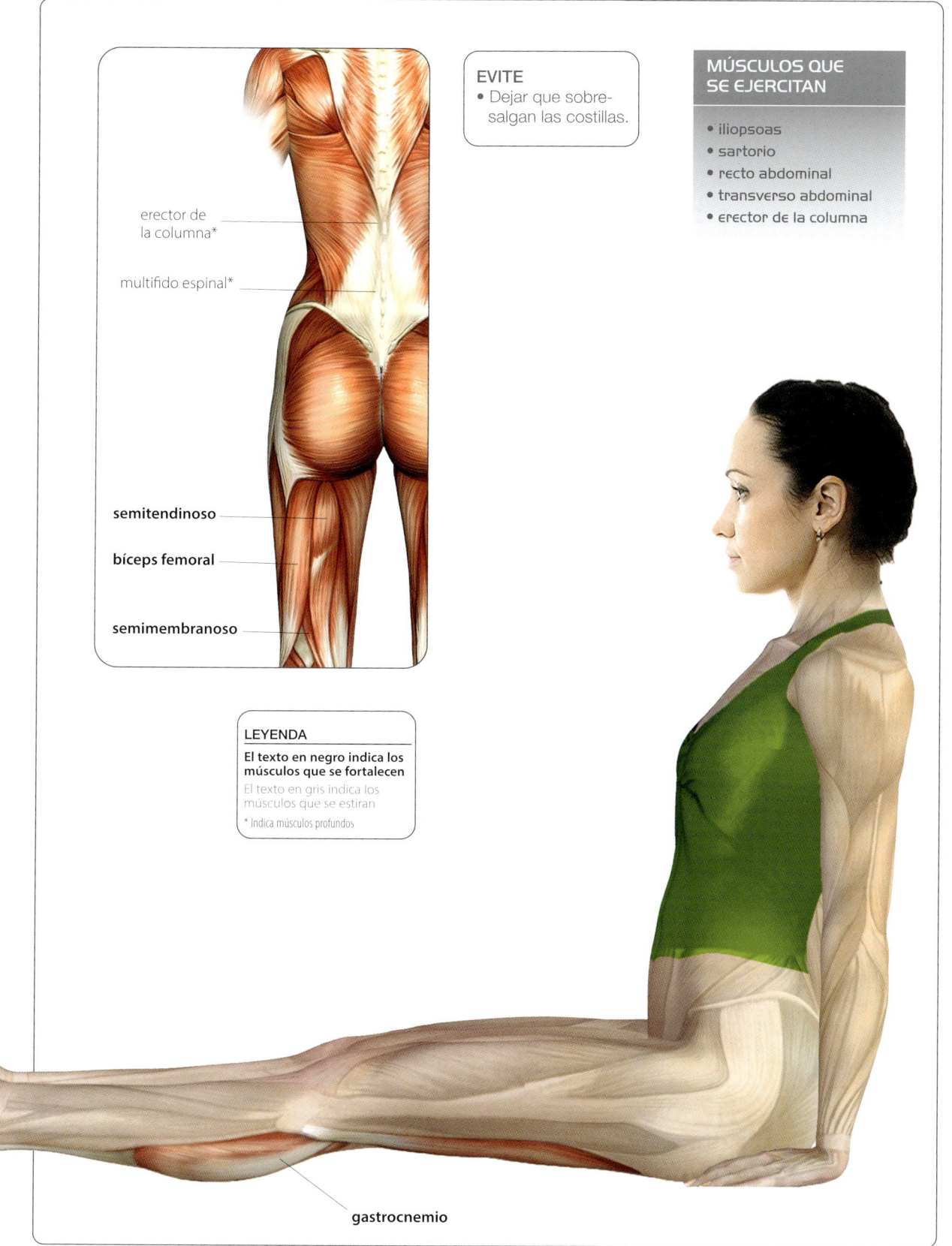

EVITE
• Dejar que sobre-salgan las costillas.

MÚSCULOS QUE SE EJERCITAN

• iliopsoas
• sartorio
• recto abdominal
• transverso abdominal
• erector de la columna

erector de la columna*

multifido espinal*

semitendinoso

bíceps femoral

semimembranoso

LEYENDA

El texto en negro indica los músculos que se fortalecen

El texto en gris indica los músculos que se estiran

* Indica músculos profundos

gastrocnemio

POSTURA DEL ÁNGULO AMARRADO
(BADDHA KONASANA)

1 Siéntese con las piernas extendidas hacia delante. Siéntese erguido con los hombros relajados.

2 Lleve las rodillas hacia el tórax con los pies apoyados en el suelo.

3 Espire y abra las caderas, acercando los muslos al suelo. Utilice las manos para juntar los pies y mantén la parte exterior de los pies en el suelo.

4 Lleve el torso hacia arriba y procure mantener la columna vertebral en posición neutra. El peso debe equilibrarse uniformemente sobre los huesos isquiones. Deje que las caderas se abran más y que los muslos caigan hasta el suelo.

5 Mantenga la postura de 1 a 5 minutos.

EVITE
- Empujar las rodillas hacia abajo con las manos.
- Curvar la espalda.

MÚSCULOS QUE SE EJERCITAN
- iliopsoas
- tensor de las fascia lata
- aductor mayor
- aductor largo
- ilíaco

HÁGALO BIEN
- Levante la columna vertebral y mantenga el pecho y los hombros abiertos, creando una línea recta desde los huesos isquiones hasta los hombros.
- Si las ingles y la cara interna de los muslos están muy tensas, coloque una manta doblada debajo de las nalgas para elevarlas.
- Si se siente cómodo y desea profundizar el estiramiento, inclínese hacia delante, guiándose con el pecho.

SIGNIFICADO
- Baddha Konasana
- *baddha* = amarrado; *kona* = ángulo
- También llamada postura del sastre

BENEFICIOS
- Estira la cara interna de los muslos, las ingles y las rodillas
- Alivia las molestias de la menstruación

CONTRA-INDICACIONES Y PRECAUCIONES
- Lesiones en las rodillas
- Lesiones en las ingles

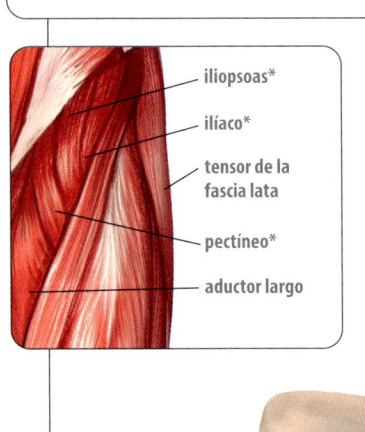

iliopsoas*

ilíaco*

tensor de la fascia lata

pectíneo*

aductor largo

recto abdominal

oblicuo externo

oblicuo interno*

transverso abdominal*

aductor mayor

LEYENDA
El texto en negro indica los músculos que se fortalecen

El texto en gris indica los músculos que se estiran

* Indica músculos profundos

POSTURA DEL ÁNGULO AMARRADO CON FLEXIÓN HACIA DELANTE
(BADDHA KONASANA UTTANASANA)

1 Siéntese erguido en la esterilla, con las plantas de los pies juntas.

2 Coloque los antebrazos o los codos en la parte interior de los muslos y agarre los pies y los dedos de los pies con las manos.

3 Junte los talones, manteniéndolos a una distancia cómoda de las ingles.

4 Flexione el torso hacia delante hasta que sienta un estiramiento en las ingles.

5 Mantenga la postura las respiraciones recomendadas y luego vuelva a la posición inicial.

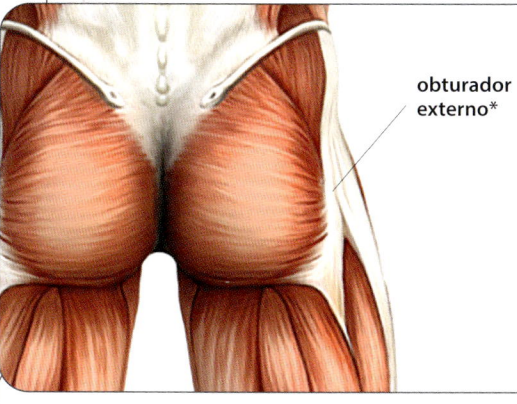

obturador externo*

HÁGALO BIEN
• Asegúrese de que espira mientras deja caer el pecho hacia el suelo.

EVITE
• Encorvarse o balancearse hacia atrás; debe sentir los huesos isquiones anclados en el suelo.
• Contener la respiración.

SIGNIFICADO
• Baddha Konasana
• *baddha* = amarrado; *kona* = ángulo *uttana*; estiramiento intenso
• También llamada postura del sastre

BENEFICIOS
• Estira la cara interna de los muslos, las ingles y las rodillas
• Alivia las molestias de la menstruación

CONTRA-INDICACIONES Y PRECAUCIONES
• Lesiones en las rodillas
• Lesiones en las ingles

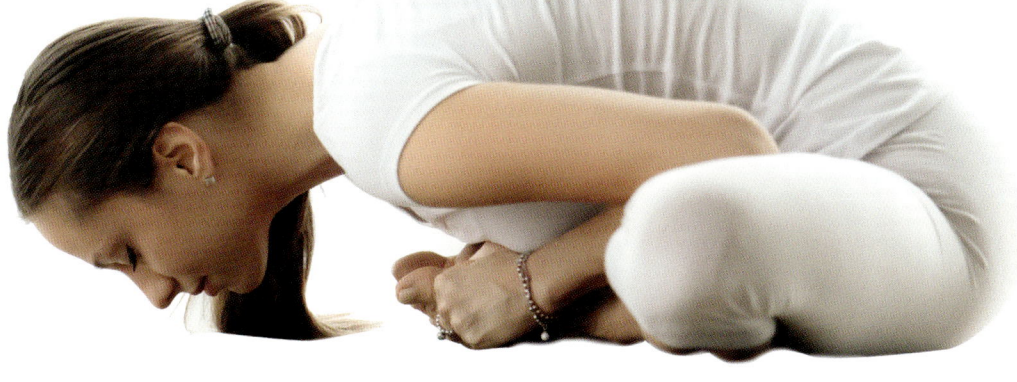

POSTURA DEL LEÑO ENCENDIDO
(AGNISTAMBHASANA)

1 Siéntese en la postura simple (págs. 96-97) con el torso erguido.

2 Coloque el tobillo derecho sobre la rodilla izquierda. El pie derecho debe descansar sobre la parte exterior de la rodilla izquierda

3 Deslice el tobillo izquierdo por debajo de la rodilla derecha, de modo que las espinillas queden una encima de la otra. Flexione los pies.

4 Levante la columna y el torso para sentarse erguido sobre los huesos isquiones. Espire y deje que las caderas se abran y se estiren.

5 Mantenga la postura de 1 a 3 minutos. Estire las piernas y repítalo con la pierna izquierda arriba.

MÚSCULOS QUE SE EJERCITAN

- iliopsoas
- ilíaco
- aductor mayor
- aductor largo
- tensor de las fascia lata
- pectíneo
- vasto lateral
- ilíaco
- vasto medial
- grácil
- sartorio

SIGNIFICADO
- Agnistambhasana
- *agni* = fuego; *stambha* = pilar

BENEFICIOS
- Estira las caderas y las ingles

CONTRA-INDICACIONES Y PRECAUCIONES
- Lesiones en las rodillas
- Lesiones en las ingles

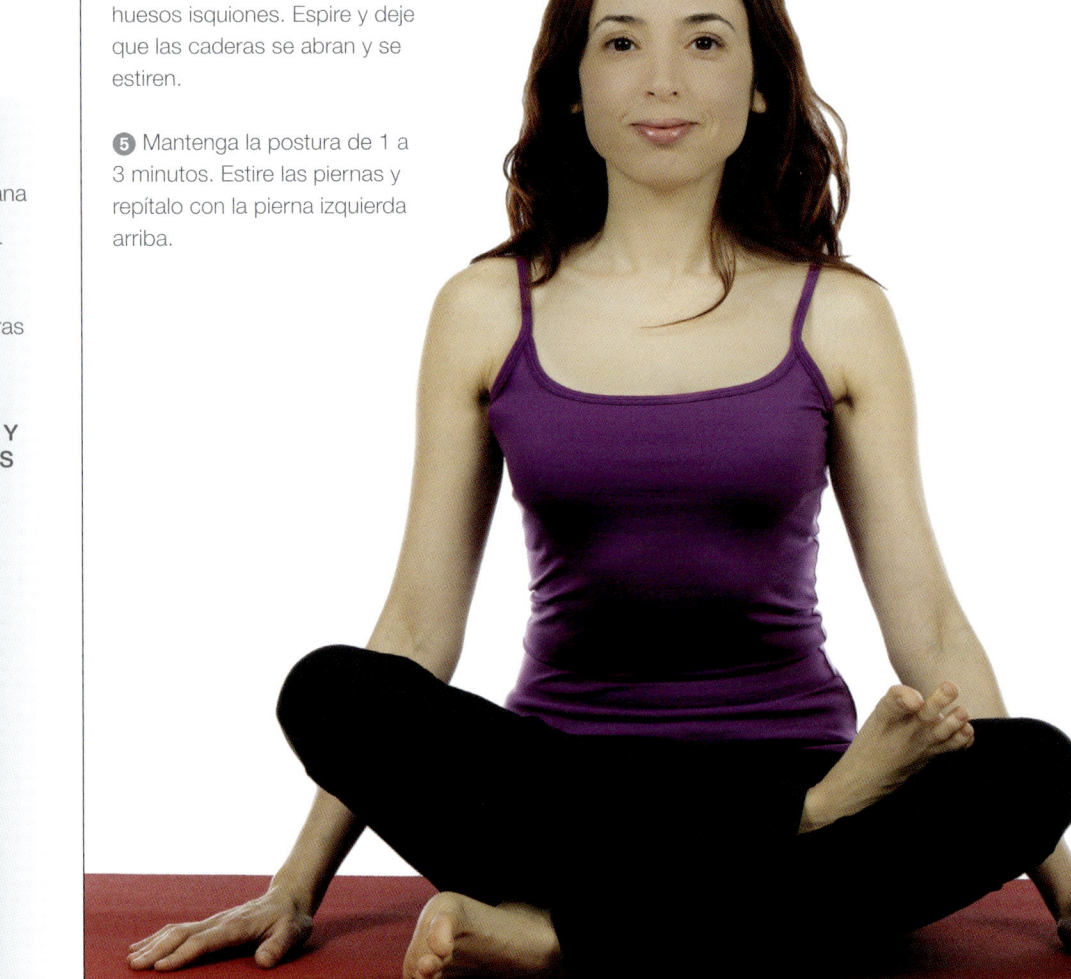

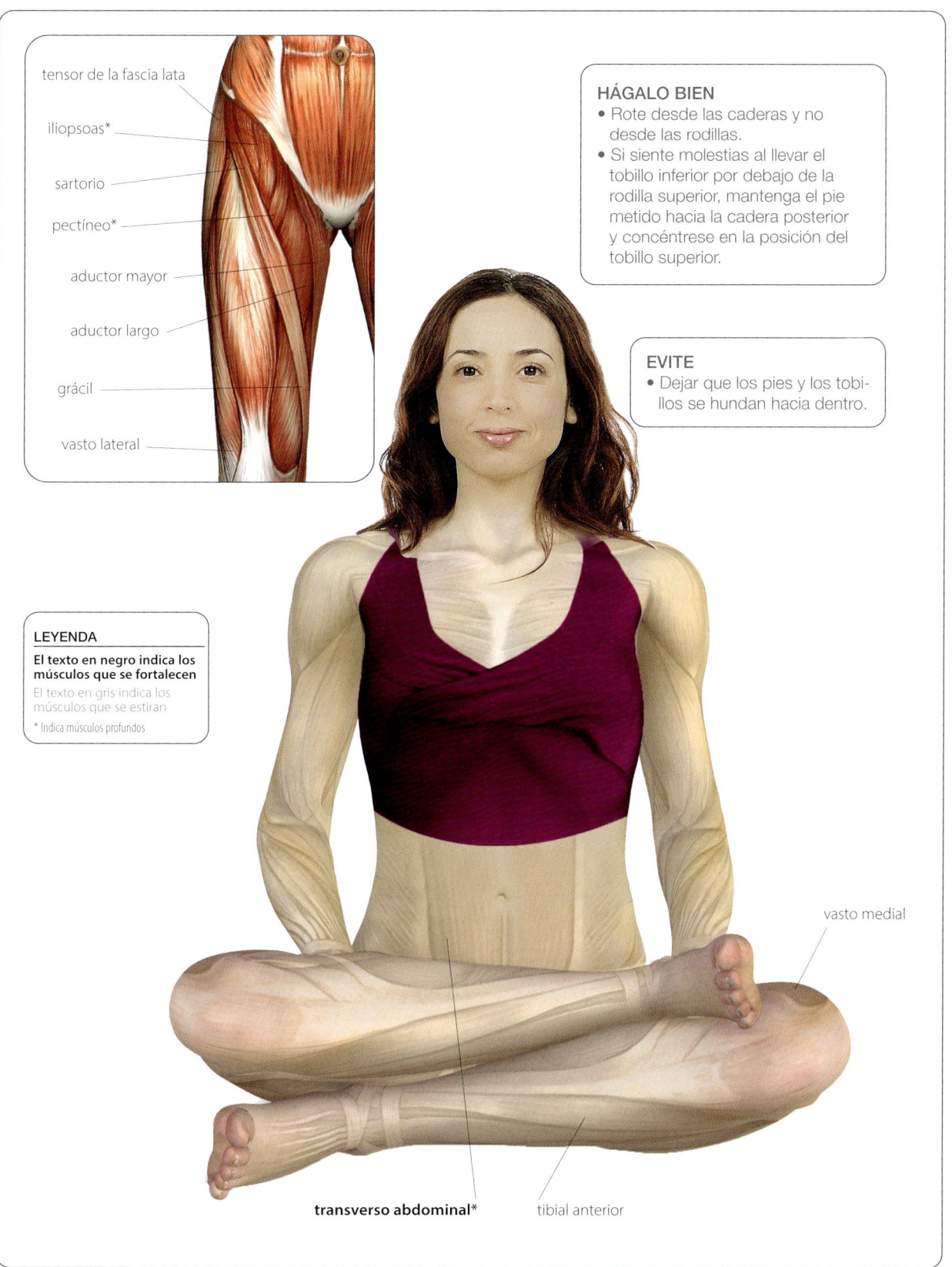

tensor de la fascia lata

iliopsoas*

sartorio

pectíneo*

aductor mayor

aductor largo

grácil

vasto lateral

HÁGALO BIEN
- Rote desde las caderas y no desde las rodillas.
- Si siente molestias al llevar el tobillo inferior por debajo de la rodilla superior, mantenga el pie metido hacia la cadera posterior y concéntrese en la posición del tobillo superior.

EVITE
- Dejar que los pies y los tobillos se hundan hacia dentro.

LEYENDA
El texto en negro indica los músculos que se fortalecen
El texto en gris indica los músculos que se estiran
* Indica músculos profundos

vasto medial

transverso abdominal*

tibial anterior

POSTURA DE LA CARA DE VACA
(GOMUKHASANA)

SIGNIFICADO
- Gomukhasana
- *go* = vaca;
  mukha = cara

BENEFICIOS
- Estira las caderas, los muslos, los hombros y los tríceps

CONTRA-INDICACIONES Y PRECAUCIONES
- Lesiones en los hombros

❶ Siéntese en la postura del leño encendido (págs. 102-103) con la pierna derecha sobre la pierna izquierda.

❷ Deslice el tobillo izquierdo hacia la izquierda y el tobillo derecho hacia la derecha, de modo que las rodillas queden una encima de la otra. Los talones deben formar un ángulo hacia las caderas aproximadamente a la misma distancia de estas.

❸ Alargue la columna vertebral, sentándose con el peso distribuido por igual sobre los huesos isquiones. Inspire y lleve la mano derecha hacia el lado, paralela al suelo.

❹ Doble el codo y gire el hombro hacia abajo, de modo que la palma de la mano quede por detrás. Extienda la mano por detrás de la espalda, con la palma hacia arriba, y lleve el codo hacia el lado derecho. Continúe girando el hombro hacia abajo mientras estira la mano hacia arriba hasta que el antebrazo quede paralelo a la columna vertebral. La mano derecha debe descansar entre los omóplatos.

HÁGALO BIEN
- Deje que la gravedad estire las caderas y las abra.
- Asegúrese de que, sea cual sea la pierna que esté encima, el codo opuesto apunte hacia el techo.
- Si no consigue entrelazar las manos detrás de la espalda, intente utilizar una correa que le ayude a juntar las manos.

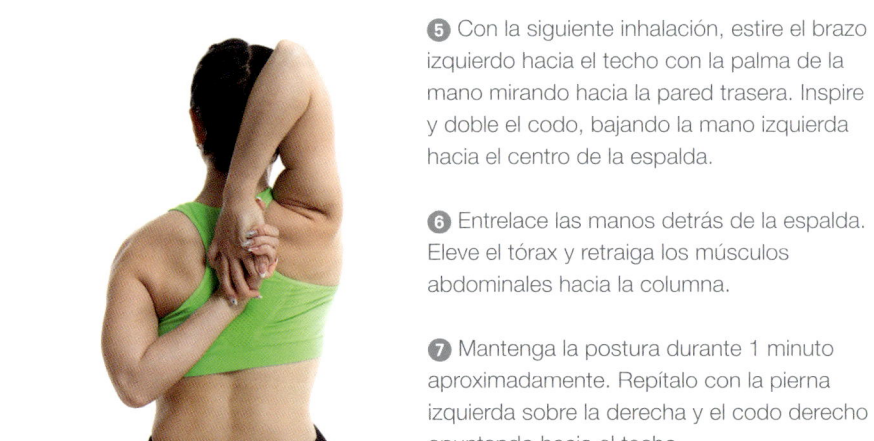

❺ Con la siguiente inhalación, estire el brazo izquierdo hacia el techo con la palma de la mano mirando hacia la pared trasera. Inspire y doble el codo, bajando la mano izquierda hacia el centro de la espalda.

❻ Entrelace las manos detrás de la espalda. Eleve el tórax y retraiga los músculos abdominales hacia la columna.

❼ Mantenga la postura durante 1 minuto aproximadamente. Repítalo con la pierna izquierda sobre la derecha y el codo derecho apuntando hacia el techo.

EVITE
- Levantar los huesos isquiones del suelo.

POSTURA DE LA CARA DE VACA • POSTURAS Y TORSIONES SENTADO

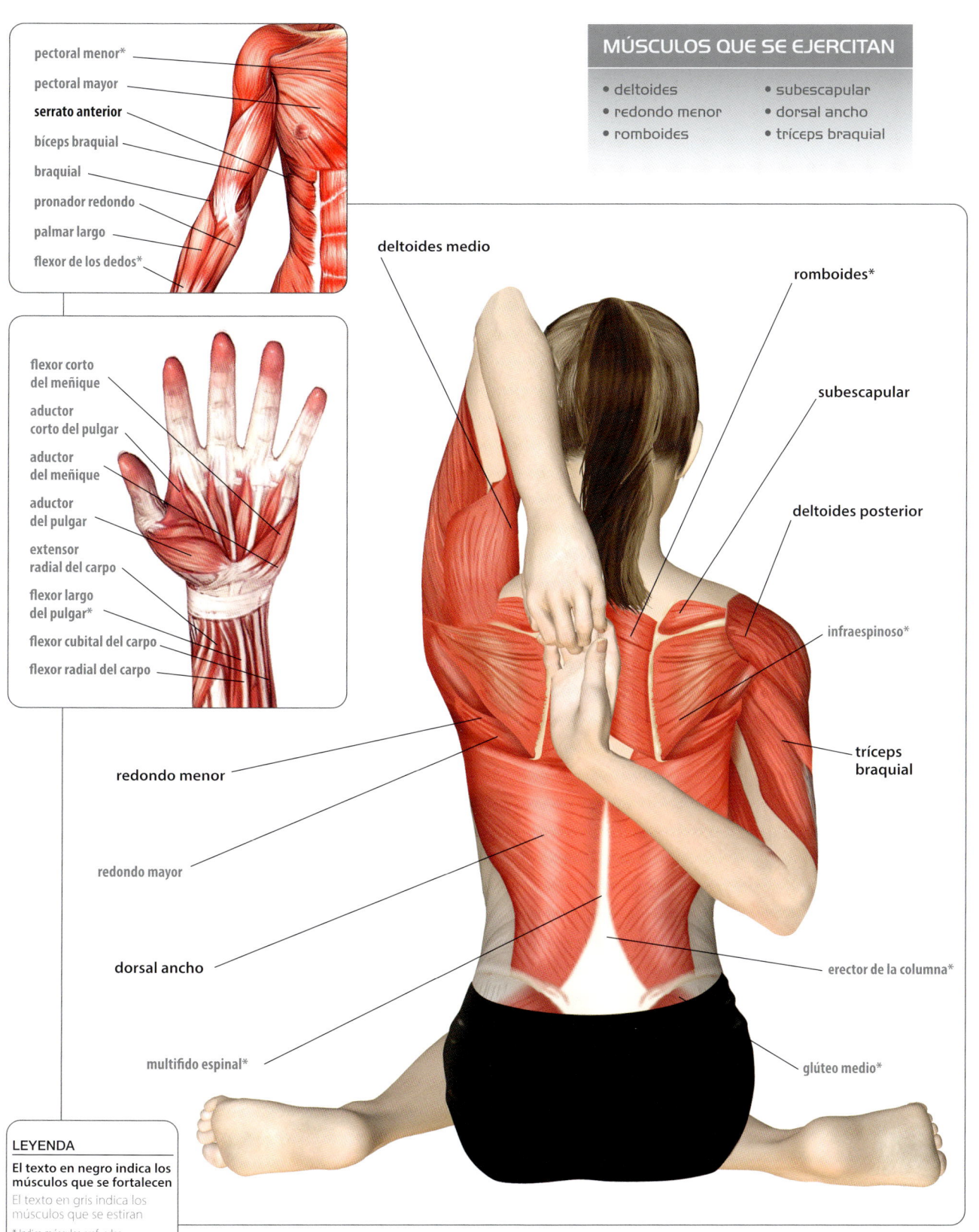

MÚSCULOS QUE SE EJERCITAN

- deltoides
- redondo menor
- romboides
- subescapular
- dorsal ancho
- tríceps braquial

pectoral menor*

pectoral mayor

serrato anterior

bíceps braquial

braquial

pronador redondo

palmar largo

flexor de los dedos*

flexor corto del meñique

aductor corto del pulgar

aductor del meñique

aductor del pulgar

extensor radial del carpo

flexor largo del pulgar*

flexor cubital del carpo

flexor radial del carpo

deltoides medio

romboides*

subescapular

deltoides posterior

infraespinoso*

tríceps braquial

redondo menor

redondo mayor

dorsal ancho

erector de la columna*

multifido espinal*

glúteo medio*

LEYENDA

El texto en negro indica los músculos que se fortalecen

El texto en gris indica los músculos que se estiran

* Indica músculos profundos

POSTURA DEL MEDIO LOTO
(ARDHA PADMASANA)

1 Siéntese en la postura del bastón (págs. 98-99). Elévese desde la columna vertebral.

2 Doble la rodilla derecha y ábrala ligeramente hacia fuera. Permita que la cadera se abra y baje el muslo derecho hasta el suelo.

MÚSCULOS QUE SE EJERCITAN

- recto abdominal
- transverso abdominal
- tibial anterior
- sartorio
- recto femoral

EVITE
- Estirar en exceso la parte externa del tobillo.

3 Inclínese ligeramente hacia delante y agarre la espinilla izquierda con las manos. Coloque el pie derecho sobre el muslo izquierdo, con el talón apoyado en la ingle. Asegúrese de que la rotación proviene de las caderas.

4 Con mucho cuidado, coloque el pie izquierdo por debajo del muslo derecho. Empuje las rodillas para acercarlas un poco más. Presione las ingles contra el suelo, manteniendo los huesos isquiones firmemente anclados en el suelo.

5 Estire hacia arriba la columna vertebral y coloque las manos en las rodillas, con las palmas hacia arriba y los dedos índice y pulgar formando una «O».

6 Mantenga la postura de 5 segundos a 1 minuto. Repítalo con la otra pierna arriba.

HÁGALO BIEN
- Mantenga la postura durante el mismo tiempo en ambos lados.

SIGNIFICADO
- Ardha Padmasana
- *ardha* = medio; *padma* = loto

BENEFICIOS
- Estira las caderas, los mulos, las rodillas y los tobillos
- Ejercita los músculos abdominales para estimular la digestión

CONTRA-INDICACIONES Y PRECAUCIONES
- Lesiones en las rodillas

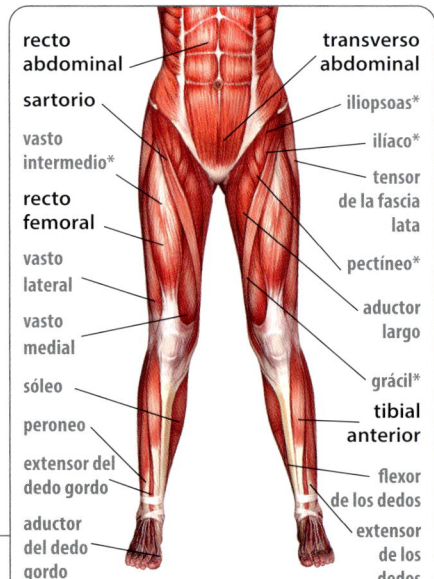

recto abdominal
transverso abdominal
sartorio
iliopsoas*
vasto intermedio*
ilíaco*
recto femoral
tensor de la fascia lata
vasto lateral
pectíneo*
vasto medial
aductor largo
sóleo
grácil*
peroneo
tibial anterior
extensor del dedo gordo
flexor de los dedos
aductor del dedo gordo
extensor de los dedos

POSTURA DEL LOTO
(PADMASANA)

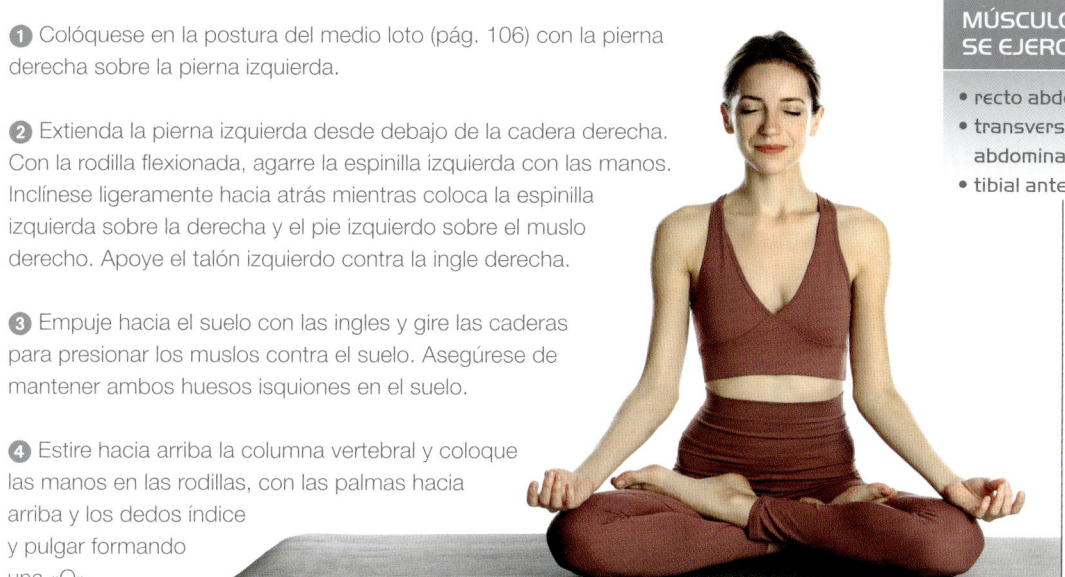

① Colóquese en la postura del medio loto (pág. 106) con la pierna derecha sobre la pierna izquierda.

② Extienda la pierna izquierda desde debajo de la cadera derecha. Con la rodilla flexionada, agarre la espinilla izquierda con las manos. Inclínese ligeramente hacia atrás mientras coloca la espinilla izquierda sobre la derecha y el pie izquierdo sobre el muslo derecho. Apoye el talón izquierdo contra la ingle derecha.

③ Empuje hacia el suelo con las ingles y gire las caderas para presionar los muslos contra el suelo. Asegúrese de mantener ambos huesos isquiones en el suelo.

④ Estire hacia arriba la columna vertebral y coloque las manos en las rodillas, con las palmas hacia arriba y los dedos índice y pulgar formando una «O».

⑤ Mantenga la postura de 5 segundos a 1 minuto. Repítalo con la pierna derecha arriba.

MÚSCULOS QUE SE EJERCITAN
- recto abdominal
- transverso abdominal
- tibial anterior

HÁGALO BIEN
- Si le resulta difícil mantener la columna en una posición recta y neutra, coloque una manta doblada debajo de las caderas para elevarlas por encima de las rodillas.

EVITE
- Forzar las rodillas. Si esta postura le resulta incómoda, practique la postura del medio loto (Ardha Padmasana, pág. 106) o la del ángulo amarrado (Baddha Konasana, pág. 100) hasta que sus caderas sean lo suficientemente flexibles como para practicar la postura del loto.

SIGNIFICADO
- Padmasana
- *padma* = loto

NIVEL
- Avanzado

BENEFICIOS
- Estira las caderas, los mulos, las rodillas y los tobillos
- Estimula la digestión
- Relaja la mente para meditar

CONTRA-INDICACIONES Y PRECAUCIONES
- Lesiones en las rodillas
- Lesiones en las caderas
- Lesiones en los tobillos

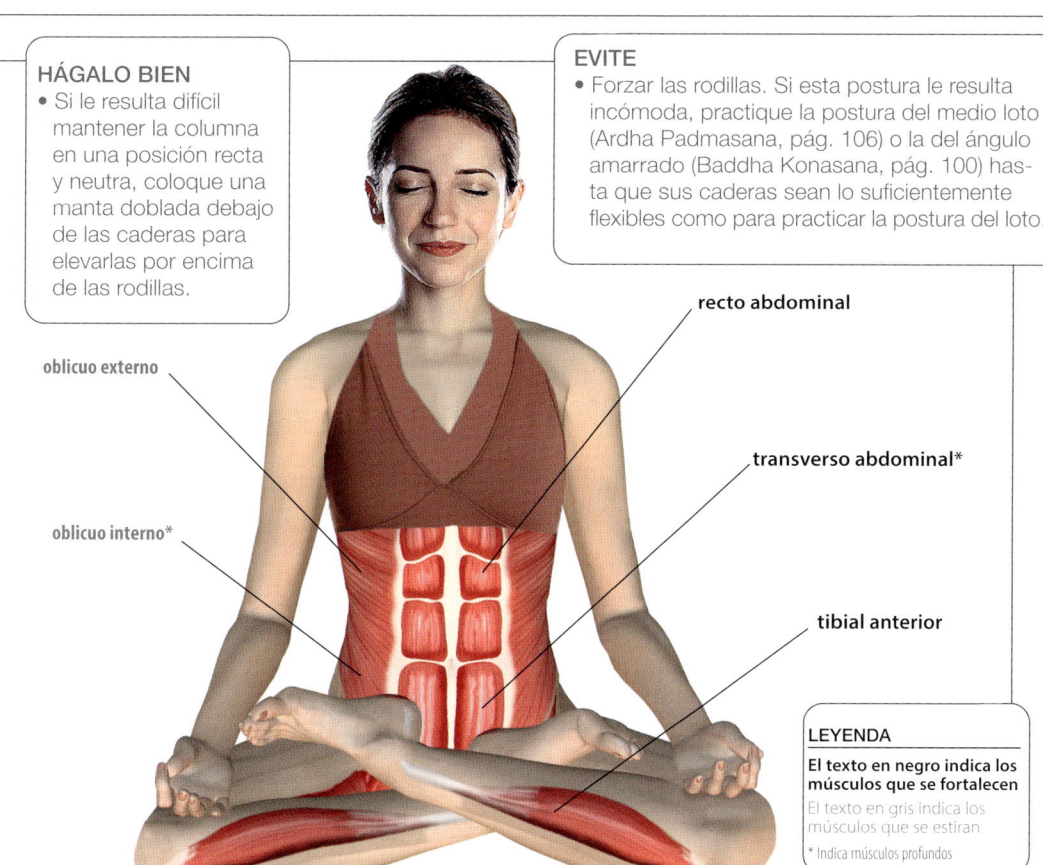

oblicuo externo

oblicuo interno*

recto abdominal

transverso abdominal*

tibial anterior

LEYENDA
El texto en negro indica los músculos que se fortalecen

El texto en gris indica los músculos que se estiran

* Indica músculos profundos

POSTURA DEL BARCO
(PARIPURNA NAVASANA)

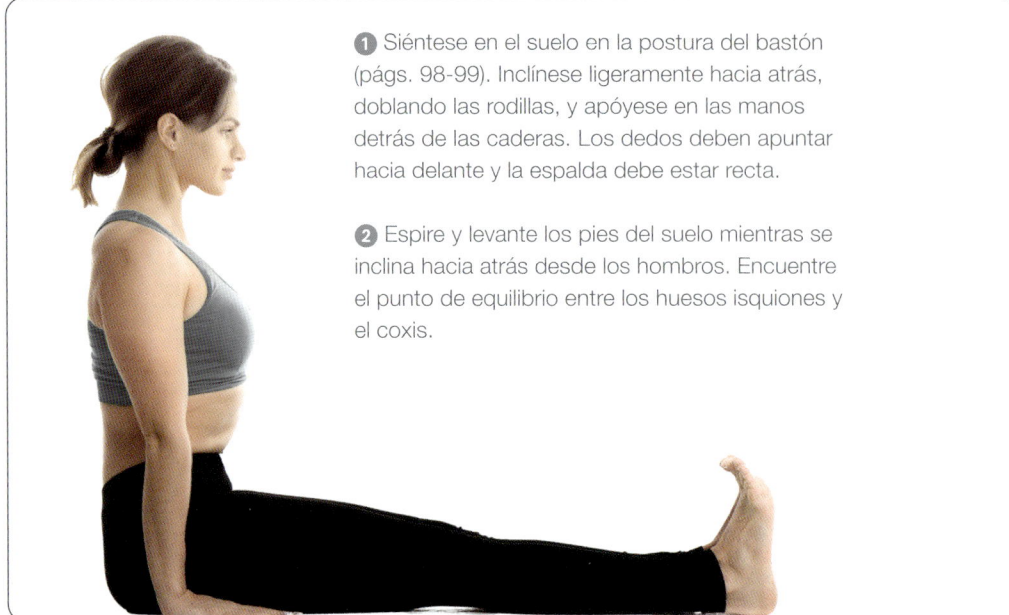

❶ Siéntese en el suelo en la postura del bastón (págs. 98-99). Inclínese ligeramente hacia atrás, doblando las rodillas, y apóyese en las manos detrás de las caderas. Los dedos deben apuntar hacia delante y la espalda debe estar recta.

❷ Espire y levante los pies del suelo mientras se inclina hacia atrás desde los hombros. Encuentre el punto de equilibrio entre los huesos isquiones y el coxis.

SIGNIFICADO
- Paripurna Navasana
- *paripurna* = entero, completo; *nava* = barco

BENEFICIOS
- Fortalece los abdominales, los flexores de la cadera, la columna y los muslos
- Estira los isquio-tibiales
- Estimula la digestión
- Alivia los problemas de tiroides

CONTRA-INDICACIONES Y PRECAUCIONES
- Lesiones en el cuello
- Dolor de cabeza
- Dolor en la región lumbar

❸ Estire la piernas lentamente hacia delante de modo que formen un ángulo de 45 grados con el torso. Ponga el pie en punta. Levante los brazos hacia los lados, paralelos al suelo.

❹ Retraiga los músculos abdominales hacia la columna vertebral para mantener el equilibrio. Estire los brazos hacia delante extendiendo las puntas de los dedos y alargue la nuca.

❻ Mantenga la postura de 10 a 20 segundos.

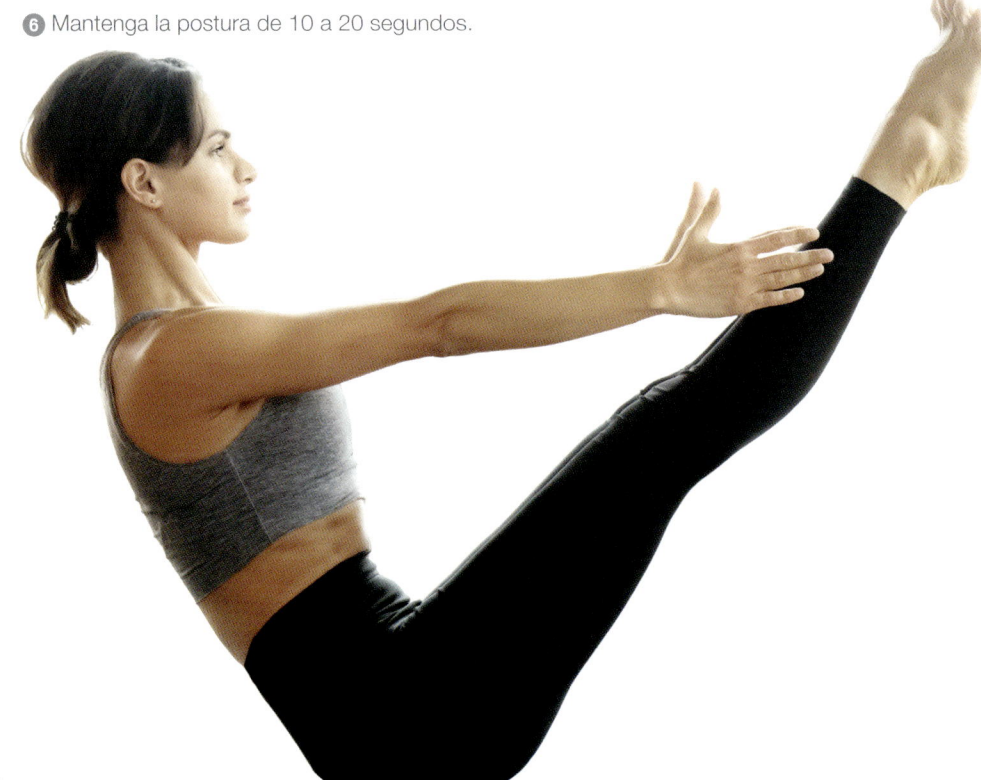

MÚSCULOS QUE SE EJERCITAN

- recto abdominal
- oblicuo interno
- oblicuo externo
- iliopsoas
- transverso abdominal
- vasto intermedio
- recto femoral
- ilíaco
- erector de la columna

HÁGALO BIEN

- Mantenga el cuello estirado y relajado para minimizar la tensión en la parte superior de la columna.
- Si no consigue estirar las piernas, mantenga el equilibrio con las rodillas flexionadas.

EVITE

- Redondear la columna vertebral haciendo que se hunda en la región lumbar.

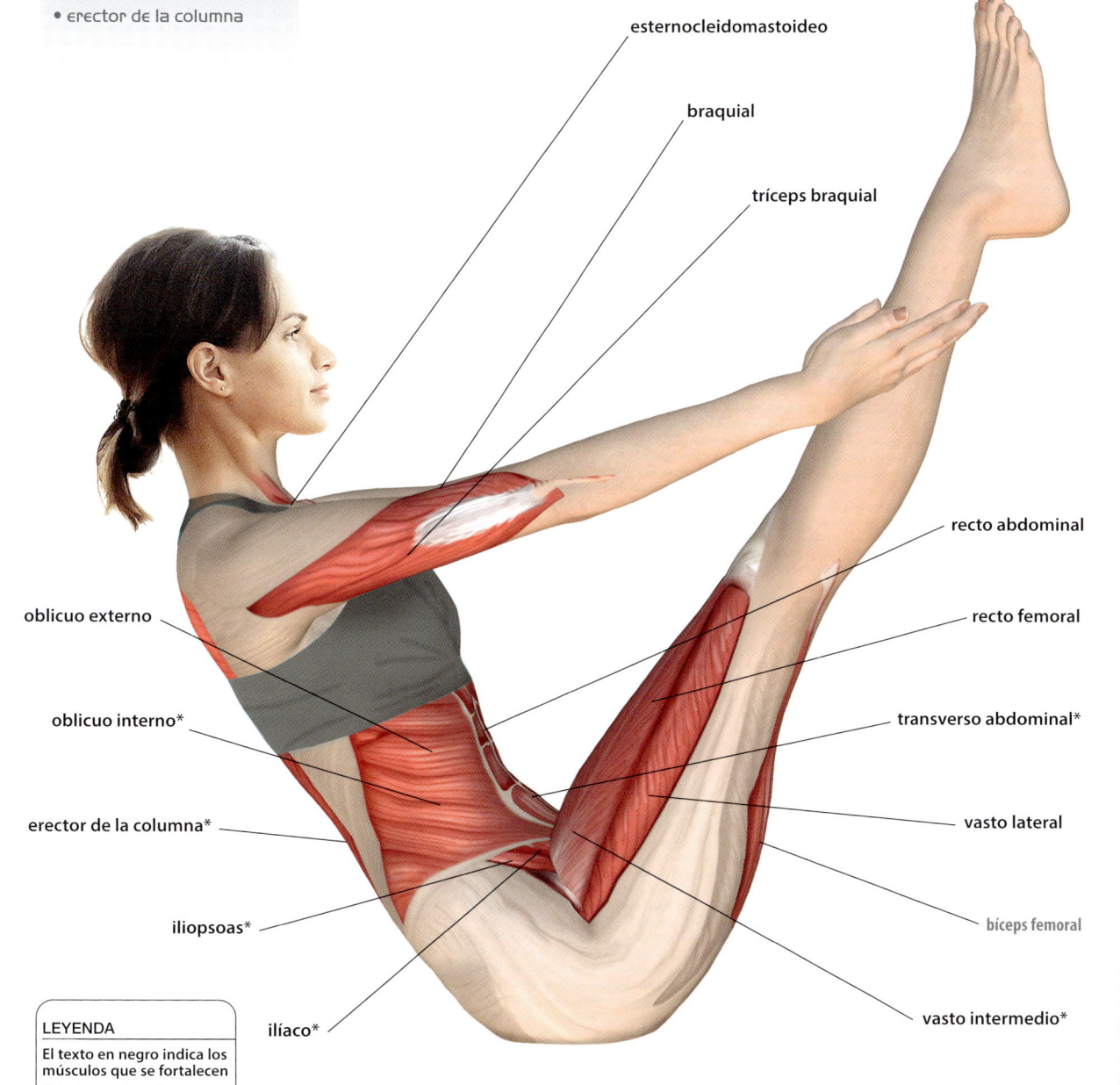

esternocleidomastoideo

braquial

tríceps braquial

recto abdominal

recto femoral

oblicuo externo

transverso abdominal*

oblicuo interno*

vasto lateral

erector de la columna*

bíceps femoral

iliopsoas*

ilíaco*

vasto intermedio*

LEYENDA

El texto en negro indica los músculos que se fortalecen

El texto en gris indica los músculos que se estiran

* Indica músculos profundos

TORSIÓN DE BHARADVAJA
(BHARADVAJASANA I)

1 Siéntese en el suelo en la postura del bastón (págs. 98-99).

2 Desplace el peso hacia la nalga derecha y doble las piernas hacia la izquierda, dejando el muslo derecho sobre el suelo. Con los dedos de los pies apuntando hacia la cadera izquierda, el muslo izquierdo debería descansar sobre la pantorrilla derecha y el tobillo izquierdo sobre el pie derecho.

3 Inspire y estire la columna hacia arriba. Espire y gire el torso hacia la derecha, mirando por encima del hombro derecho. Coloque la mano izquierda cerca de la rodilla derecha y la mano derecha al lado de la cadera derecha.

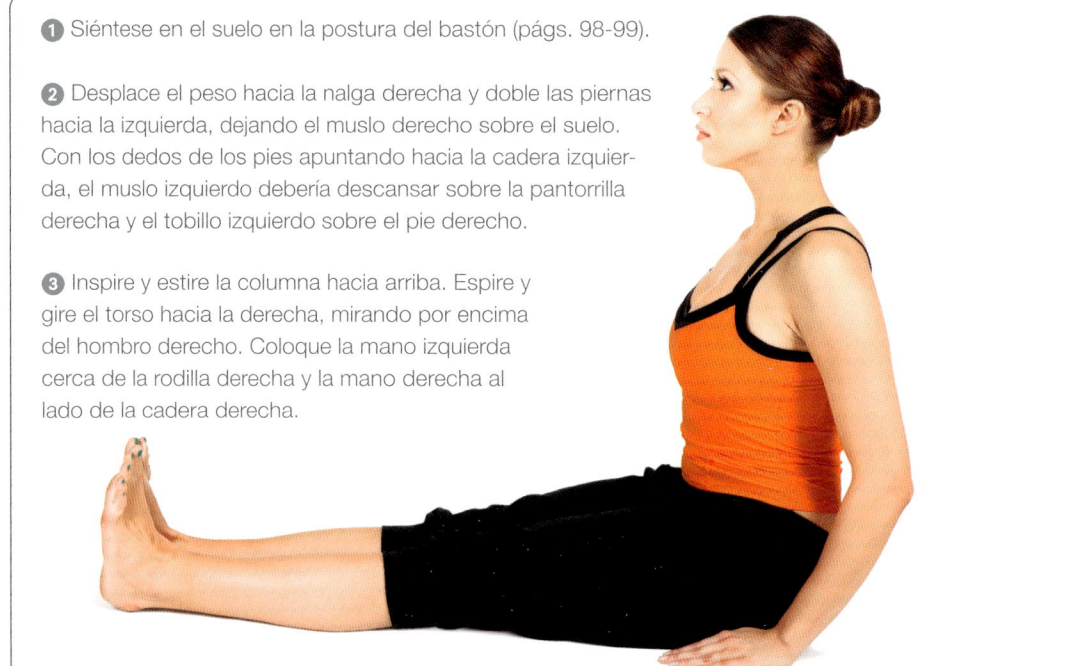

SIGNIFICADO
- Bharadvajasana I
- *Bharadvaja* = nombre de un gran sabio hindú

BENEFICIOS
- Estira la columna vertebral, los hombros y las caderas
- Estimula la digestión
- Reduce el estrés

CONTRA-INDICACIONES Y PRECAUCIONES
- Presión arterial baja o alta
- Diarrea

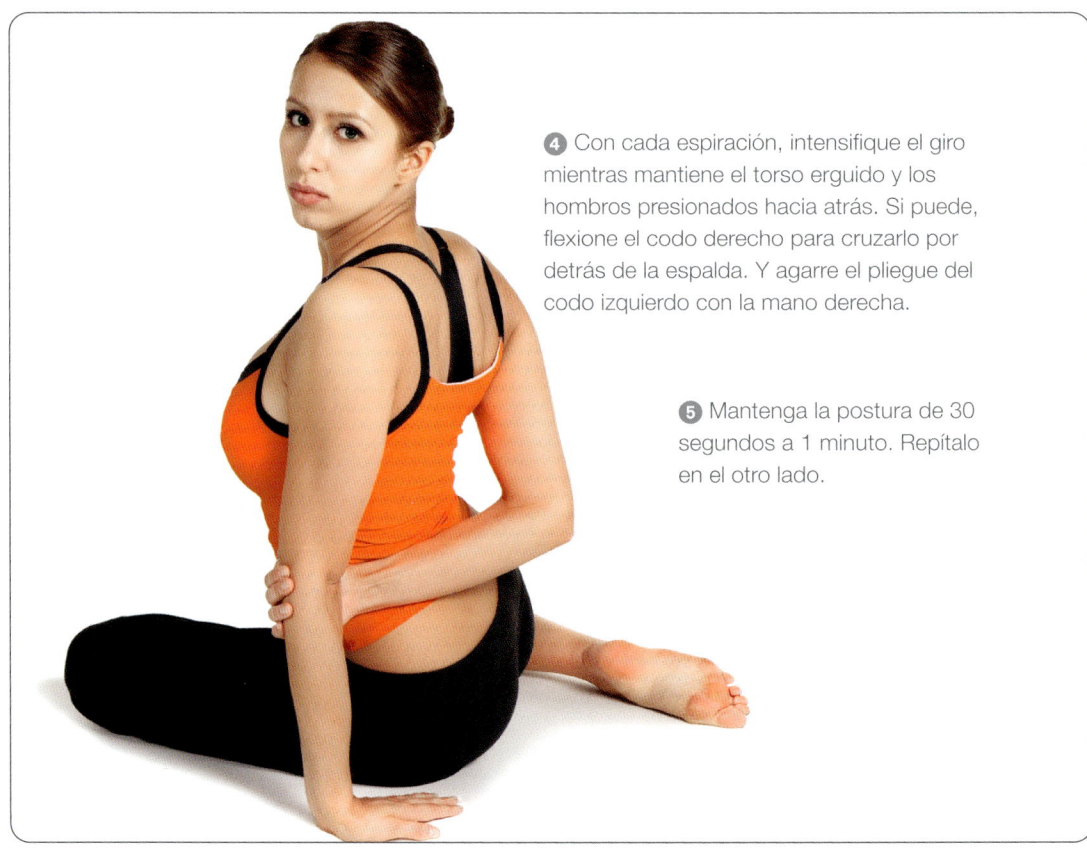

4 Con cada espiración, intensifique el giro mientras mantiene el torso erguido y los hombros presionados hacia atrás. Si puede, flexione el codo derecho para cruzarlo por detrás de la espalda. Y agarre el pliegue del codo izquierdo con la mano derecha.

5 Mantenga la postura de 30 segundos a 1 minuto. Repítalo en el otro lado.

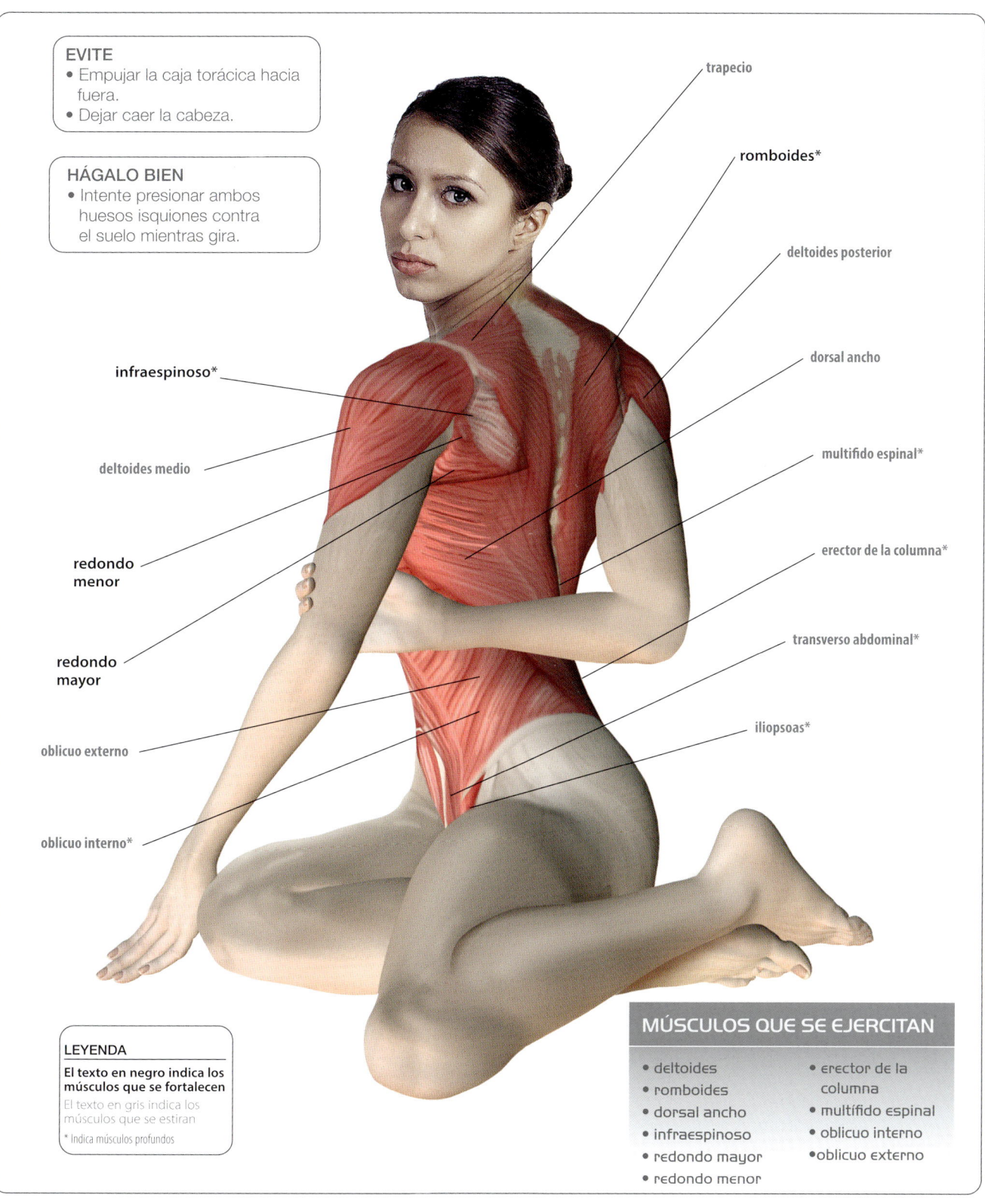

EVITE
- Empujar la caja torácica hacia fuera.
- Dejar caer la cabeza.

HÁGALO BIEN
- Intente presionar ambos huesos isquiones contra el suelo mientras gira.

trapecio

romboides*

deltoides posterior

dorsal ancho

infraespinoso*

multifido espinal*

deltoides medio

erector de la columna*

redondo menor

transverso abdominal*

redondo mayor

iliopsoas*

oblicuo externo

oblicuo interno*

LEYENDA

El texto en negro indica los músculos que se fortalecen

El texto en gris indica los músculos que se estiran

* Indica músculos profundos

MÚSCULOS QUE SE EJERCITAN

- deltoides
- romboides
- dorsal ancho
- infraespinoso
- redondo mayor
- redondo menor
- erector de la columna
- multifido espinal
- oblicuo interno
- oblicuo externo

POSTURA DEL SABIO MARICHI
(MARICHYASANA)

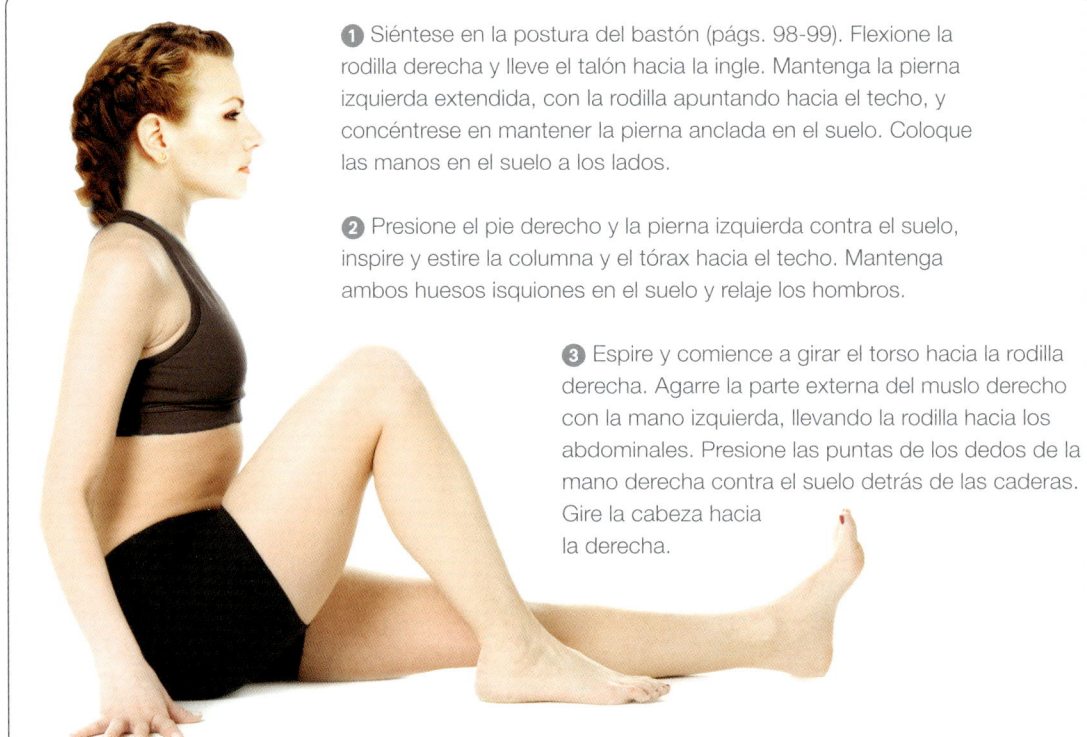

❶ Siéntese en la postura del bastón (págs. 98-99). Flexione la rodilla derecha y lleve el talón hacia la ingle. Mantenga la pierna izquierda extendida, con la rodilla apuntando hacia el techo, y concéntrese en mantener la pierna anclada en el suelo. Coloque las manos en el suelo a los lados.

❷ Presione el pie derecho y la pierna izquierda contra el suelo, inspire y estire la columna y el tórax hacia el techo. Mantenga ambos huesos isquiones en el suelo y relaje los hombros.

❸ Espire y comience a girar el torso hacia la rodilla derecha. Agarre la parte externa del muslo derecho con la mano izquierda, llevando la rodilla hacia los abdominales. Presione las puntas de los dedos de la mano derecha contra el suelo detrás de las caderas. Gire la cabeza hacia la derecha.

SIGNIFICADO
- Marichyasana III
- *marichi* = rayo de luz; nombre de un vidente hindú al que se le atribuye la intuición de la ley divina del universo o *dharma*
- También llamada postura del sabio

BENEFICIOS
- Estimula la digestión
- Fortalece y estira la columna
- Elimina toxinas de los órganos internos

CONTRA-INDICACIONES Y PRECAUCIONES
- Presión arterial alta o baja
- Lesiones en la espalda

❹ Intensifique la torsión con cada espiración. Si puede, coloque el codo izquierdo sobre la parte exterior de la rodilla derecha. Inclínese ligeramente hacia atrás, guiándose con la parte superior del torso Esto le ayudará a girar toda la columna vertebral.

❺ Mantenga la postura de 30 segundos a 1 minuto. Deshaga la torsión suavemente al espirar y repítalo con la

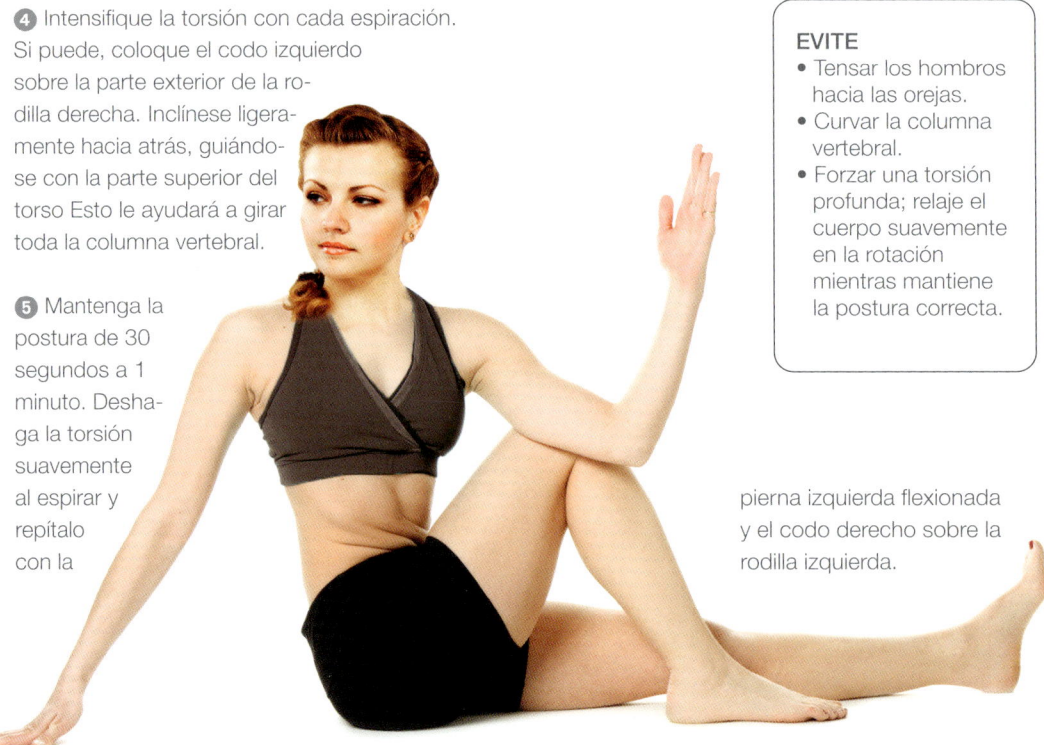

pierna izquierda flexionada y el codo derecho sobre la rodilla izquierda.

EVITE
- Tensar los hombros hacia las orejas.
- Curvar la columna vertebral.
- Forzar una torsión profunda; relaje el cuerpo suavemente en la rotación mientras mantiene la postura correcta.

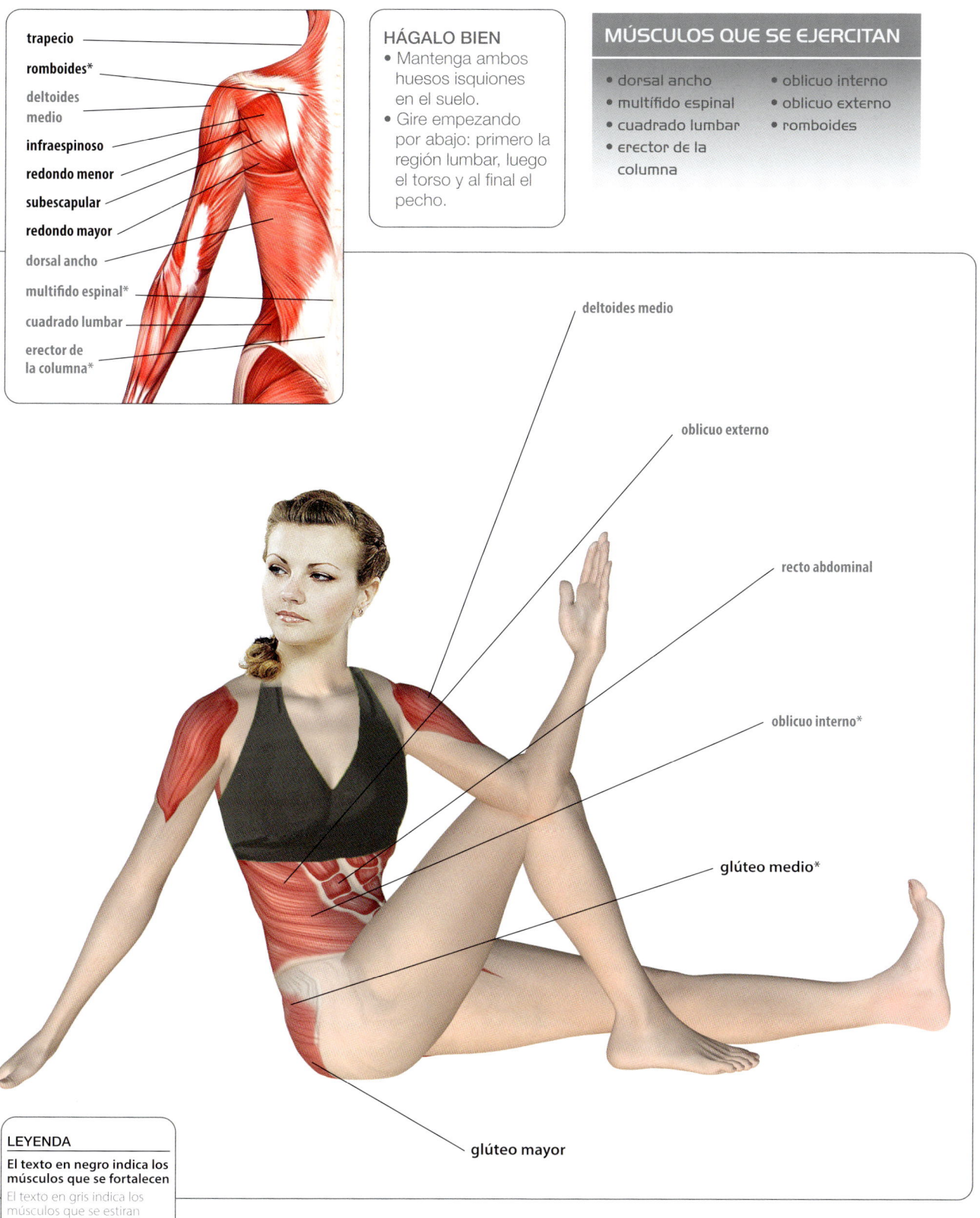

trapecio

romboides*

deltoides medio

infraespinoso

redondo menor

subescapular

redondo mayor

dorsal ancho

multifido espinal*

cuadrado lumbar

erector de la columna*

HÁGALO BIEN
- Mantenga ambos huesos isquiones en el suelo.
- Gire empezando por abajo: primero la región lumbar, luego el torso y al final el pecho.

MÚSCULOS QUE SE EJERCITAN
- dorsal ancho
- multífido espinal
- cuadrado lumbar
- erector de la columna
- oblicuo interno
- oblicuo externo
- romboides

deltoides medio

oblicuo externo

recto abdominal

oblicuo interno*

glúteo medio*

glúteo mayor

LEYENDA
El texto en negro indica los músculos que se fortalecen

El texto en gris indica los músculos que se estiran

* Indica músculos profundos

MEDIA POSTURA DEL SEÑOR DE LOS PECES (ARDHA MATSYENDRASANA)

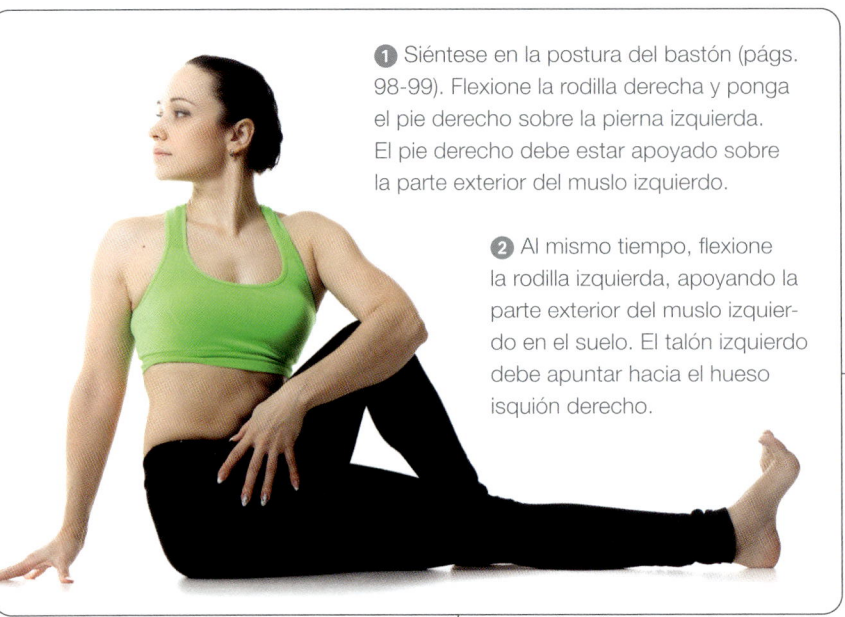

1 Siéntese en la postura del bastón (págs. 98-99). Flexione la rodilla derecha y ponga el pie derecho sobre la pierna izquierda. El pie derecho debe estar apoyado sobre la parte exterior del muslo izquierdo.

2 Al mismo tiempo, flexione la rodilla izquierda, apoyando la parte exterior del muslo izquierdo en el suelo. El talón izquierdo debe apuntar hacia el hueso isquión derecho.

EVITE
- Tensar los hombros hacia las orejas.
- Curvar la columna vertebral.
- Levantar del suelo el pie de la pierna levantada.

HÁGALO BIEN
- Intente acercar el muslo de la pierna levantada al torso lo máximo posible sin hundir la columna vertebral.
- Lleve el hombro posterior hacia hacia la pared trasera a medida que gira la columna vertebral.

SIGNIFICADO
- Ardha Matsyendrasana
- *ardha* = medio; *matsya* = pez; *indra* = señor, guía

BENEFICIOS
- Estimula la digestión
- Estira las caderas, la columna y los hombros
- Alivia el dolor de espalda y las molestias de la menstruación

CONTRA-INDICACIONES Y PRECAUCIONES
- Lesiones en la espalda

3 Inspire y estire la columna y el pecho hacia arriba mientras mantiene los hombros relajados. Espire y comience a girar el torso hacia la derecha. Coloque el codo izquierdo sobre la parte exterior de la rodilla derecha. Presione la mano derecha contra el suelo detrás de las caderas. Gire la cabeza hacia la derecha.

4 Intensifique la torsión con cada espiración. Inclínese ligeramente hacia atrás, guiándose con la parte superior del torso Con el brazo izquierdo, acerque el muslo derecho a los abdominales. Siga alargando la columna vertebral desde abajo hacia arriba, empujando el coxis hacia el suelo. Use la mano derecha para intensificar la rotación.

5 Mantenga la postura de 30 segundos a 1 minuto. Deshaga la torsión al espirar y repítalo con la pierna izquierda sobre el muslo izquierdo.

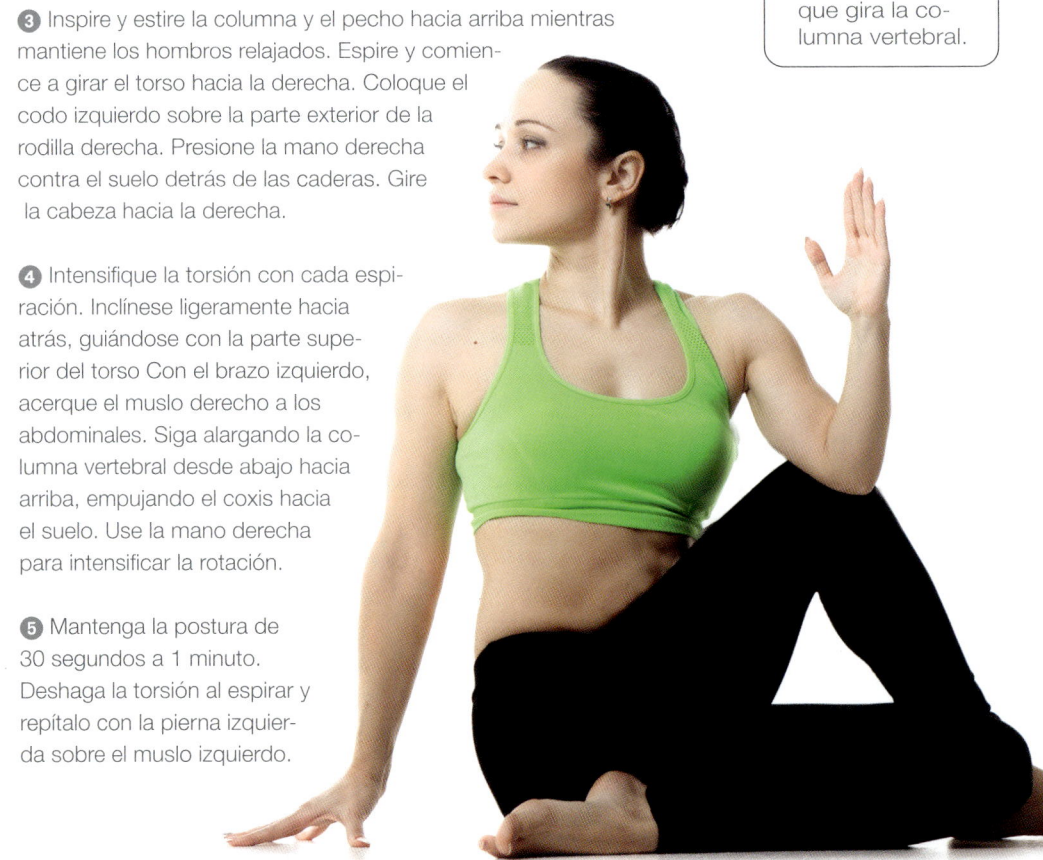

VARIACIÓN

Más fácil: mantenga recta la pierna que está debajo para que le resulte más fácil realizar esta postura. Si le resulta difícil mantener ambos huesos isquiones en el suelo al acercar el talón de la pierna inferior hacia el hueso isquión, mantenga la pierna extendida hacia delante. Apoye ambos huesos isquiones en el suelo y alargue la columna antes girar el torso.

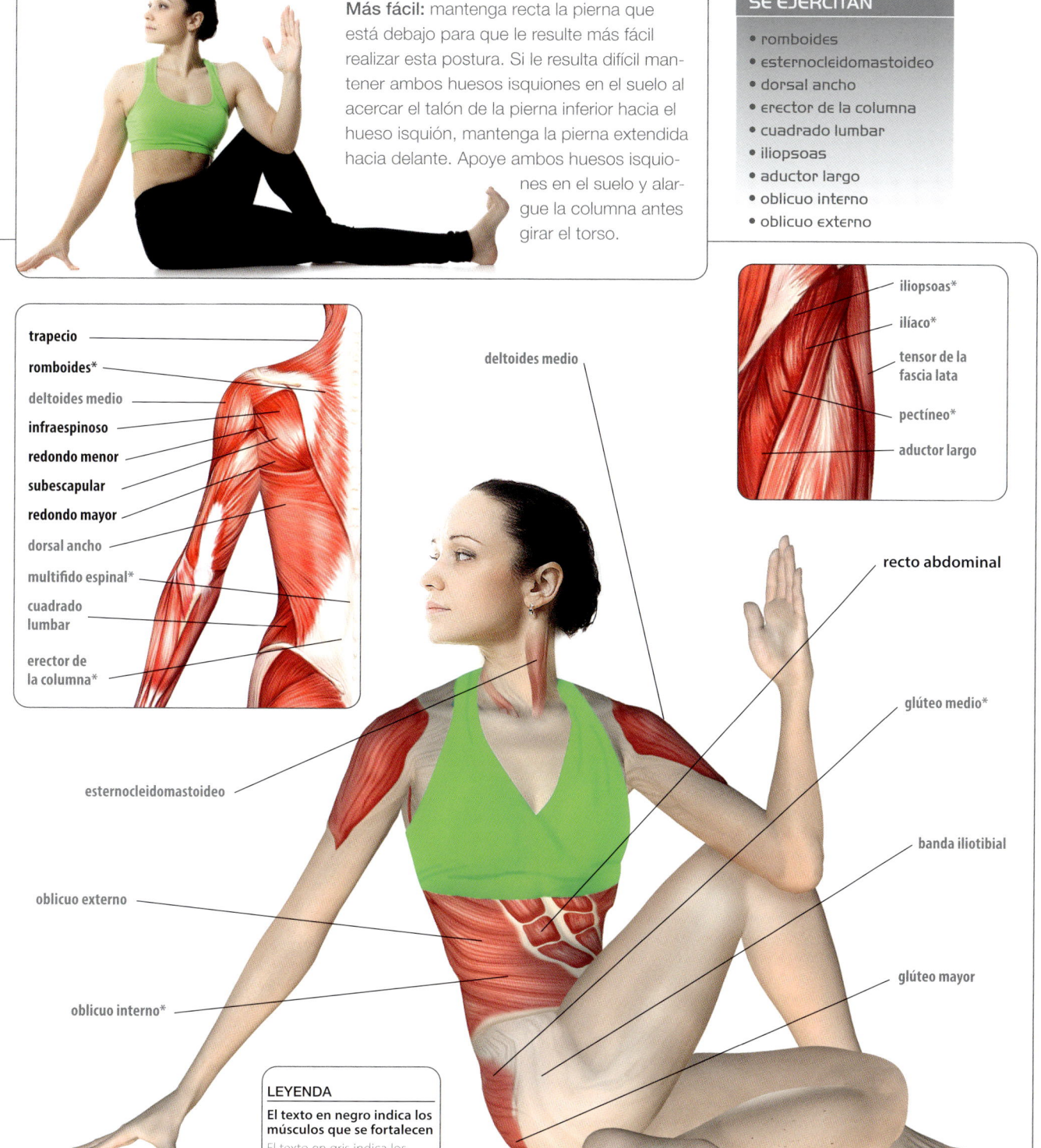

trapecio
romboides*
deltoides medio
infraespinoso
redondo menor
subescapular
redondo mayor
dorsal ancho
multifido espinal*
cuadrado lumbar
erector de la columna*

esternocleidomastoideo

oblicuo externo

oblicuo interno*

deltoides medio

iliopsoas*
ilíaco*
tensor de la fascia lata
pectíneo*
aductor largo

recto abdominal

glúteo medio*

banda iliotibial

glúteo mayor

LEYENDA

El texto en negro indica los músculos que se fortalecen

El texto en gris indica los músculos que se estiran

* Indica músculos profundos

POSTURA RECLINADA CON TORSIÓN

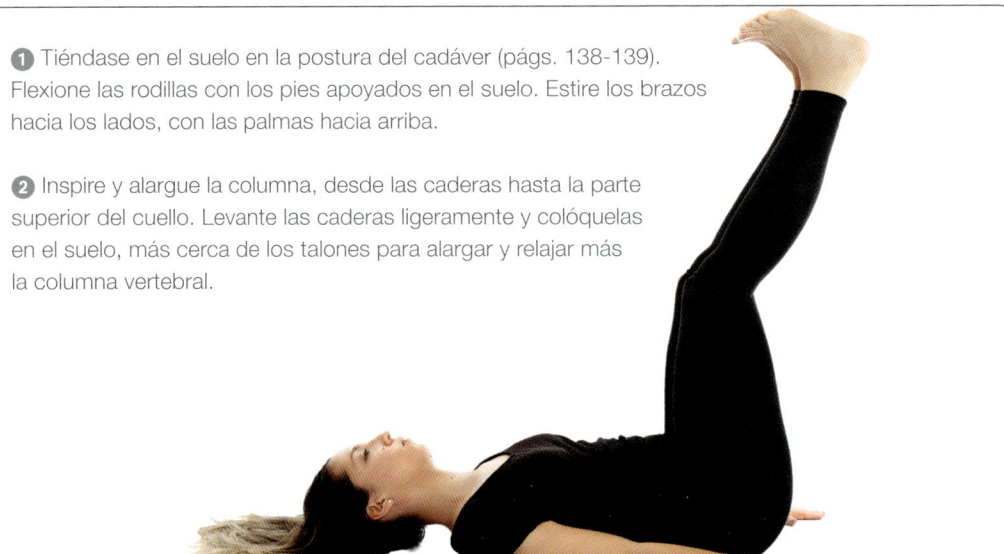

❶ Tiéndase en el suelo en la postura del cadáver (págs. 138-139). Flexione las rodillas con los pies apoyados en el suelo. Estire los brazos hacia los lados, con las palmas hacia arriba.

❷ Inspire y alargue la columna, desde las caderas hasta la parte superior del cuello. Levante las caderas ligeramente y colóquelas en el suelo, más cerca de los talones para alargar y relajar más la columna vertebral.

SIGNIFICADO
• No existe un nombre sánscrito consensuado para esta postura.

BENEFICIOS
• Libera la tensión de la columna vertebral
• Relaja las caderas
• Tonifica los abdominales

CONTRA-INDICACIONES Y PRECAUCIONES
• Problemas de hombros

❸ Levante los pies del suelo, manteniendo las rodillas dobladas.

❹ Espire y flexione las rodillas hacia la izquierda, haciendo girar las caderas y la columna vertebral. Mantenga los omóplatos anclados en el suelo y permita que la gravedad tire del muslo izquierdo hacia el suelo con cada espiración. Gire la cabeza hacia la derecha.

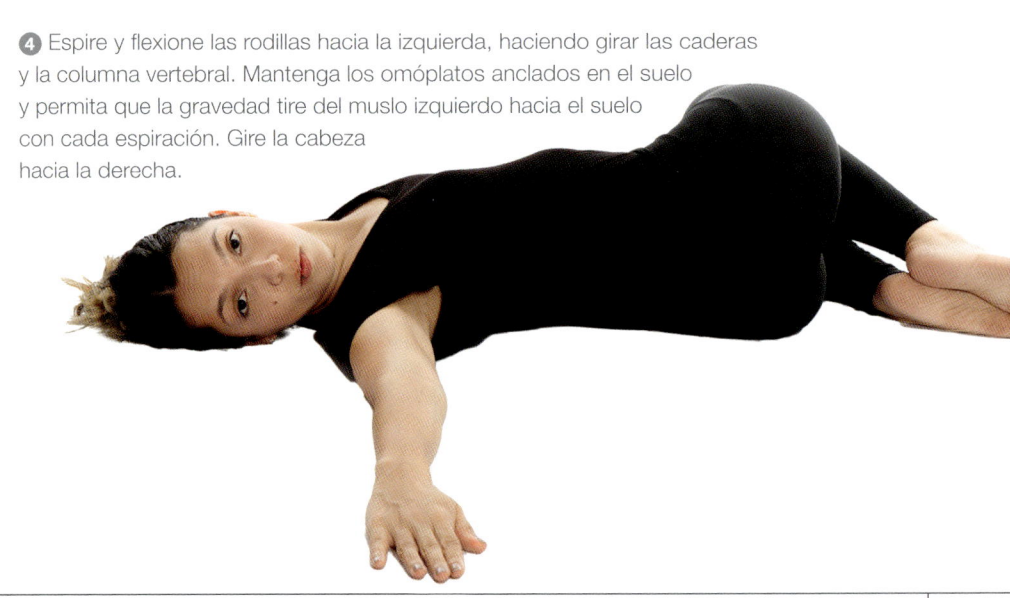

❺ Mantenga la postura de 30 segundos a 3 minutos. Repítalo en el otro lado.

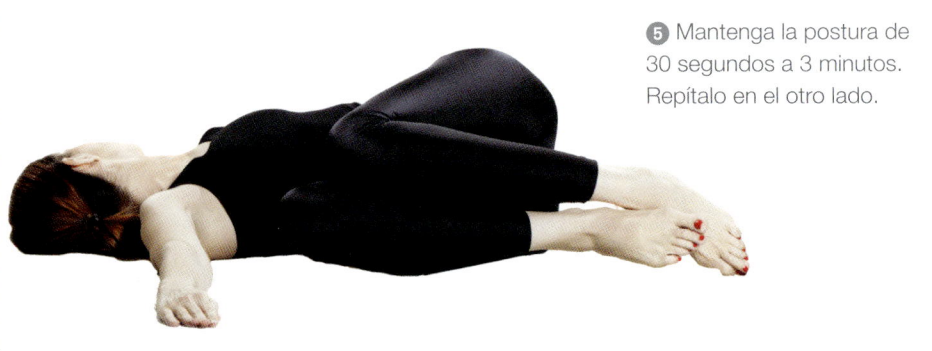

HÁGALO BIEN
- Mantenga el pecho abierto.
- Si le resulta difícil llevar las rodillas hasta el suelo, coloque una manta doblada debajo de ellas.
- Pruebe a girar la cabeza hacia ambos lados. Esto cambiará la sensación del estiramiento.
- Relájese y no fuerce el estiramiento.

EVITE
- Tensar los hombros hacia las orejas.
- Permitir que los omóplatos se levanten del suelo. Si el hombro se levanta, doble el brazo del hombro levantado y coloque la mano debajo de las costillas para apoyarse.

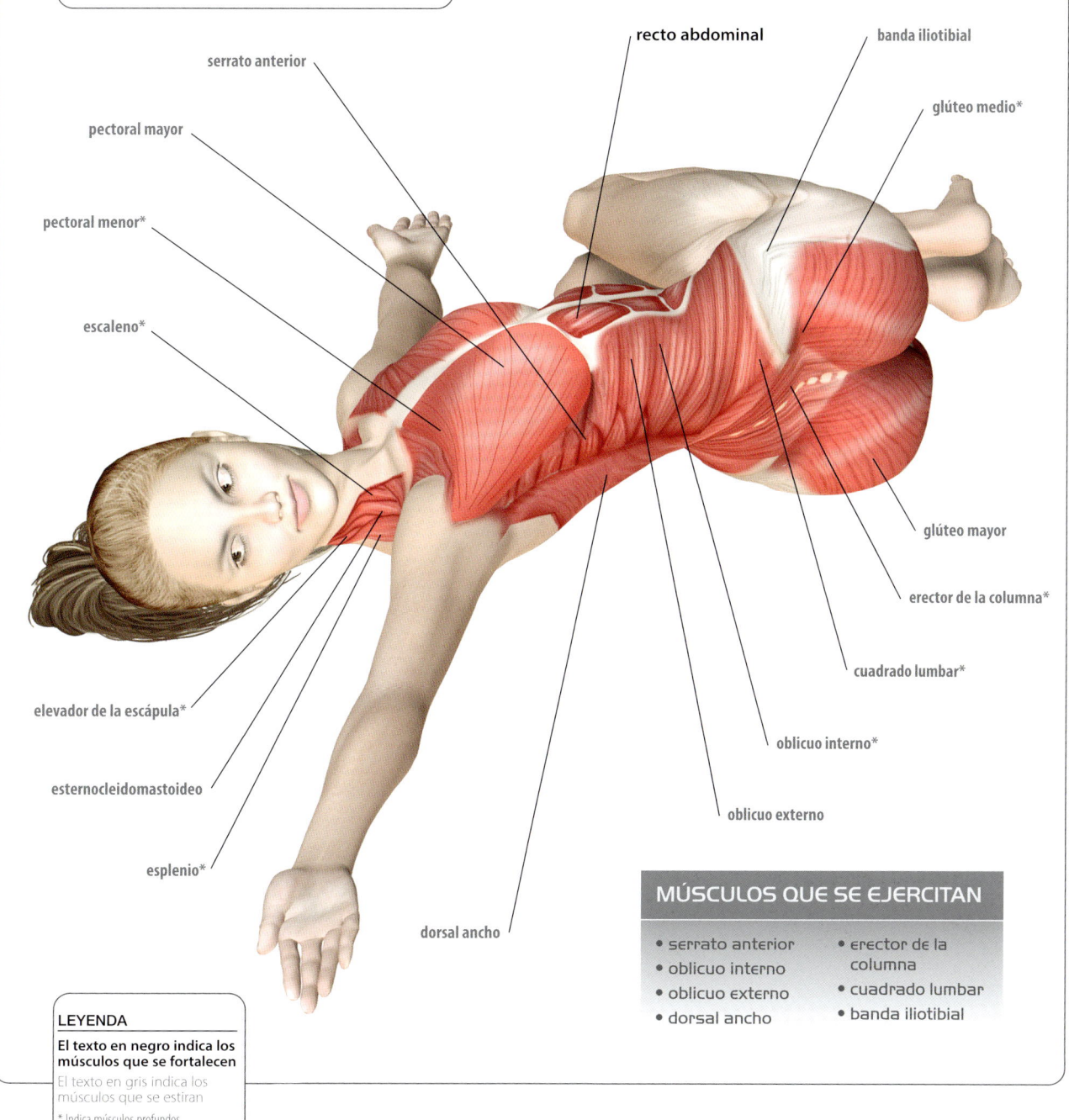

recto abdominal

banda iliotibial

glúteo medio*

serrato anterior

pectoral mayor

pectoral menor*

escaleno*

glúteo mayor

erector de la columna*

cuadrado lumbar*

elevador de la escápula*

oblicuo interno*

esternocleidomastoideo

oblicuo externo

esplenio*

dorsal ancho

MÚSCULOS QUE SE EJERCITAN
- serrato anterior
- oblicuo interno
- oblicuo externo
- dorsal ancho
- erector de la columna
- cuadrado lumbar
- banda iliotibial

LEYENDA
El texto en negro indica los músculos que se fortalecen

El texto en gris indica los músculos que se estiran

* Indica músculos profundos

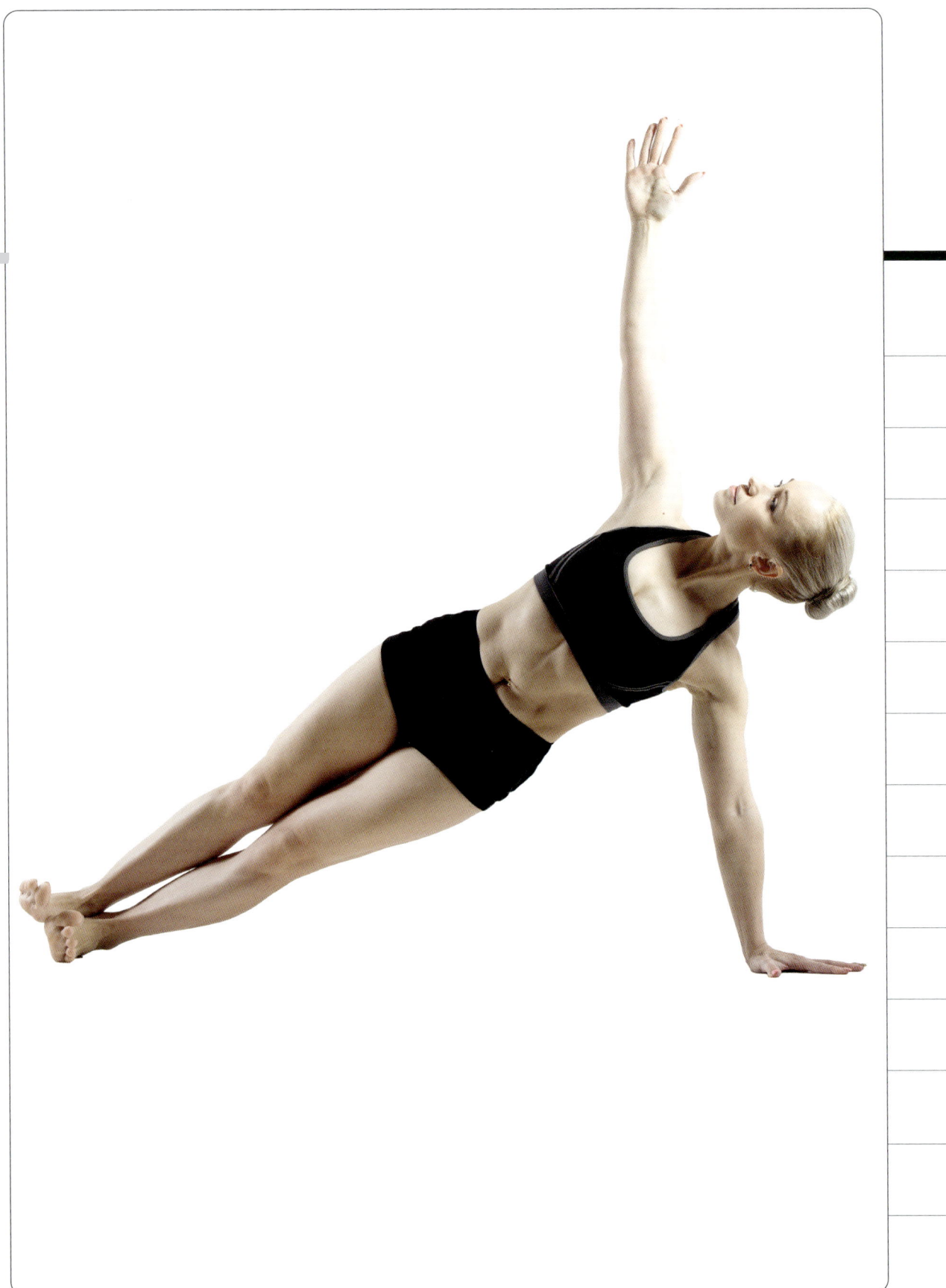

POSTURAS SOBRE LOS BRAZOS E INVERSIONES

La densidad ósea y la fuerza de la parte superior del cuerpo tienden a disminuir con la edad. La práctica de posturas sobre los brazos ayuda a contrarrestar el deterioro óseo y muscular de estas extremidades. Asimismo, pueden contribuir a prevenir el desarrollo de osteoporosis al tiempo que fortalecen los brazos, los hombros, el pecho y los abdominales. Las posturas sobre los brazos requieren cierta flexibilidad, sobre todo en la columna vertebral y las caderas.

Las inversiones alteran los efectos de la gravedad sobre el cuerpo ya que, en ellas, la cabeza se sitúa por debajo del corazón. Los sistemas cardiovascular, linfático, nervioso y endocrino se benefician de las inversiones porque estas mejoran el flujo sanguíneo y ayudan a desarrollar tejidos más sanos. Cuando empiece con las inversiones, procure mantener las posturas durante breves períodos de tiempo, sin dañar el cuello ni la columna.

POSTURA DE LA PLANCHA HACIA ARRIBA (PURVOTTANASANA)

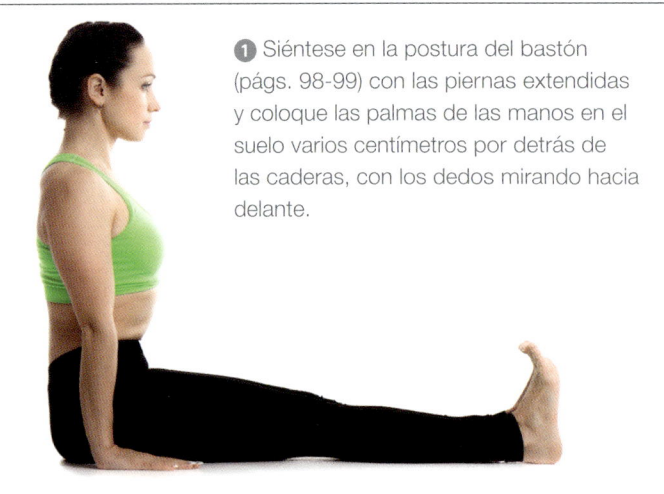

1 Siéntese en la postura del bastón (págs. 98-99) con las piernas extendidas y coloque las palmas de las manos en el suelo varios centímetros por detrás de las caderas, con los dedos mirando hacia delante.

HÁGALO BIEN
- Use los isquiotibiales y los hombros para abrir las caderas y el tórax, en lugar de forzar la extensión de la espalda.
- Si sus isquiotibiales están débiles, deje las piernas flexionadas mientras mantiene la elevación con las caderas.
- Respire de manera regular para aumentar la extensión en la parte superior de la espalda.

SIGNIFICADO
- Purvottanasana
- *purva* = frente, este; *ut* = intenso; *tan* = extender, estirar

BENEFICIOS
- Estira la columna, los brazos y los isquiotibiales
- Abre las caderas y el tórax

CONTRA-INDICACIONES Y PRECAUCIONES
- Lesiones en el cuello
- Lesiones en las muñecas

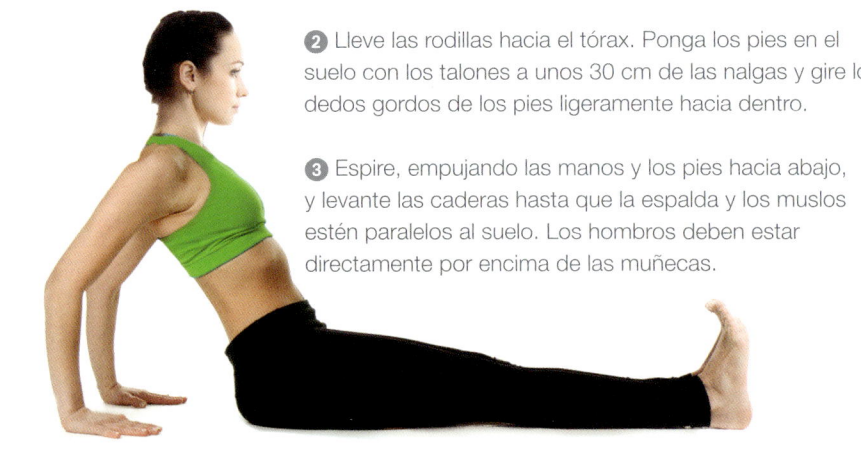

2 Lleve las rodillas hacia el tórax. Ponga los pies en el suelo con los talones a unos 30 cm de las nalgas y gire los dedos gordos de los pies ligeramente hacia dentro.

3 Espire, empujando las manos y los pies hacia abajo, y levante las caderas hasta que la espalda y los muslos estén paralelos al suelo. Los hombros deben estar directamente por encima de las muñecas.

4 Sin bajar las caderas, estire primero una pierna y después la otra.

5 Levante el pecho y junte los omóplatos mientras empuja las caderas hacia arriba, creando un ligero arco en la espalda, pero no contraiga las nalgas.

6 Estire el cuello y déjelo caer suavemente hacia atrás.

7 Mantenga la postura durante 30 segundos y regrese a la postura del bastón.

MÚSCULOS QUE SE EJERCITAN

- deltoides
- tríceps braquial
- redondo mayor
- redondo menor
- erector de la columna
- glúteo mayor
- glúteo medio
- aductor mayor
- bíceps femoral

EVITE

- Usar los glúteos para mantener la postura.
- Hundir las caderas.

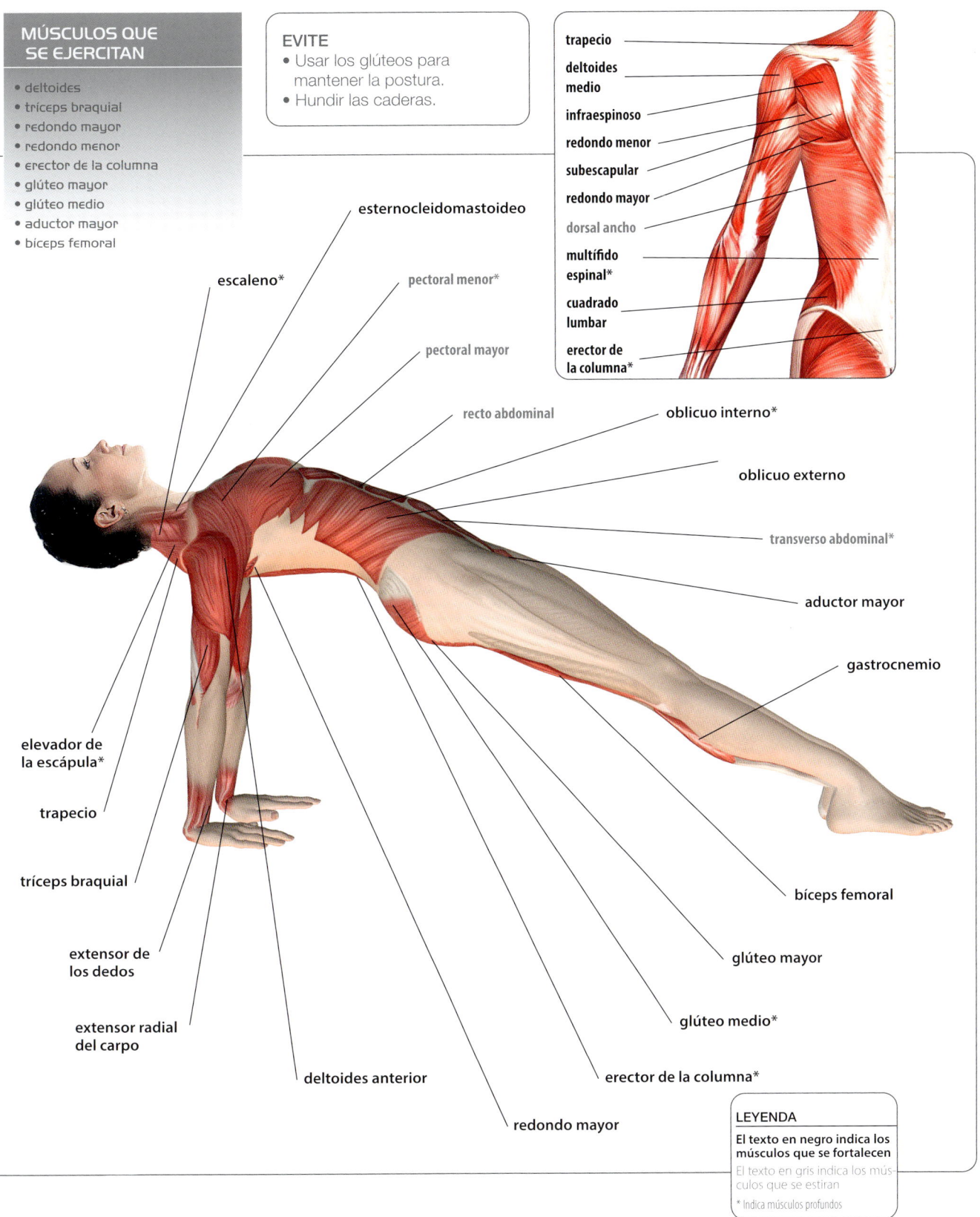

trapecio
deltoides medio
infraespinoso
redondo menor
subescapular
redondo mayor
dorsal ancho
multífido espinal*
cuadrado lumbar
erector de la columna*

esternocleidomastoideo
escaleno*
pectoral menor*
pectoral mayor
recto abdominal
oblicuo interno*
oblicuo externo
transverso abdominal*
aductor mayor
gastrocnemio
bíceps femoral
glúteo mayor
glúteo medio*
erector de la columna*
redondo mayor
deltoides anterior
extensor radial del carpo
extensor de los dedos
tríceps braquial
trapecio
elevador de la escápula*

LEYENDA

El texto en negro indica los músculos que se fortalecen

El texto en gris indica los músculos que se estiran

* indica músculos profundos

POSTURA DE LA PLANCHA

❶ Para adoptar la postura de la plancha, empiece en la postura del perro boca abajo.

❷ Inspire y lleve el torso hacia delante hasta que las muñecas queden directamente debajo de los hombros en un ángulo de 90 grados. El cuerpo debe formar una línea recta desde los cabeza hasta los talones.

❸ Presione las manos firmemente contra el suelo y, sin dejar que el pecho se hunda, empuje hacia atrás con los talones.

HÁGALO BIEN
- Alargue las piernas hasta los talones para distribuir uniformemente el peso mientras está en la postura de plancha.
- Apriete los glúteos y contraiga los abdominales para mantener la estabilidad.

EVITE
- Dejar caer los hombros.
- Hundir las caderas o elevar las nalgas.
- Encorvar los hombros hacia arriba y hacia las orejas.

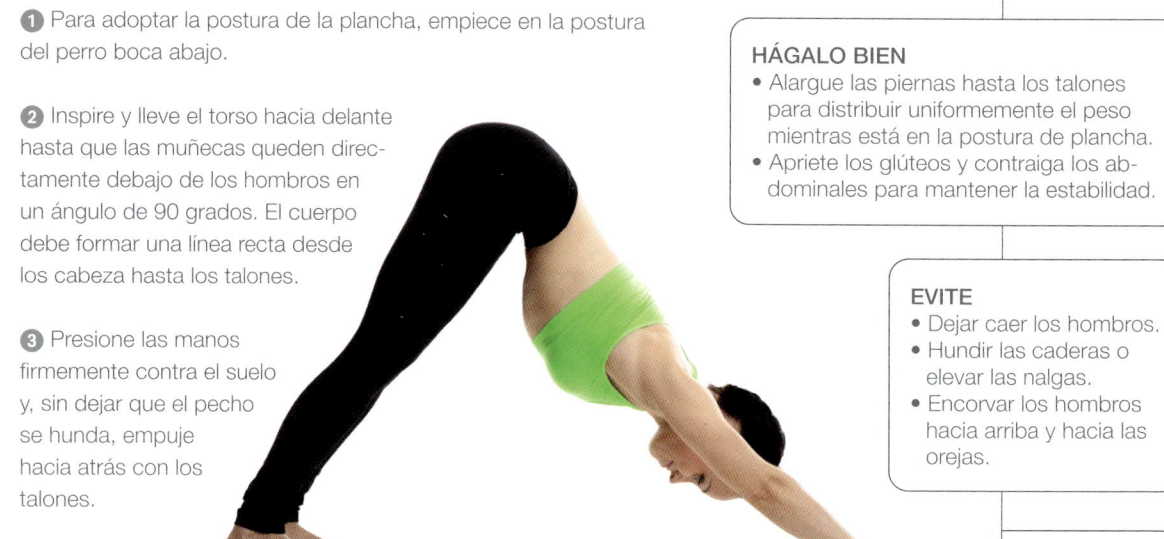

SIGNIFICADO
- No existe un nombre sánscrito consensuado para la postura de la plancha.
- Chaturanga Dandasana
- *chatur* = cuatro; *anga* = miembro; *danda* = palo, bastón

BENEFICIOS
- Fortalece y tonifica los brazos y los abdominales
- Fortalece las muñecas

CONTRA-INDICACIONES Y PRECAUCIONES
- Problemas de hombros
- Lesiones en las muñecas
- Lesiones lumbares

❹ Manteniendo la nuca alineada con la columna, ensanche los omóplatos. Las piernas deben estar firmes, rectas y con los músculos activados, y los pies deben estar en ángulo recto, con los talones apuntando hacia el techo. Mantenga la postura de 30 segundos a 1 minuto.

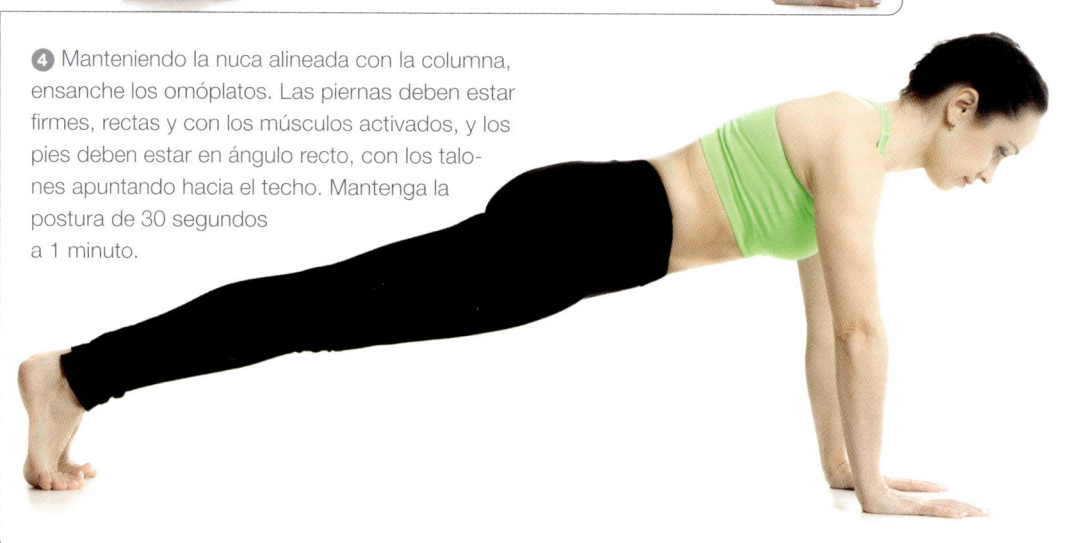

❺ Desde la postura de la plancha, abra el tórax y ensanche los omóplatos mientras retrae el coxis.

❻ Espire y, con las piernas ligeramente giradas hacia dentro, descienda hasta que la parte superior de los brazos quede paralela a la columna vertebral.

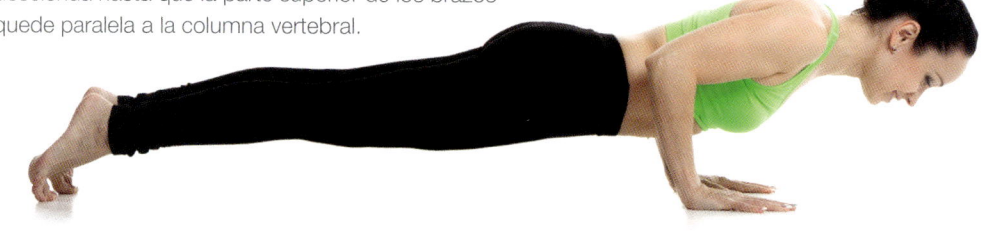

PLANCHA BAJA
(CHATURANGA DANDASANA)

7 Repliegue el coxis hacia abajo y retraiga los abdominales hacia la columna para mantener la línea recta desde los hombros hasta los talones. Mantenga los codos junto a los costados. Levante la cabeza y mire hacia delante en línea recta.

8 Mantenga la postura de 10 a 30 segundos.

HÁGALO BIEN
- Si le resulta demasiado difícil mantener la postura de la plancha baja, comience con la postura de la plancha y, a continuación, apoye las rodillas en el suelo. Continúe arrodillado, espire y baje el torso hacia el suelo hasta que haya solo uno o dos centímetros entre el pecho y el suelo.

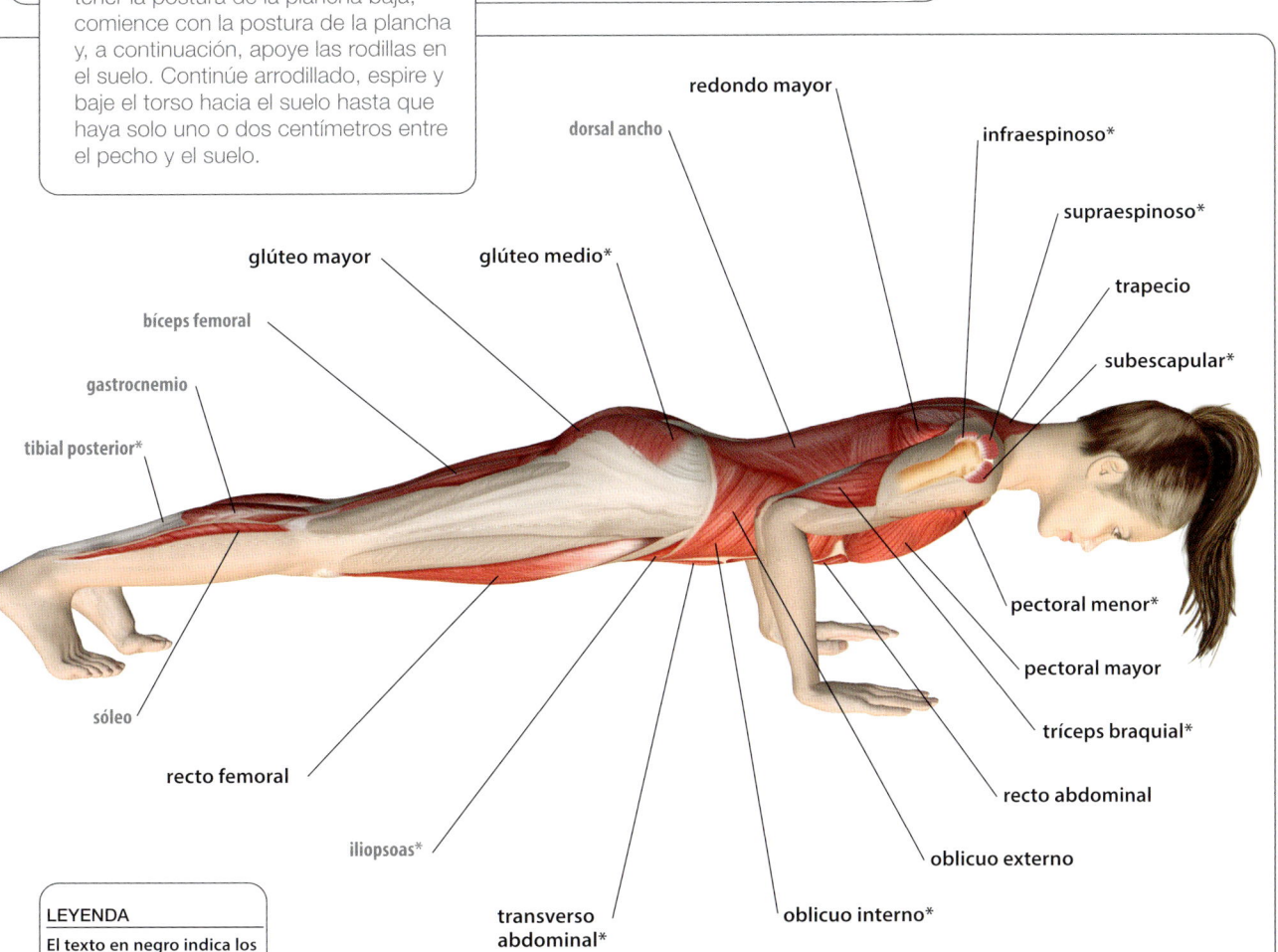

redondo mayor

dorsal ancho

infraespinoso*

supraespinoso*

glúteo mayor

glúteo medio*

trapecio

bíceps femoral

subescapular*

gastrocnemio

tibial posterior*

pectoral menor*

pectoral mayor

sóleo

tríceps braquial*

recto femoral

recto abdominal

iliopsoas*

oblicuo externo

transverso abdominal*

oblicuo interno*

LEYENDA
El texto en negro indica los músculos que se fortalecen

El texto en gris indica los músculos que se estiran

* Indica músculos profundos

PLANCHA LATERAL
(VASISTHASANA)

❶ Empiece en la posición de la plancha (ver pág. 122). Los brazos deben estar rectos con las muñecas alineadas por debajo de los hombros. Para prepararse para la postura de plancha lateral, puede colocar las manos ligeramente por delante de los hombros para empujar hacia el punto de apoyo.

HÁGALO BIEN
- Alargue las extremidades lo máximo posible, estirando las piernas hacia el suelo y elevando el brazo superior hacia el techo.
- Los pies deben estar uno sobre otro y flexionados como si estuvieran uno al lado del otro en posición de pie.

❷ Desplace el peso hacia la parte exterior del pie derecho y hacia el brazo derecho. Rote hacia el lado, desde las caderas y llevando el hombro izquierdo hacia atrás. Ponga el pie izquierdo sobre el derecho, apretando las piernas juntas y rectas.

❸ Espire, lleve el brazo izquierdo hacia arriba y estire el cuerpo, formando una línea recta desde la cabeza hasta los talones. Fije la mirada hacia arriba en las puntas de los dedos mientras continúa empujando el hombro hacia el suelo, manteniendo un fuerte equilibrio.

❹ Respire y mantenga la postura de 15 a 30 segundos. Regrese a la postura de la plancha o a la del perro boca abajo (Adho Mukha Svanasana, pág. 135), y repítalo en el lado izquierdo.

SIGNIFICADO
- Vasisthasana
- *vasistha* = el más excelente, el mejor, el más rico

BENEFICIOS
- Fortalece las muñecas, los brazos, las piernas y los abdominales
- Mejora el equilibrio

CONTRA-INDICACIONES Y PRECAUCIONES
- Problemas de hombros
- Lesiones en las muñecas
- Lesiones en los codos

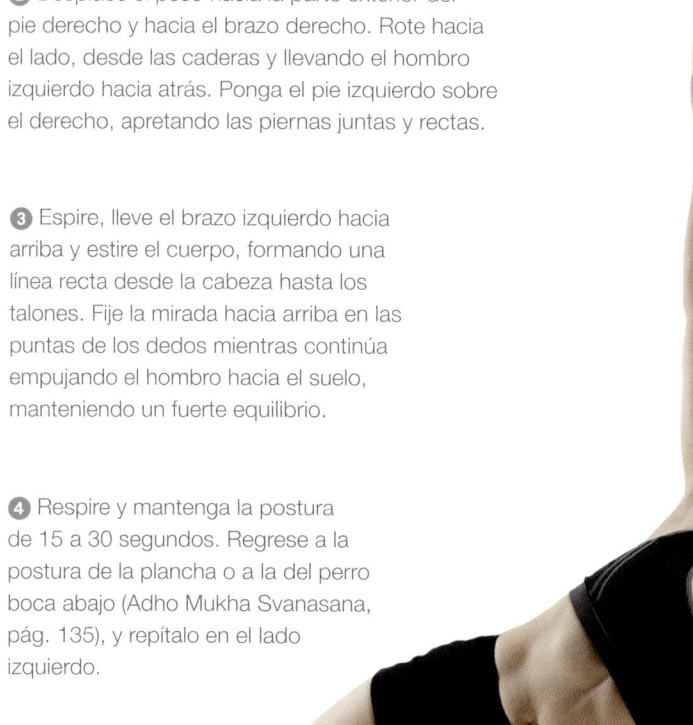

MÚSCULOS QUE SE EJERCITAN

- recto abdominal
- oblicuo interno
- oblicuo externo
- transverso abdominal
- pectoral mayor
- pectoral menor
- serrato anterior
- deltoides
- extensor de los dedos

EVITE
- Dejar que las caderas o los hombros oscilen o se hundan.
- Levantar demasiado las caderas.

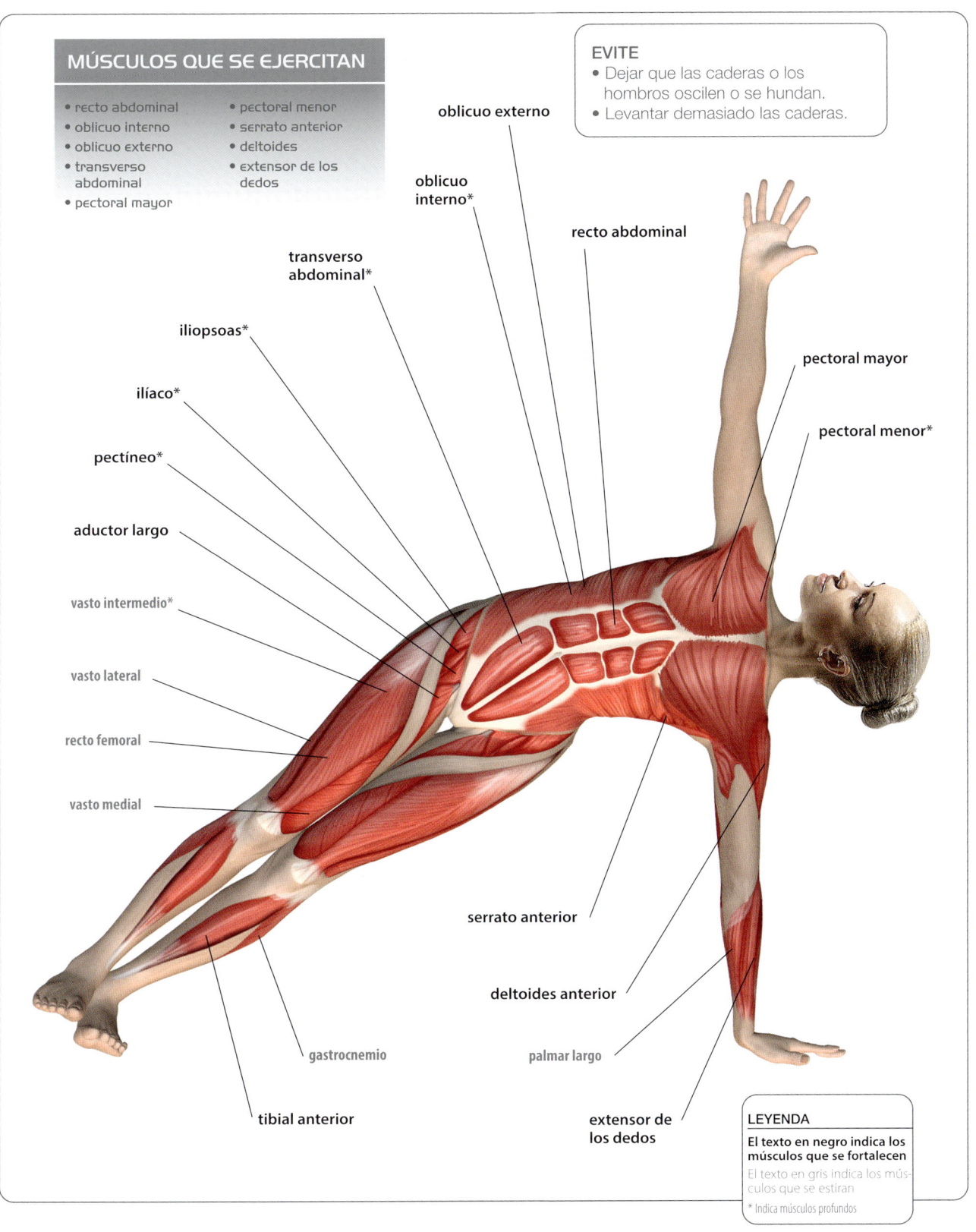

oblicuo externo

oblicuo interno*

recto abdominal

transverso abdominal*

iliopsoas*

ilíaco*

pectíneo*

aductor largo

vasto intermedio*

vasto lateral

recto femoral

vasto medial

pectoral mayor

pectoral menor*

serrato anterior

deltoides anterior

gastrocnemio

palmar largo

tibial anterior

extensor de los dedos

LEYENDA

El texto en negro indica los músculos que se fortalecen

El texto en gris indica los músculos que se estiran

* Indica músculos profundos

POSTURA DEL SALTAMONTES
(SALABHASANA)

❶ Tiéndase boca abajo en el suelo con los brazos a los lados. Junte las piernas en tensión de manera que las rodillas apunten bien al suelo.

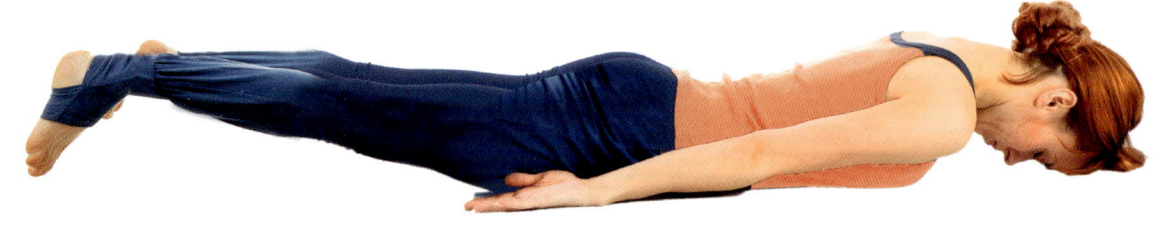

❷ Apriete las nalgas, inspire y levante la cabeza, el tórax, los brazos y las piernas simultáneamente. Extienda los brazos y las piernas hacia atrás, con los brazos paralelos al suelo. Elévese todo lo que pueda, usando la pelvis y los abdominales inferiores para estabilizarse. Mantenga la cabeza en una posición neutra.

❸ Mantenga la postura de 30 segundos a 1 minuto. Repítalo 1 o 2 veces.

SIGNIFICADO
- Salabhasana
- *salabha* = langosta, saltamontes

BENEFICIOS
- Fortalece la columna, las nalgas, los brazos y las piernas
- Estira los flexores de la cadera, el tórax y los abdominales
- Estimula la digestión

CONTRA-INDICACIONES Y PRECAUCIONES
- Lesiones en la espalda

EVITE
- Doblar las rodillas.
- Contener la respiración.

HÁGALO BIEN
- Estire la nuca.
- Abra el pecho para aumentar el arqueo de toda la columna.

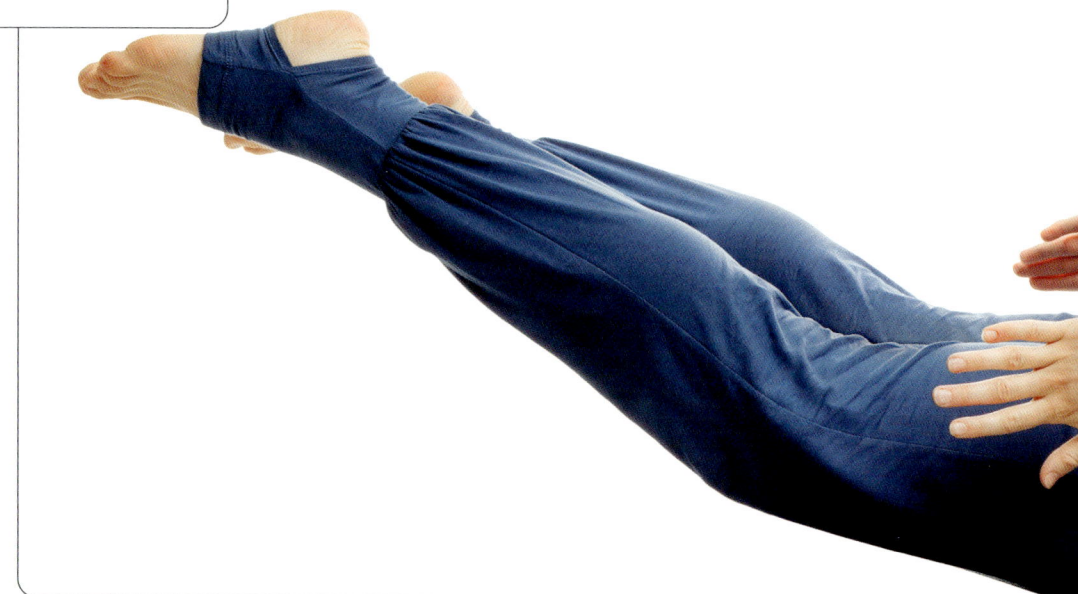

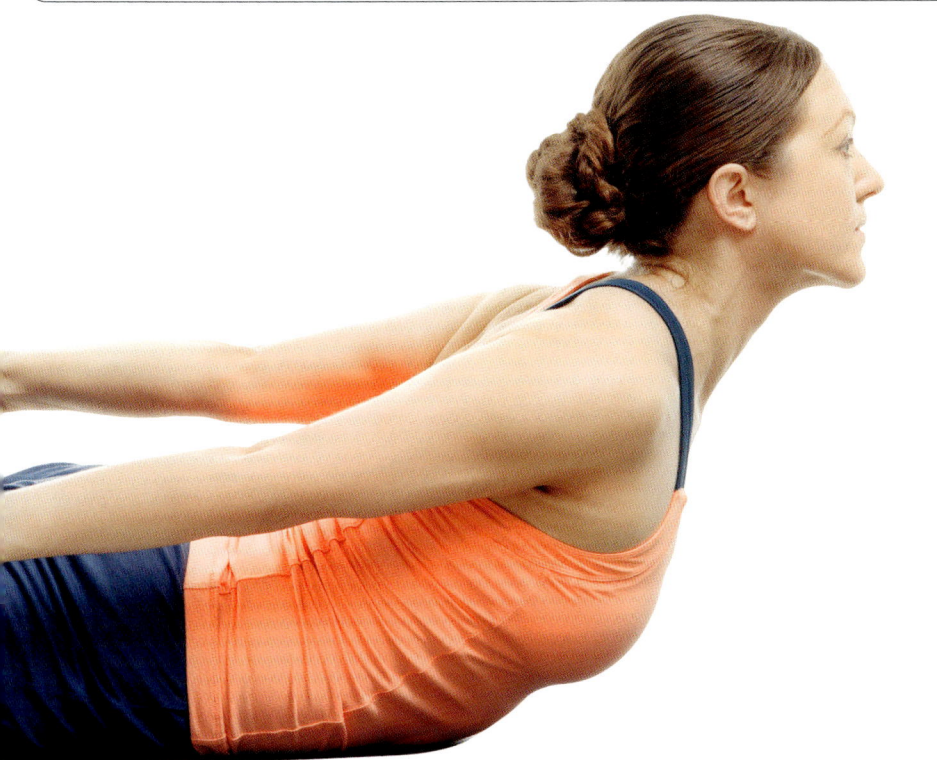

LEYENDA

El texto en negro indica los músculos que se fortalecen

El texto en gris indica los músculos que se estiran

* Indica músculos profundos

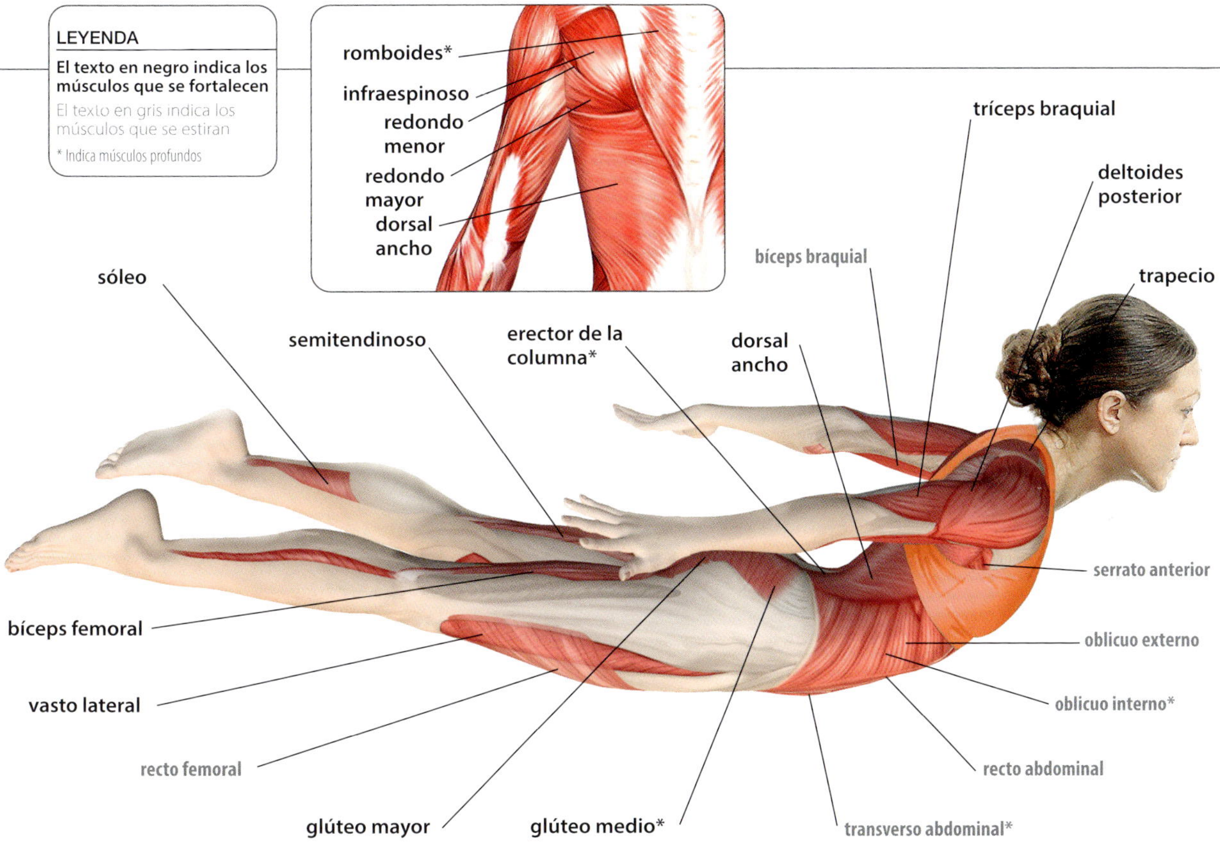

romboides*

infraespinoso

redondo menor

redondo mayor

dorsal ancho

tríceps braquial

deltoides posterior

trapecio

bíceps braquial

dorsal ancho

serrato anterior

sóleo

semitendinoso

erector de la columna*

bíceps femoral

vasto lateral

recto femoral

glúteo mayor

glúteo medio*

transverso abdominal*

recto abdominal

oblicuo interno*

oblicuo externo

MÚSCULOS QUE SE EJERCITAN

- romboides
- infraespinoso
- redondo mayor
- dorsal ancho
- deltoides
- erector de la columna
- trapecio
- glúteo mayor
- glúteo medio

127

POSTURA DEL ARCO HACIA ARRIBA
(URDHVA DHANURASANA)

1 Tiéndase boca arriba en el suelo. Flexione las rodillas y acerque los talones a las nalgas lo máximo posible. Flexione los codos y coloque las manos en el suelo a los lados de la cabeza, con las puntas de los dedos señalando hacia los hombros.

2 Espire y haga fuerza con los pies para levantar las nalgas del suelo. Apriete los muslos y mantenga los pies paralelos. Apoye las manos en el suelo para alzarse sobre la coronilla.

3 Después de un par de respiraciones, espire y presione contra el suelo con las manos y los pies, levantando las caderas hacia el techo. Estire los brazos y deje que la cabeza cuelgue entre los hombros. Levante las piernas estirándolas al máximo. Abra los hombros y sienta cómo se extiende toda la columna vertebral.

SIGNIFICADO
- Urdhva Dhanurasana
- *urdhva* = hacia arriba; *dhanu* = arco
- También llamada postura de la rueda

BENEFICIOS
- Fortalece los muslos y las nalgas
- Estira el pecho y la columna
- Estimula la digestión
- Estimula la tiroides
- Reduce el estrés

CONTRA-INDICACIONES Y PRECAUCIONES
- Lesiones en la espalda
- Síndrome del túnel carpiano
- Presión arterial alta o baja
- Dolor de cabeza

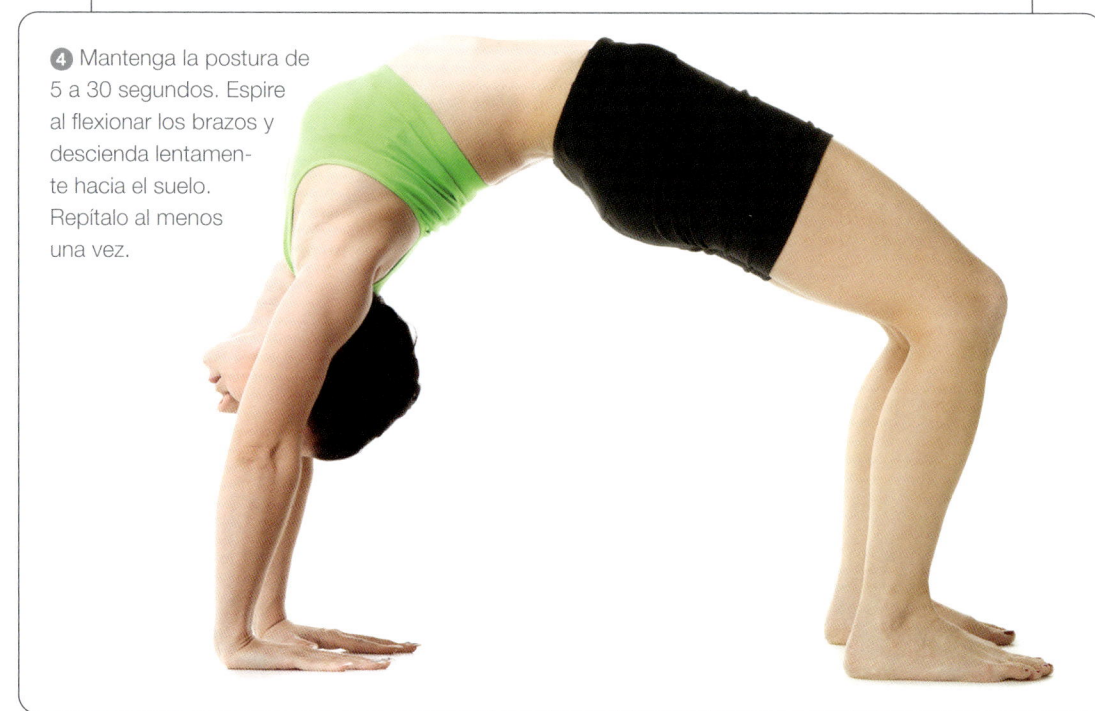

4 Mantenga la postura de 5 a 30 segundos. Espire al flexionar los brazos y descienda lentamente hacia el suelo. Repítalo al menos una vez.

HÁGALO BIEN
- Al elevarse, estire los hombros, la columna vertebral y los cuádriceps, teniendo cuidado de no cargar todo el estiramiento en la región lumbar.
- Mantenga las rodillas juntas durante toda la postura, procurando que no se separen más allá de las caderas.

EVITE
- Girar los pies hacia fuera.
- Separar los codos hacia los lados para empujar hacia arriba al adoptar la postura.

MÚSCULOS QUE SE EJERCITAN
- deltoides medio
- serrato anterior
- infraespinoso
- romboides
- flexor radial del carpo
- dorsal ancho
- trapecio
- erector de la columna
- glúteo mayor
- vasto lateral
- redondo mayor
- redondo menor

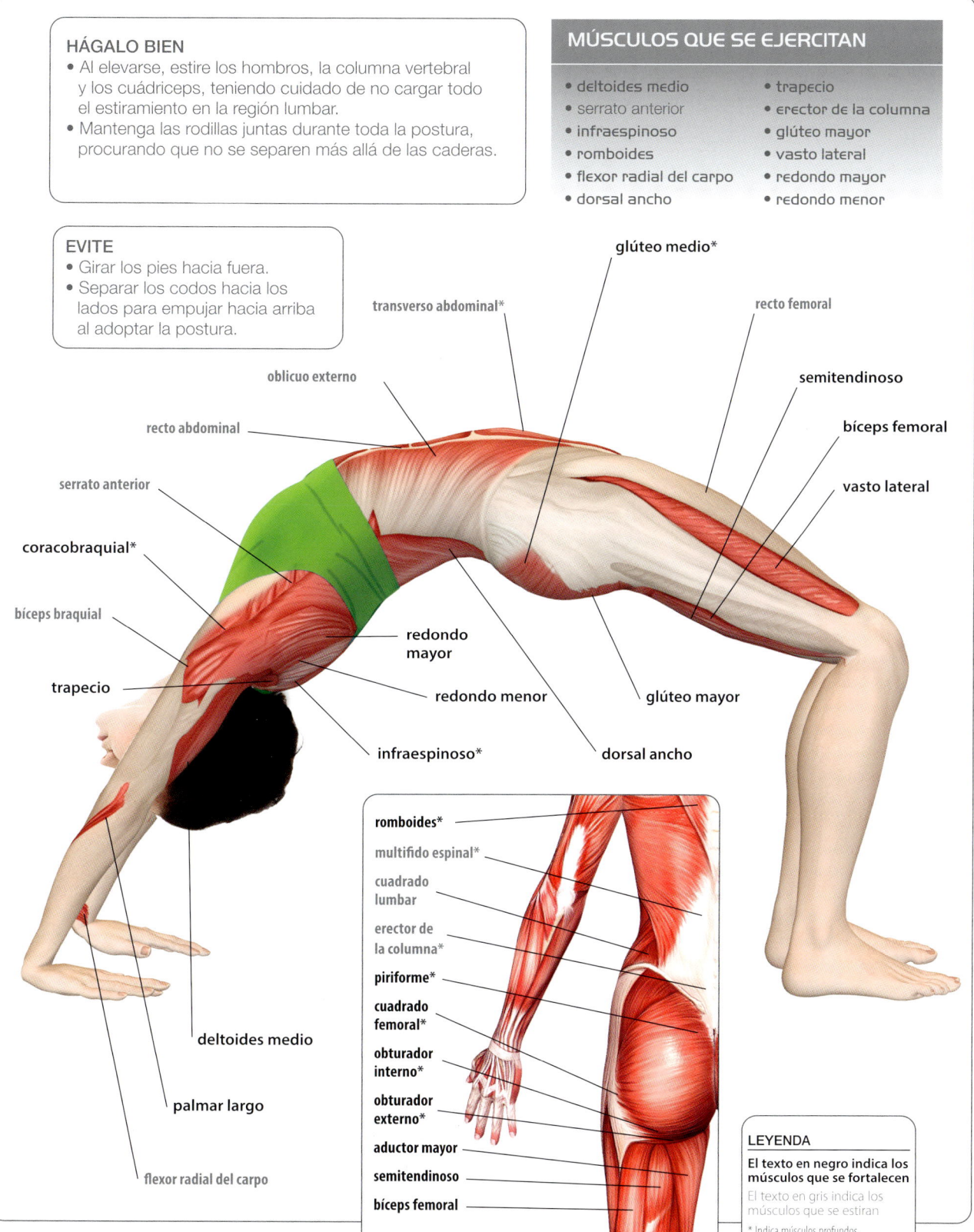

glúteo medio*

transverso abdominal*

recto femoral

oblicuo externo

semitendinoso

recto abdominal

bíceps femoral

serrato anterior

vasto lateral

coracobraquial*

bíceps braquial

redondo mayor

trapecio

redondo menor

infraespinoso*

glúteo mayor

dorsal ancho

deltoides medio

palmar largo

flexor radial del carpo

romboides*

multifido espinal*

cuadrado lumbar

erector de la columna*

piriforme*

cuadrado femoral*

obturador interno*

obturador externo*

aductor mayor

semitendinoso

bíceps femoral

LEYENDA
El texto en negro indica los músculos que se fortalecen

El texto en gris indica los músculos que se estiran

* Indica músculos profundos

POSTURA DE LA VELA
(SALAMBA SARVANGASANA)

1 Túmbese boca arriba con las rodillas flexionadas y los brazos a los lados.

2 Contraiga los abdominales y levante las rodillas del suelo. Espire, presione los brazos contra el suelo y levante las rodillas para que las nalgas se eleven del suelo.

EVITE
- Doblarse desde las caderas una vez que esté en la postura, ya que esto ejercería una presión adicional sobre el cuello y la columna vertebral.
- Extender los codos hacia los lados.

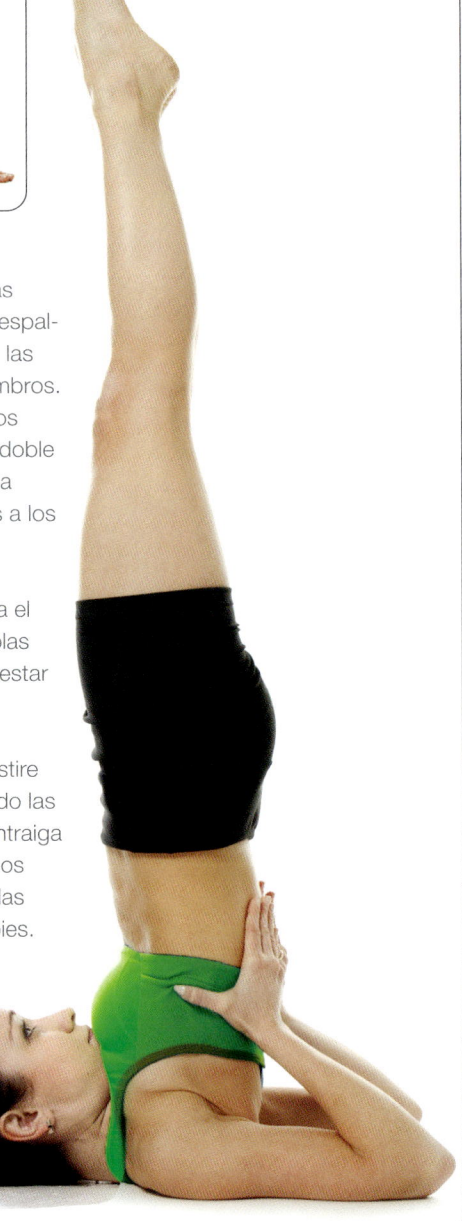

SIGNIFICADO
- Salamba Sarvangasana
- *sa* = con; *alamba* = apoyo; *sarva* = todos; *anga* = miembro

BENEFICIOS
- Reduce el estrés
- Estira los hombros, el cuello y la parte superior de la columna
- Estimula la digestión

CONTRA-INDICACIONES Y PRECAUCIONES
- Presión arterial alta
- Problemas de cuello
- Dolor de cabeza o infección de oído

HÁGALO BIEN
- Relaje la garganta y la lengua.
- Si no puede elevar la pelvis en la inversión, practique a unos metros de una pared y suba los pies por la pared hasta que pueda colocar las manos en la espalda.
- Coloque una manta doblada debajo de los hombros si siente tensión en el cuello.

3 Continúe levantando las rodillas hacia la cara, mientras levanta la espalda de la esterilla, empezando por las caderas y terminando por los hombros. Con la parte superior de los brazos firmemente plantada en el suelo, doble los codos y apoye las manos en la región lumbar. Acerque los codos a los costados.

4 Inspire, repliegue el coxis hacia el pubis y estire las piernas llevándolas hacia la cabeza. El torso debería estar ahora perpendicular al suelo.

5 Con la siguiente inspiración, estire las piernas hacia el techo, abriendo las caderas mientras las levanta. Contraiga las nalgas y presione con los codos para crear una línea recta desde las caderas hasta los dedos de los pies.

6 Mantenga la postura de 30 segundos a 5 minutos antes de doblar las rodillas y las caderas y volver al suelo.

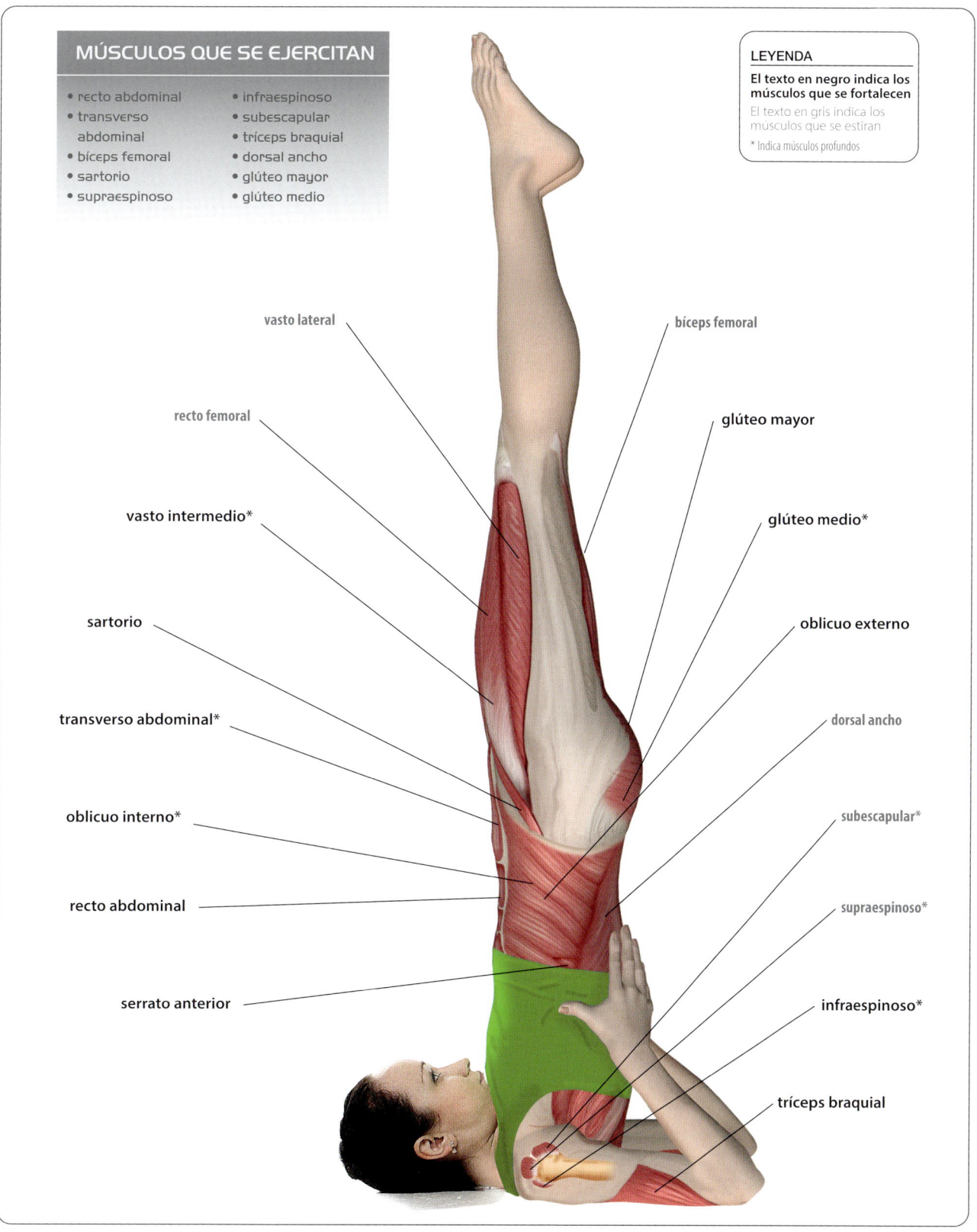

MÚSCULOS QUE SE EJERCITAN

- recto abdominal
- transverso abdominal
- bíceps femoral
- sartorio
- supraespinoso
- infraespinoso
- subescapular
- tríceps braquial
- dorsal ancho
- glúteo mayor
- glúteo medio

LEYENDA

El texto en negro indica los músculos que se fortalecen

El texto en gris indica los músculos que se estiran

* Indica músculos profundos

vasto lateral

recto femoral

vasto intermedio*

sartorio

transverso abdominal*

oblicuo interno*

recto abdominal

serrato anterior

bíceps femoral

glúteo mayor

glúteo medio*

oblicuo externo

dorsal ancho

subescapular*

supraespinoso*

infraespinoso*

tríceps braquial

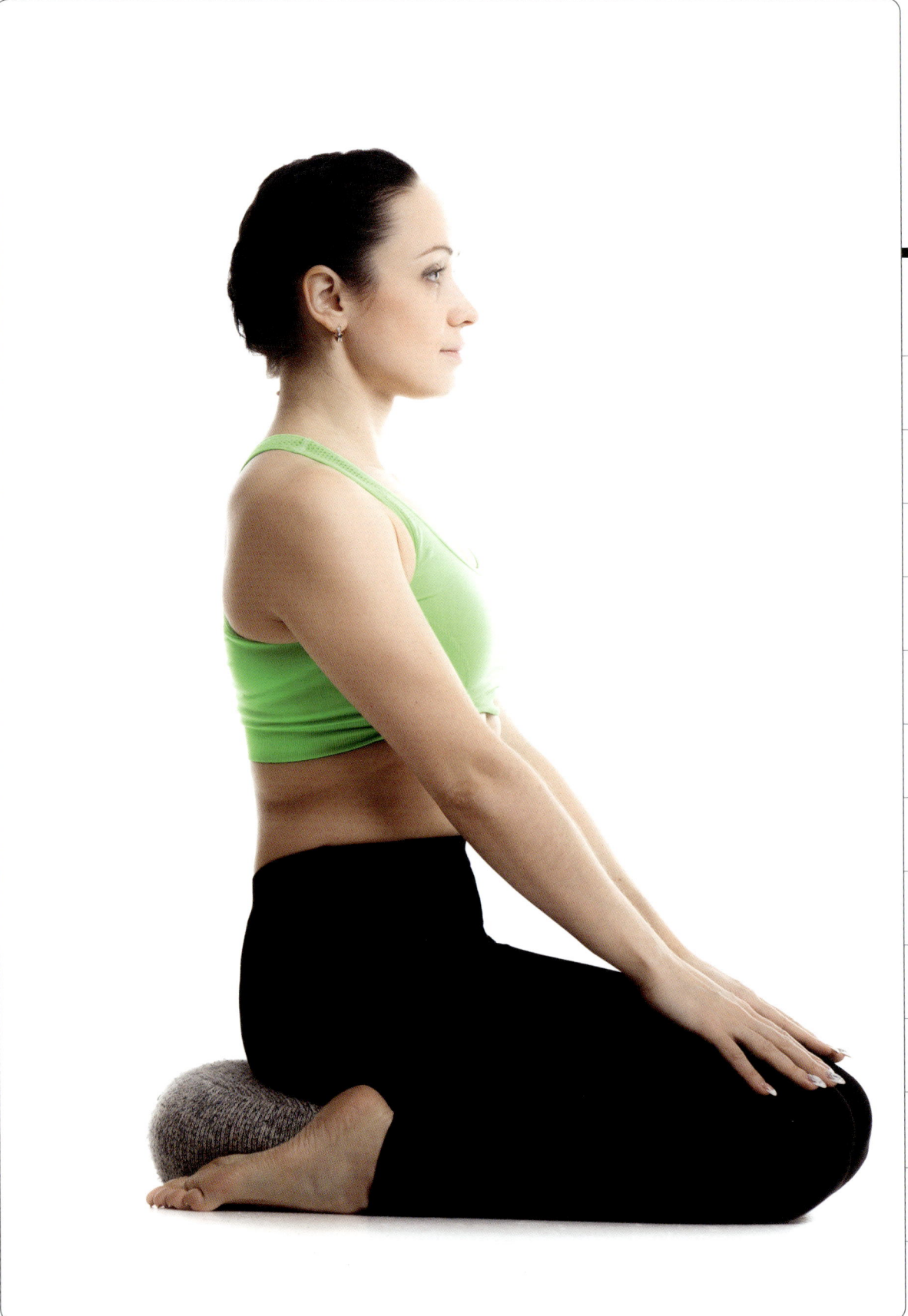

POSTURAS RESTAURADORAS

En el yoga, las posturas que se realizan al principio y al final de la sesión son fundamentales para maximizar los beneficios de toda la rutina. Las posturas de calentamiento tienen como objetivo activar los músculos, aumentar la frecuencia cardíaca y disipar la tensión, lo que permite mantenerse flexible y con energía para la sesión. Por el contrario, las posturas de enfriamiento ayudan a calmar los músculos, reducir el ritmo cardíaco y relajarse después de una sesión agotadora. Incorporar estiramientos suaves, sobre todo después del ejercicio, es crucial para prevenir lesiones. También ayudan a sentar las bases para otras posturas específicas o a recuperarse de ellas: la postura simple o la del bastón, por ejemplo, son la base de la mayoría de las posturas sentadas, mientras que la postura de rodillas al pecho puede contribuir a la recuperación después de hacer flexiones hacia atrás.

POSTURA DEL NIÑO
(BALASANA)

1 Comience arrodillándose a cuatro patas, con las manos separadas a la altura de los hombros.

2 Junte los dedos gordos de los pies y coloque las rodillas a la altura de la cadera.

3 Desplace las caderas hacia atrás, en dirección a los talones, mientras extiende el torso hacia delante, bajando el vientre hacia los muslos. Deje que los hombros se curven hacia delante, permitiendo que la frente se apoye suavemente en el suelo.

4 Deslice los brazos hacia atrás junto a los muslos, con las palmas de las manos hacia arriba. Respire hacia a la parte posterior del cuerpo. Mantenga la postura las respiraciones recomendadas

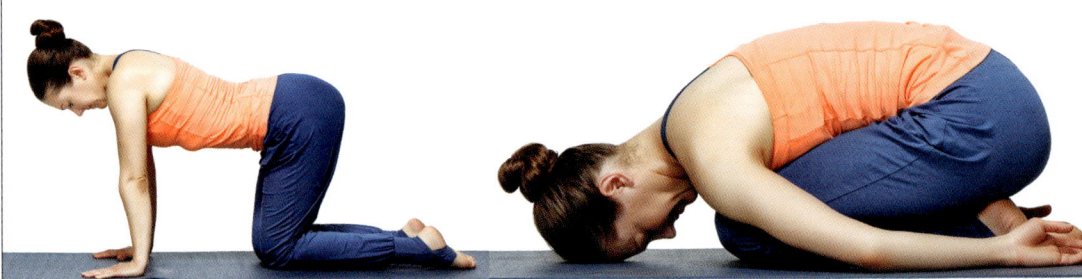

EVITE
- Separar demasiado las rodillas.

HÁGALO BIEN
- Relaje la tensión en los músculos de la mandíbula y la cara.
- Coloque la frente sobre una toalla doblada o un cojín bajo si lo desea.
- Ensanche el espacio entre los omóplatos mientras respira.

SIGNIFICADO
- Balasana
- *bala* = niño

BENEFICIOS
- Relaja los músculos anteriores
- Estira pasivamente los músculos posteriores
- Reduce el estrés y la ansiedad
- Alivia el dolor de espalda

CONTRA-INDICACIONES Y PRECAUCIONES
- Diarrea
- Lesiones en las rodillas
- Embarazo

LEYENDA
El texto en negro indica los músculos que se fortalecen
El texto en gris indica los músculos que se estiran
* Indica músculos profundos

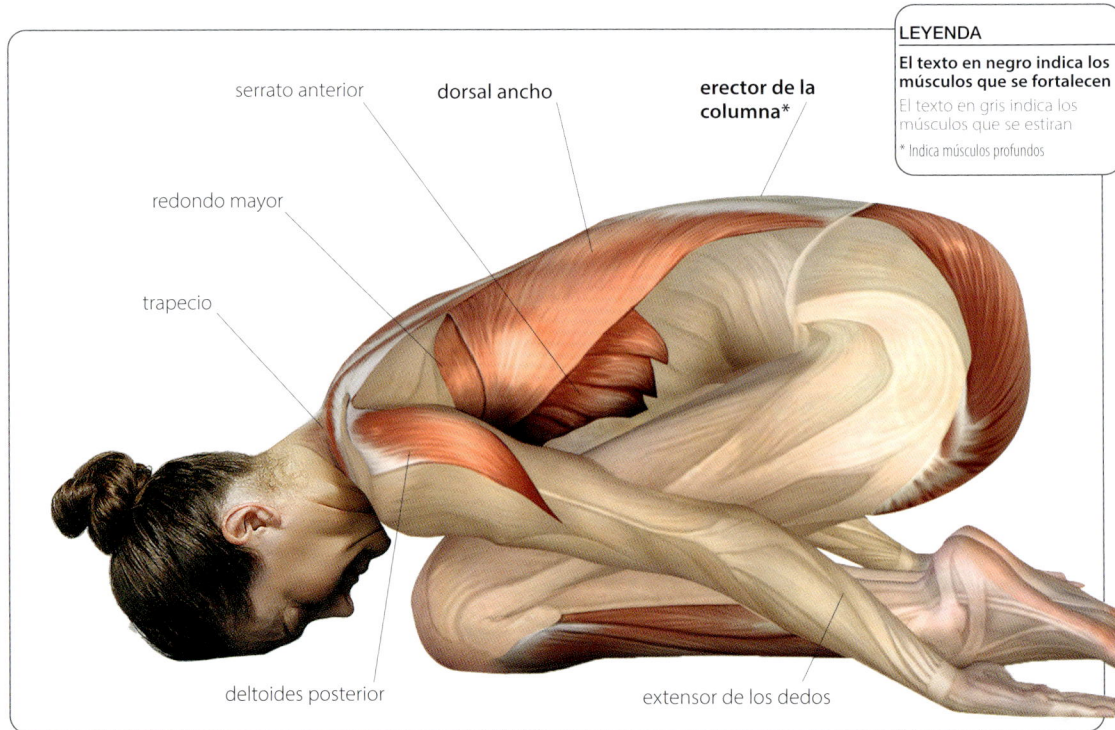

serrato anterior

dorsal ancho

erector de la columna*

redondo mayor

trapecio

deltoides posterior

extensor de los dedos

PERRO BOCA ABAJO
(ADHO MUKHA SVANASANA)

❶ Arrodíllese sobre manos y rodillas con las rodillas a la altura de las caderas. Estire las manos ligeramente por delante de los hombros con las puntas de los dedos mirando hacia delante. Deben estar separadas a la altura de los hombros.

HÁGALO BIEN
- Si los isquiotibiales y los hombros están especialmente tensos, practique la postura con las rodillas un poco flexionadas y los talones levantados del suelo.
- Contraiga los muslos para alargar más la columna y no presionar los hombros.

EVITE
- Dejar caer los hombros en las axilas, creando un arco en la espalda.
- Curvar la columna vertebral.

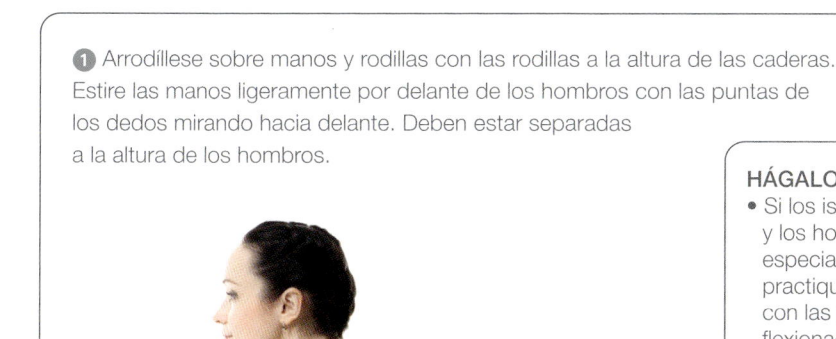

SIGNIFICADO
- Adho Mukha Svanasana
- *adho* = hacia abajo; *mukha* = cara; *shvana* = perro

NIVEL
- Principiantes

BENEFICIOS
- Estira los hombros, los isquiotibiales y las pantorrillas
- Fortalece los brazos y las piernas
- Alivia los dolores de cabeza y el estrés

CONTRA-INDICACIONES Y PRECAUCIONES
- Síndrome del túnel carpiano

❷ Espire y presione contra el suelo, manteniendo los hombros rectos. Levante los huesos isquiones hacia el techo y las rodillas alejándolas del suelo. Alargue las caderas alejándolas de las costillas para estirar la columna.

❸ Presione los talones contra el suelo y contraiga los muslos. Intente mantener las rodillas rectas. Gire los muslos ligeramente hacia dentro y ensanche el pecho y los hombros. Coloque la cabeza entre los brazos.

❹ Mantenga la postura de 30 segundos a 2 minutos.

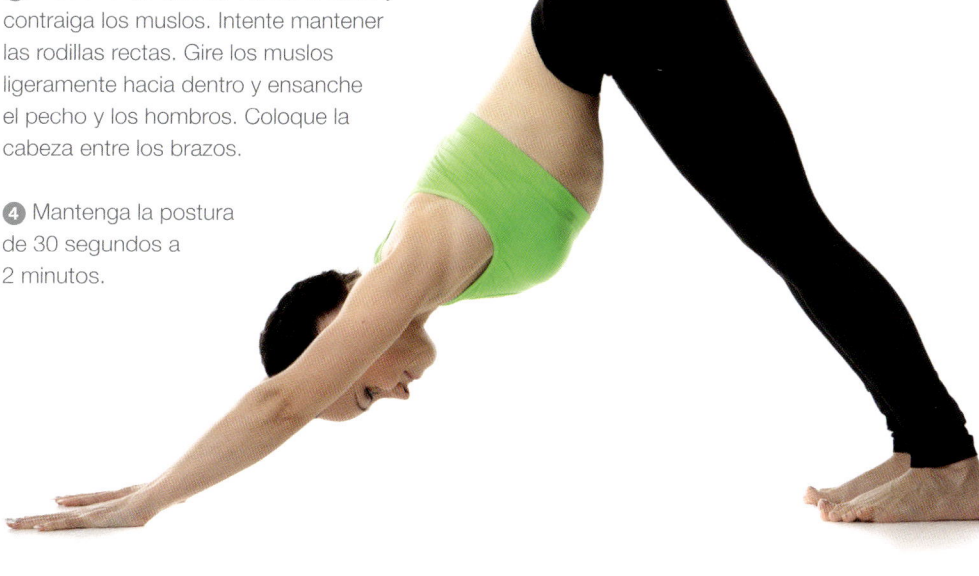

POSTURA DE RODILLAS AL PECHO
(APANASANA)

① Tiéndase boca arriba con las piernas extendidas. Al espirar, doble ambas rodillas y levántelas hacia el pecho. Sujete las espinillas con ambas manos.

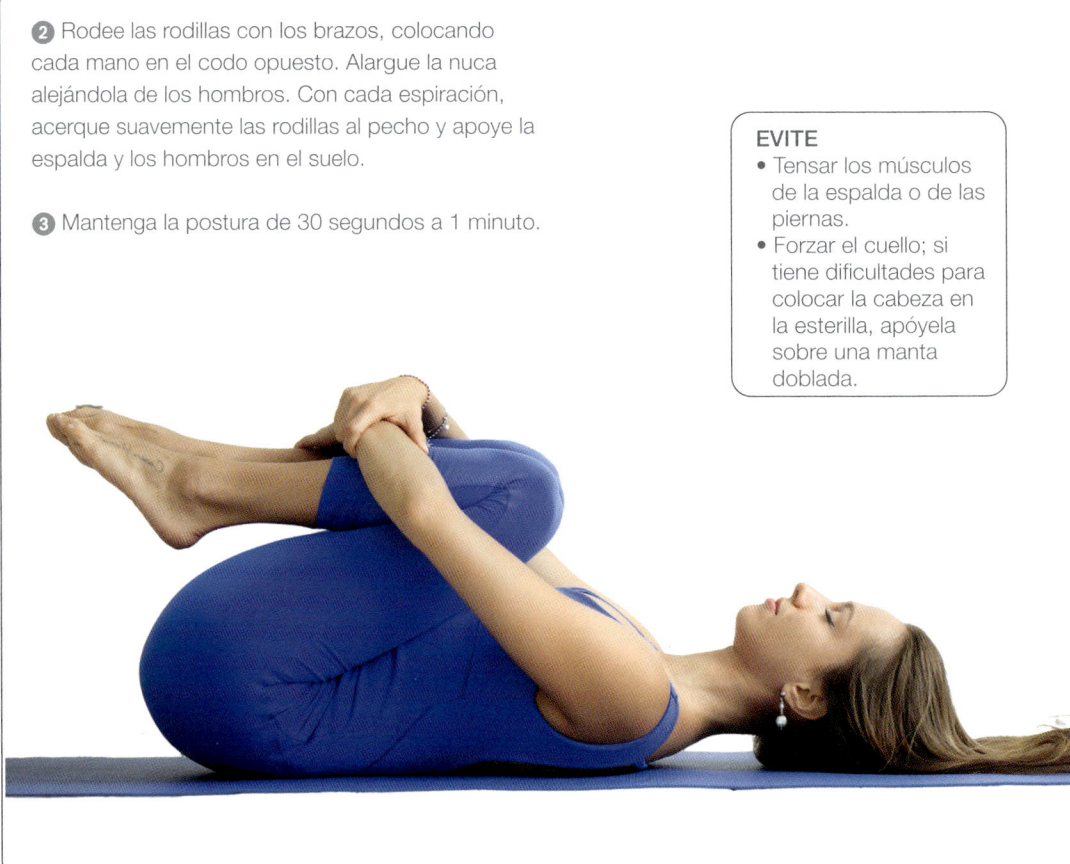

SIGNIFICADO
- Apanasana
- *apana* = respiración descendente que elimina residuos

BENEFICIOS
- Estira la región lumbar y las caderas
- Estimula la digestión

CONTRA-INDICACIONES Y PRECAUCIONES
- Lesiones en las rodillas
- Embarazo

② Rodee las rodillas con los brazos, colocando cada mano en el codo opuesto. Alargue la nuca alejándola de los hombros. Con cada espiración, acerque suavemente las rodillas al pecho y apoye la espalda y los hombros en el suelo.

③ Mantenga la postura de 30 segundos a 1 minuto.

EVITE
- Tensar los músculos de la espalda o de las piernas.
- Forzar el cuello; si tiene dificultades para colocar la cabeza en la esterilla, apóyela sobre una manta doblada.

MÚSCULOS QUE SE EJERCITAN

- glúteo medio
- piriforme
- banda iliotibial
- cuadrado femoral
- obturador externo
- aductor mayor
- bíceps femoral
- semimembranoso
- gastrocnemio

HÁGALO BIEN

- Si no puede alcanzar los codos al abrazar las rodillas, coloque las manos directamente sobre las rodillas.
- Retraiga el vientre.
- Presione hacia abajo en la esterilla con la espalda y los hombros.
- Estire la nuca.

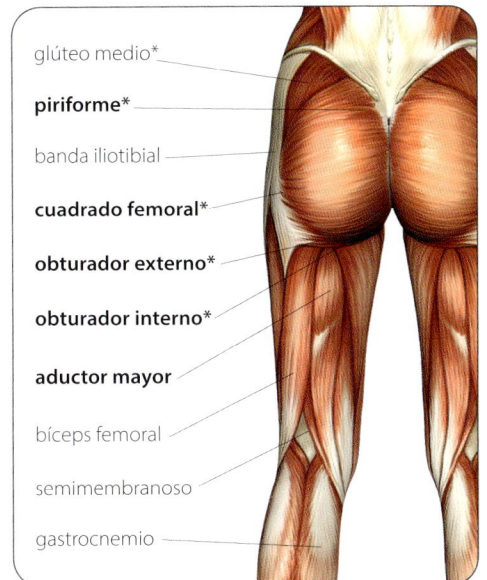

glúteo medio*

piriforme*

banda iliotibial

cuadrado femoral*

obturador externo*

obturador interno*

aductor mayor

bíceps femoral

semimembranoso

gastrocnemio

LEYENDA

El texto en negro indica los músculos que se fortalecen

El texto en gris indica los músculos que se estiran

* Indica músculos profundos

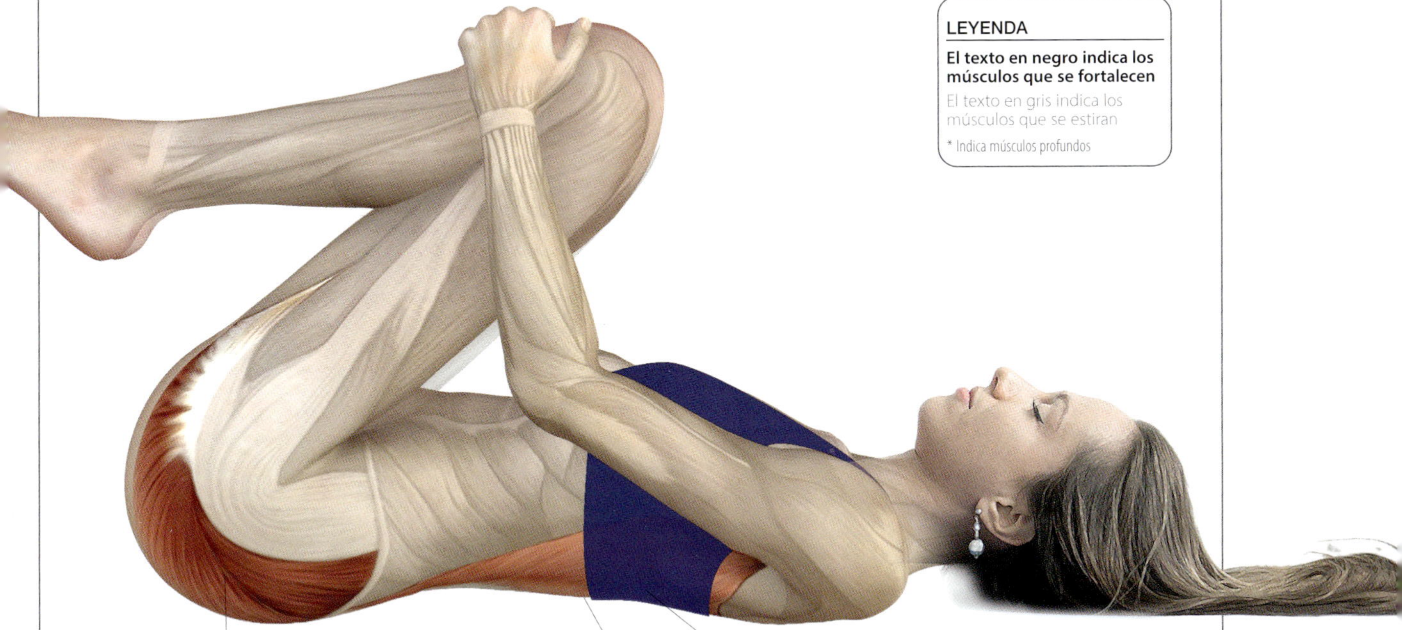

glúteo mayor   **erector de la columna***   dorsal ancho

POSTURA DEL CADÁVER
(SAVASANA)

❶ Tiéndase en el suelo boca arriba con las rodillas flexionadas. Levante las caderas y lleve el coxis ligeramente más cerca de los talones. Alargue la región lumbar alejándola del coxis antes de dejar que la espalda se relaje hasta el suelo.

❷ Estire primero una pierna y después la otra. Deje que las piernas queden abiertas, separadas a la misma distancia del centro del cuerpo. Los pies deben apuntar hacia fuera por igual.

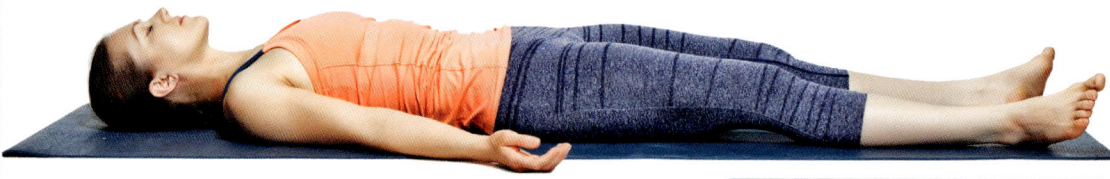

EVITE
- Moverse una vez que el cuerpo esté alineado.
- Tensar los músculos.

SIGNIFICADO
- Savasana
- *sava* = cadáver

BENEFICIOS
- Relaja la mente
- Reduce el estrés
- Relaja el cuerpo

CONTRA-INDICACIONES Y PRECAUCIONES
- Lesiones en la espalda

❸ Relaje los brazos en el suelo a los lados, dejando un espacio entre el torso y los brazos. Separe los omóplatos y las clavículas, y gire los brazos de modo que las palmas queden hacia arriba.

❹ Estire el cuello para alejarlo de los hombros e intente soltarlo cómodamente hacia el suelo. Cierre los ojos. Respire con suavidad Concéntrese en la alineación del cuerpo y en la respiración.

❺ Relaje cada parte de su cuerpo, empezando por los dedos de los pies y terminando por la cabeza. Sienta cómo cada parte se hunde en el suelo. Relaje los músculos de la cara y la mente.

❻ Mantenga la postura de 5 a 10 minutos. Deshaga la postura suavemente doblando las rodillas hacia el pecho y rodando hacia un lado. Levante la cabeza en último lugar.

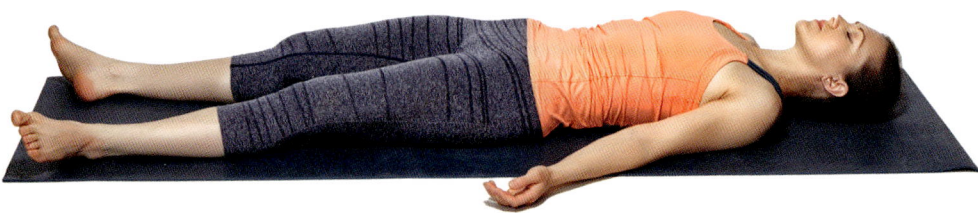

[vista alternativa]

HÁGALO BIEN
- Termine su sesión de yoga con la postura del cadáver.
- Preste atención a la alineación de la cabeza, asegurándose de que se separa de los hombros y no se inclina hacia un lado.
- Practique con las rodillas flexionadas y los pies apoyados en el suelo.

POSTURA DEL HÉROE
(VIRASANA)

1 Arrodíllese a cuatro patas en el suelo. Los muslos deben estar perpendiculares al suelo y los pies en un ángulo ligeramente más ancho que las caderas.

2 Junte las rodillas hasta que se toquen, presionando los empeines contra el suelo. Incline ligeramente el torso hacia delante, espirando, y comience a sentarse sobre los glúteos.

3 Siéntese en el suelo con las nalgas entre los talones.

4 Levante el pecho y empuje los hombros hacia abajo y hacia atrás, alargando el coxis hacia el suelo para apoyarse en los huesos isquiones. Coloque las manos sobre los muslos. Retraiga los músculos abdominales hacia la columna vertebral.

5 Mantenga la postura de 30 segundos a 1 minuto.

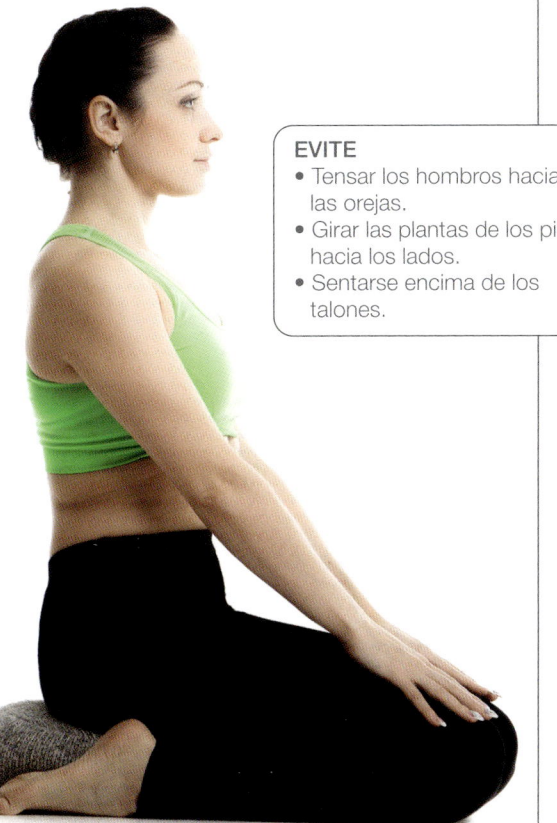

EVITE
- Tensar los hombros hacia las orejas.
- Girar las plantas de los pies hacia los lados.
- Sentarse encima de los talones.

HÁGALO BIEN
- Si siente dolor en las rodillas, ponga una manta doblada debajo para elevar las caderas. Dirija los dedos gordos de los pies ligeramente hacia dentro, de modo que los empeines queden apoyados en el suelo.

SIGNIFICADO
- Virasana
- *vira* = hombre, héroe, jefe

BENEFICIOS
- Relaja los muslos, las rodillas y los tobillos
- Compensa las posturas que abren la cadera, como la postura del loto (Padmasana, pág. 107).
- Relaja la mente para meditar
- Baja la presión arterial alta

CONTRA-INDICACIONES Y PRECAUCIONES
- Lesiones en las rodillas
- Lesiones en los tobillos

LEYENDA
El texto en negro indica los músculos que se fortalecen
El texto en gris indica los músculos que se estiran
* Indica músculos profundos

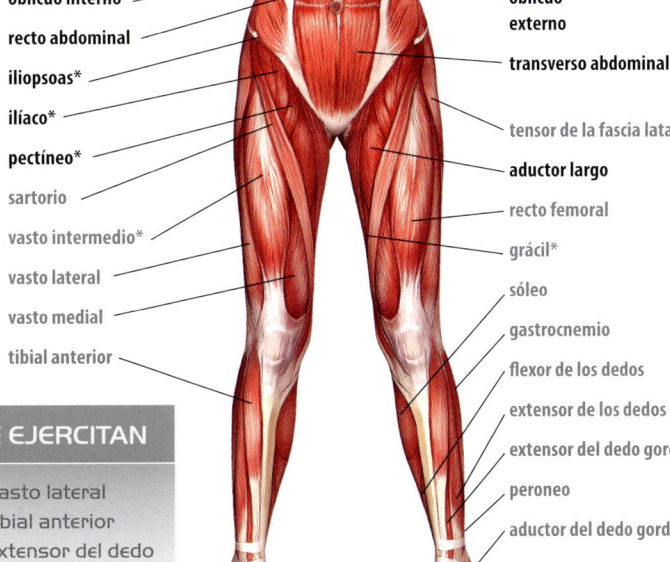

oblicuo interno
recto abdominal
iliopsoas*
ilíaco*
pectíneo*
sartorio
vasto intermedio*
vasto lateral
vasto medial
tibial anterior

oblicuo externo
transverso abdominal*
tensor de la fascia lata
aductor largo
recto femoral
grácil*
sóleo
gastrocnemio
flexor de los dedos
extensor de los dedos
extensor del dedo gordo
peroneo
aductor del dedo gordo

MÚSCULOS QUE SE EJERCITAN
- recto femoral
- vasto intermedio
- tensor de las fascia lata
- sartorio
- vasto medial
- vasto lateral
- tibial anterior
- extensor del dedo gordo
- peroneo

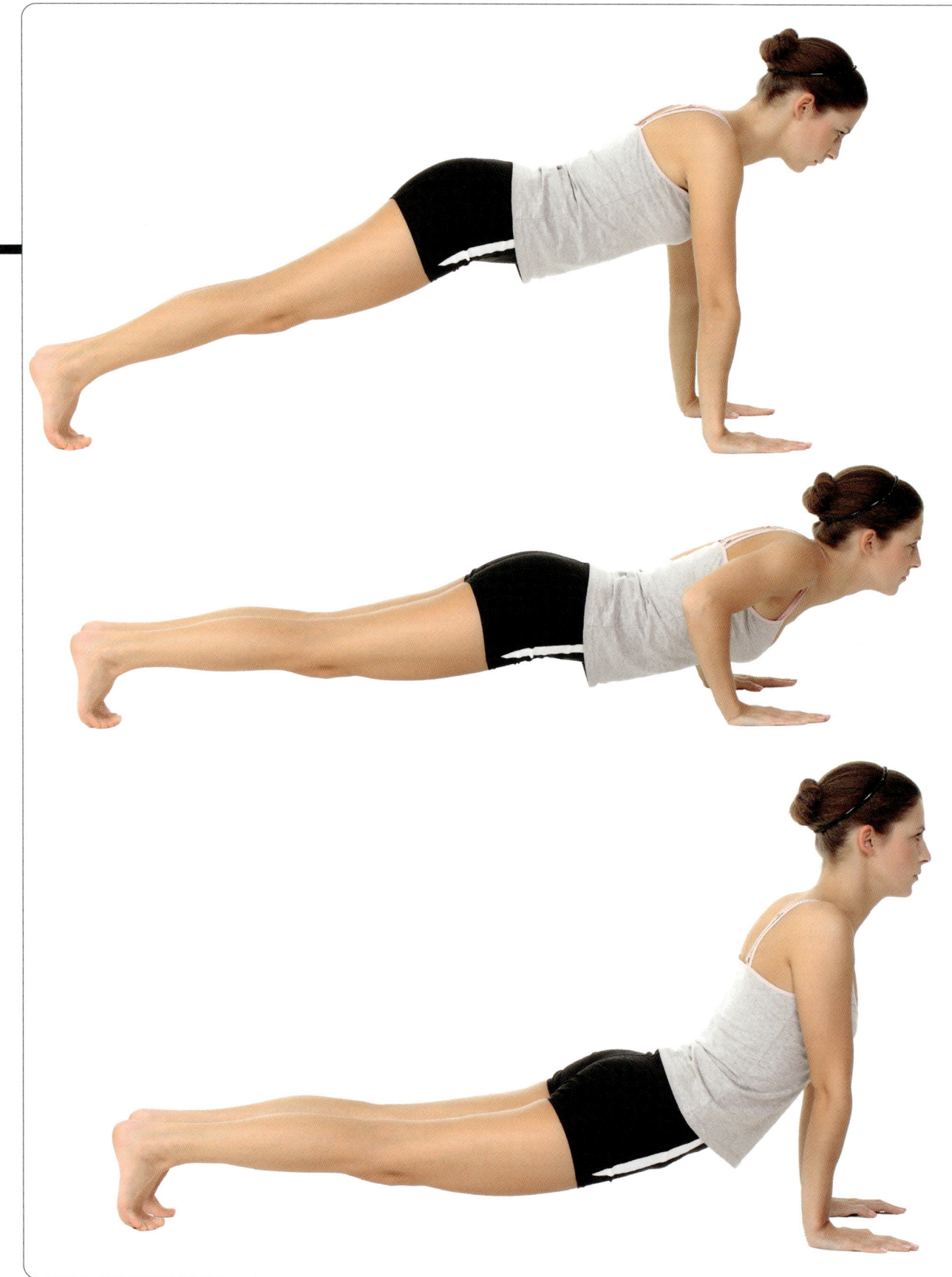

SECUENCIAS DE YOGA

Desde el saludo al sol, con el que se inicia el día con una serie de asanas de yoga

cálidas y energizantes, hasta una serie de posturas de relajación, como la secuencia

para la columna, con la que se termina la jornada, las secuencias de yoga son

posturas que fluyen unas dentro de otras, normalmente con un movimiento suave.

Para los principiantes, aprender las posturas individuales es el primer paso, pero

incluso en una clase, aprenderán a pasar de una a otra. El ritmo también es un factor

a tener en cuenta: el número de respiraciones recomendadas para mantener una

postura puede aumentarse para crear una secuencia más orientada al ejercicio

cardiovascular, o bien reducirse para una experiencia de mayor fortalecimiento. Sea

cual sea su ritmo, fluir de una postura a la siguiente, casi como en un baile, le permite

maximizar la fuerza y la flexibilidad que ganará en todo el cuerpo.

Para los principiantes, uno de los mayores retos del yoga no es aprender las distintas posturas, sino combinarlas en flujos elegantes que pasen suavemente de una postura a la siguiente.

Familiarizarse con las distintas asanas es solo el primer paso en la práctica del yoga. El segundo es aprender a incorporar estas asanas en las secuencias. La mayoría de las secuencias comienzan con posturas suaves y luego van aumentando hasta llegar a las más exigentes, antes de terminar con una asana de relajación. La forma tradicional de empezar el día es con un vigorizante Surya Namaskara, más conocido como saludo al sol. Para otras prácticas de yoga existen infinitas combinaciones de asanas, desde las que calman el espíritu hasta las que fortalecen el cuerpo. Las secuencias que aparecen en este capítulo son una guía para iniciarse en la combinación de posturas; en cada una de ellas, concéntrese en lograr la posición corporal adecuada antes de pasar a la siguiente. No sienta que tiene que seguir cualquier flujo al pie de la letra; puede combinar otras posturas para añadir variedad y crear una práctica de yoga que se adapte a las necesidades y capacidades de su cuerpo.

COMBINACIONES DE POSTURAS

Algunas posturas fluyen especialmente bien al combinarlas. Procure pasar de una postura a otra sin interrupciones y sin descanso entre ellas. Las combinaciones de posturas también pueden integrar modificaciones y variaciones del movimiento original, como pasar de la media flexión hacia delante de pie a la pinza con la cabeza en la rodilla. He aquí una breve lista de posturas para principiantes que permiten pasar de una a otra con un movimiento natural.

- Postura de oración a postura de la guirnalda
- Postura de la silla a flexión hacia delante de pie
- Perro boca abajo a zancada alta
- Postura de la plancha a plancha baja
- Postura de la plancha a plancha lateral
- Plancha baja a postura de la cobra
- Postura del gato a postura de la vaca
- Guerrero I a Guerrero II
- Postura en ángulo lateral extendido a postura del triángulo

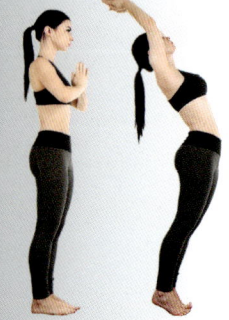
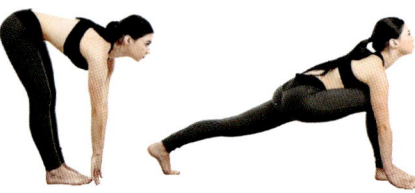
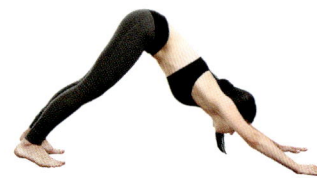
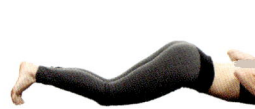

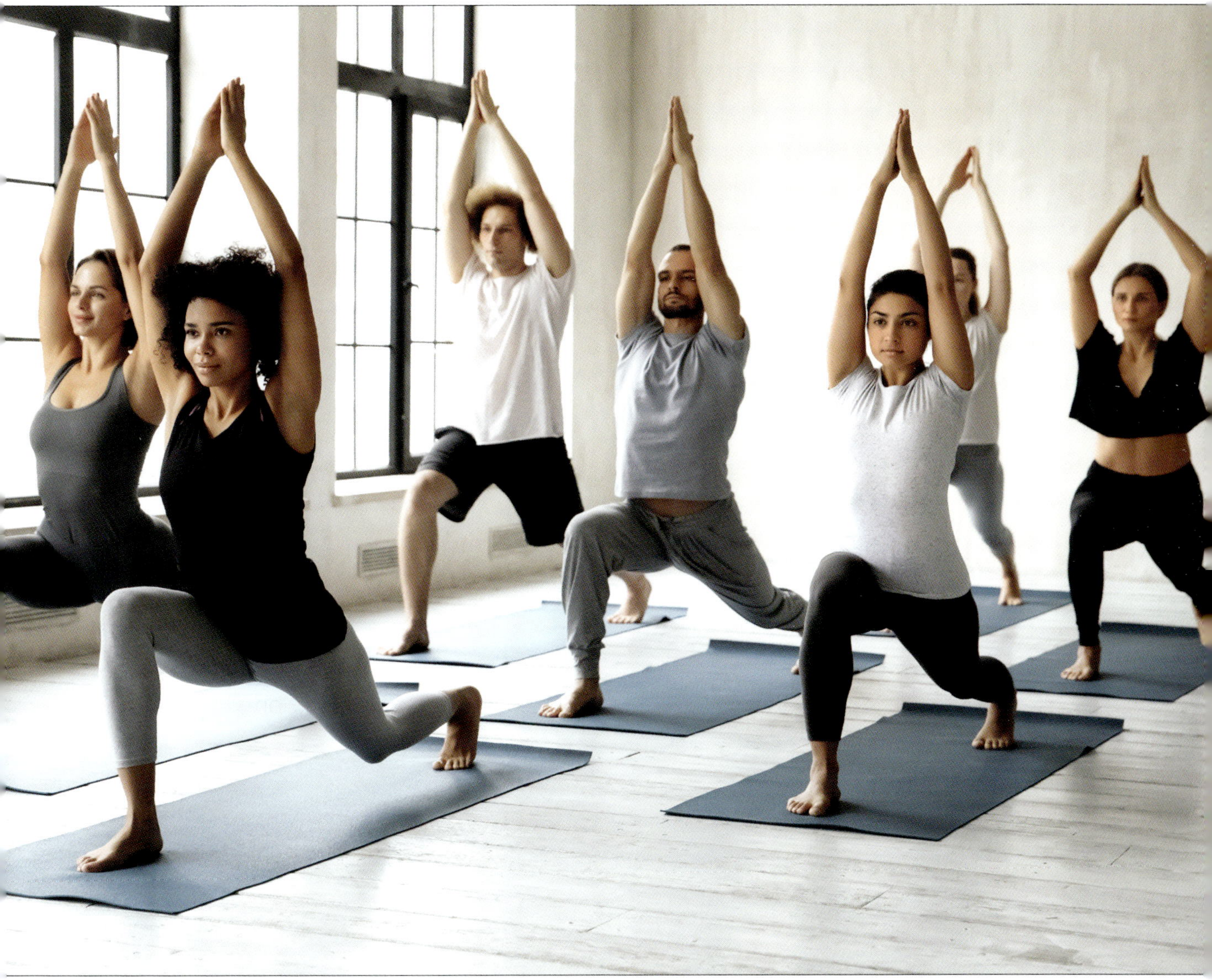

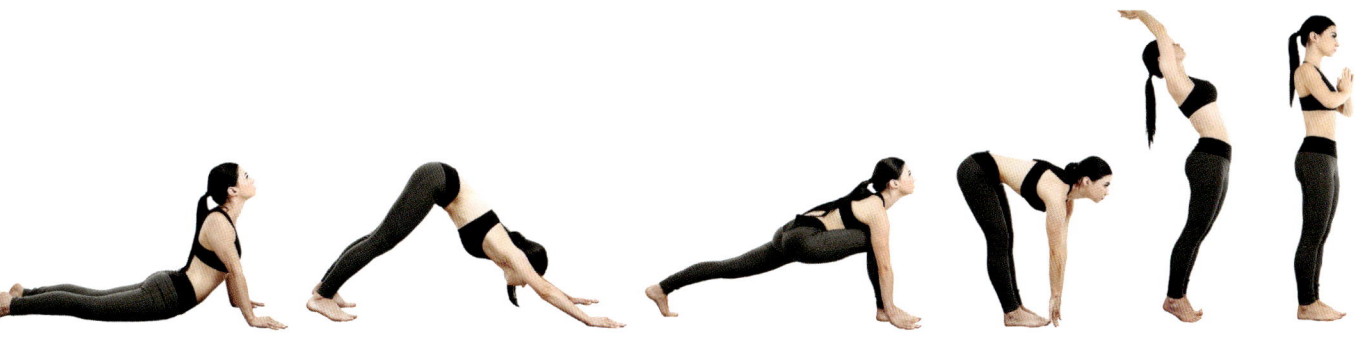

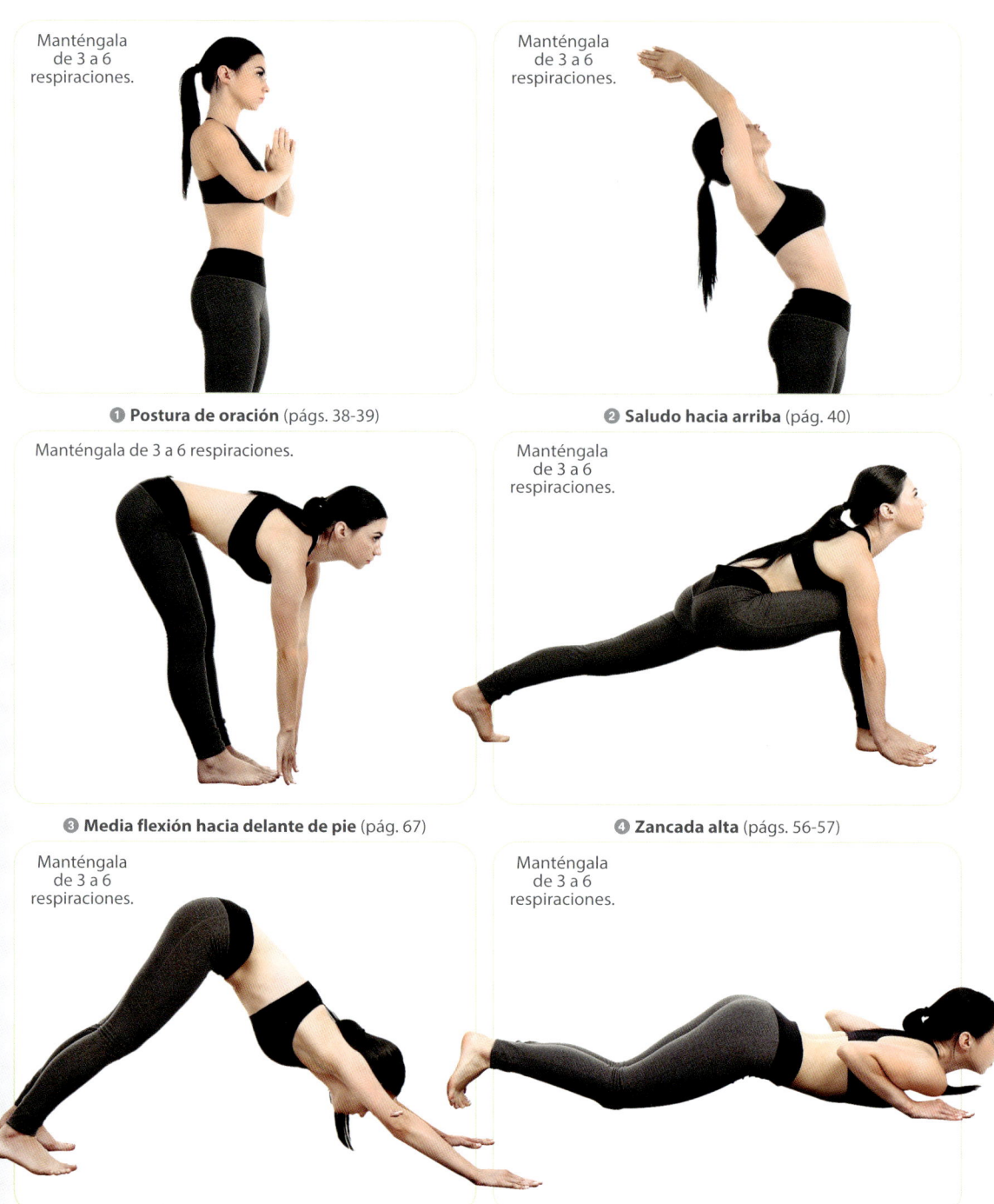

Manténgala de 3 a 6 respiraciones.

❶ Postura de oración (págs. 38-39)

Manténgala de 3 a 6 respiraciones.

❷ Saludo hacia arriba (pág. 40)

Manténgala de 3 a 6 respiraciones.

❸ Media flexión hacia delante de pie (pág. 67)

Manténgala de 3 a 6 respiraciones.

❹ Zancada alta (págs. 56-57)

Manténgala de 3 a 6 respiraciones.

❺ Perro boca abajo (pág. 135)

Manténgala de 3 a 6 respiraciones.

❻ Plancha baja (pág. 123)

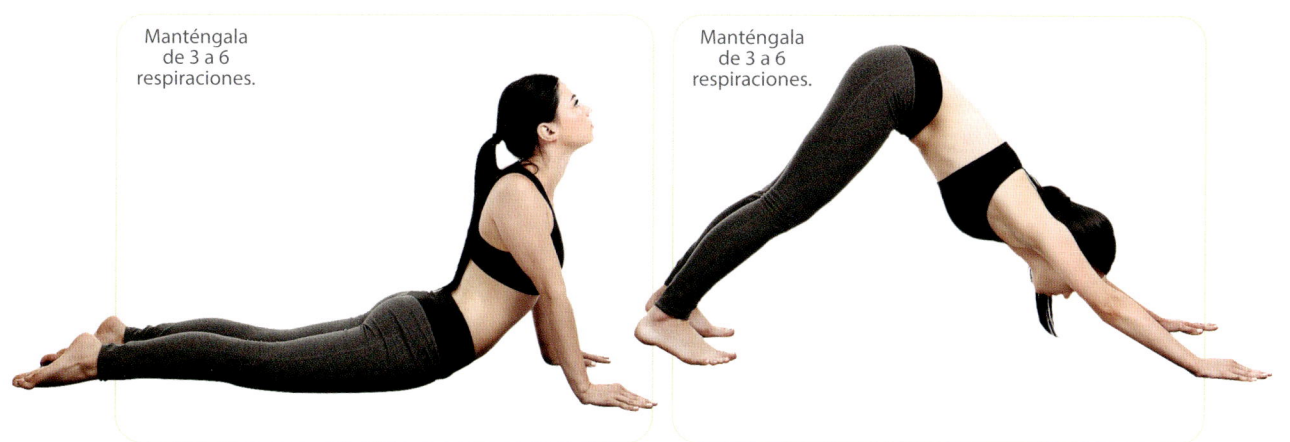

Manténgala de 3 a 6 respiraciones.

Manténgala de 3 a 6 respiraciones.

❼ Postura de la cobra (págs. 80-81)

❽ Perro boca abajo (pág. 135)

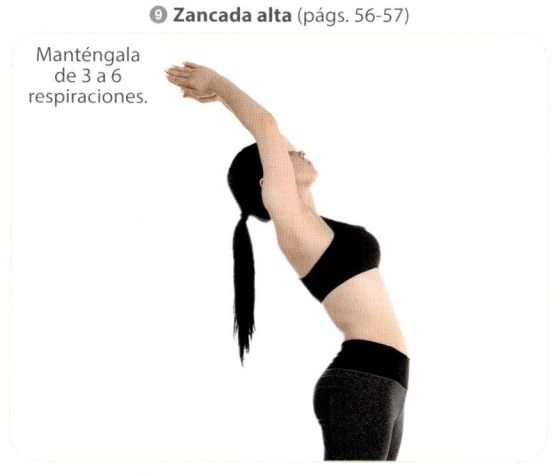

Manténgala de 3 a 6 respiraciones.

Manténgala de 3 a 6 respiraciones.

❾ Zancada alta (págs. 56-57)

❿ Media flexión hacia delante de pie (pág. 67)

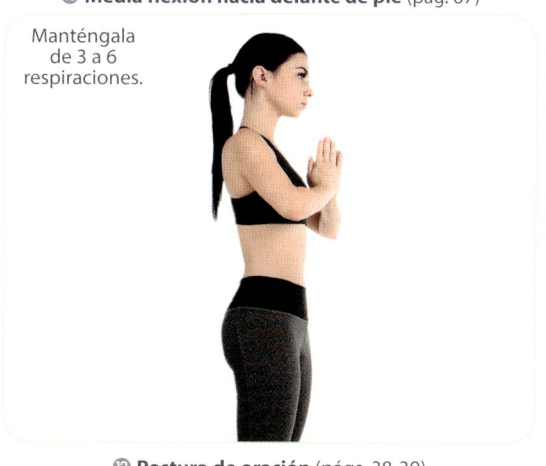

Manténgala de 3 a 6 respiraciones.

Manténgala de 3 a 6 respiraciones.

⓫ Saludo hacia arriba (pág. 40)

⓬ Postura de oración (págs. 38-39)

SECUENCIA DE INICIACIÓN

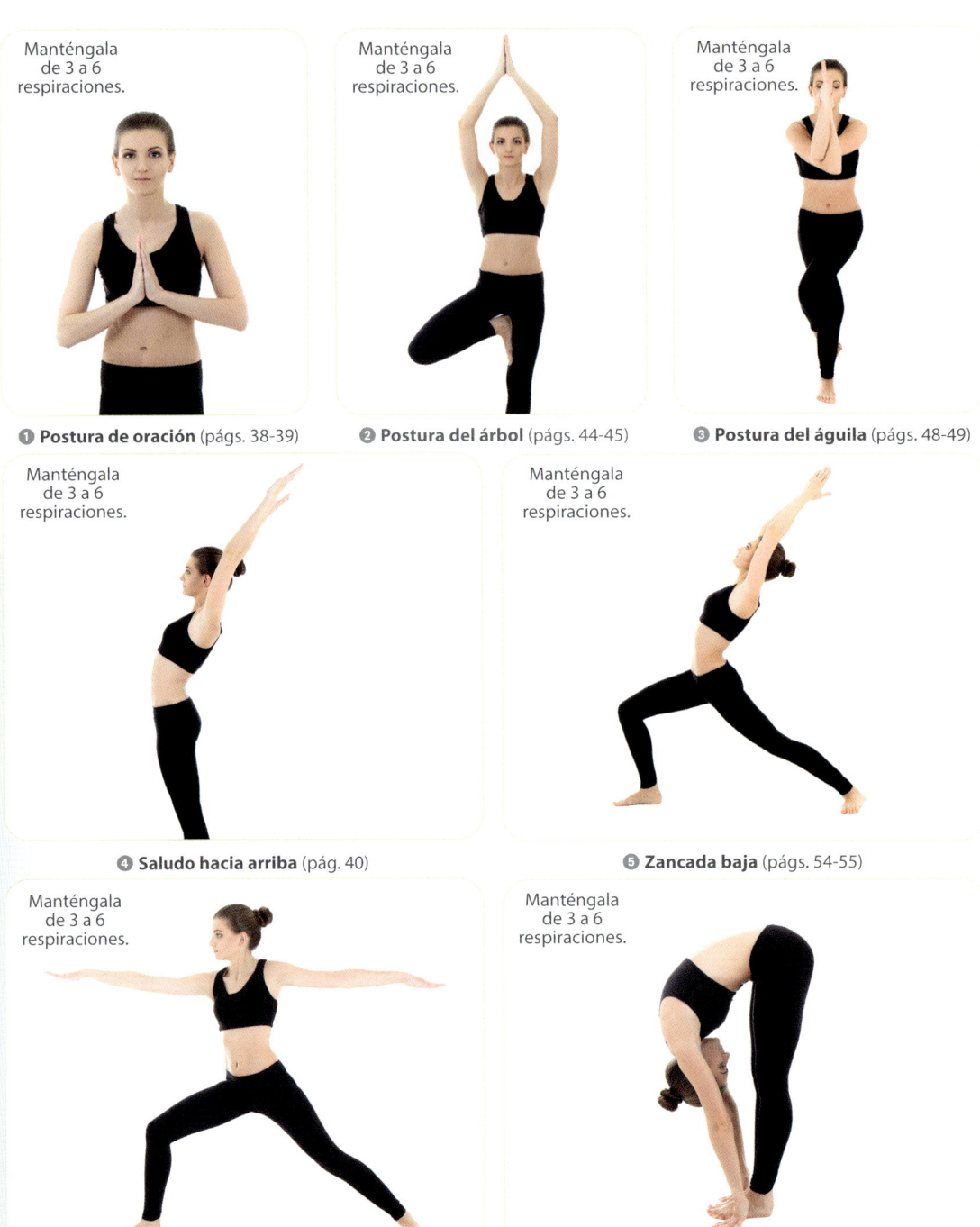

Manténgala de 3 a 6 respiraciones.

1 Postura de oración (págs. 38-39)

Manténgala de 3 a 6 respiraciones.

2 Postura del árbol (págs. 44-45)

Manténgala de 3 a 6 respiraciones.

3 Postura del águila (págs. 48-49)

Manténgala de 3 a 6 respiraciones.

4 Saludo hacia arriba (pág. 40)

Manténgala de 3 a 6 respiraciones.

5 Zancada baja (págs. 54-55)

Manténgala de 3 a 6 respiraciones.

6 Guerrero II (págs. 60-61)

Manténgala de 3 a 6 respiraciones.

7 Tocar los dedos de los pies de pie (pág. 66)

Manténgala de 3 a 6 respiraciones.

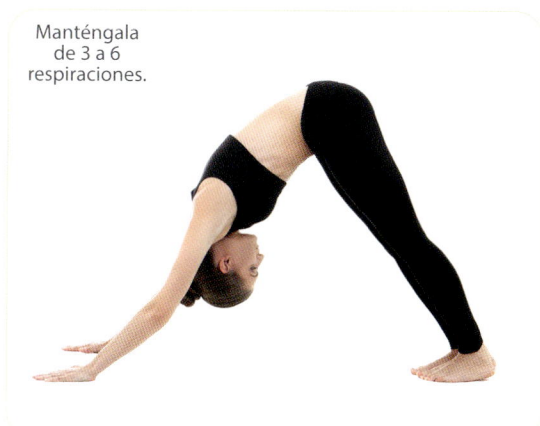

Manténgala de 3 a 6 respiraciones.

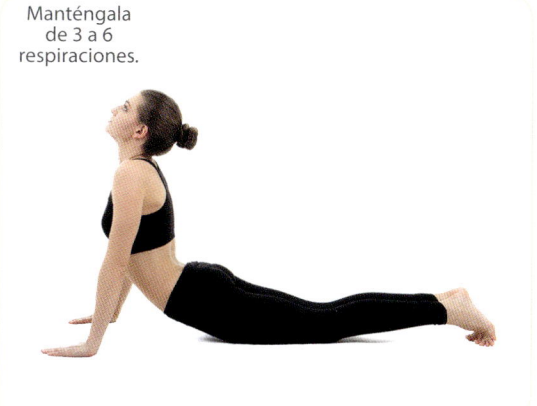

8 Perro boca abajo (pág. 135)

9 Postura de la cobra (págs. 80-81)

Manténgala de 3 a 6 respiraciones.

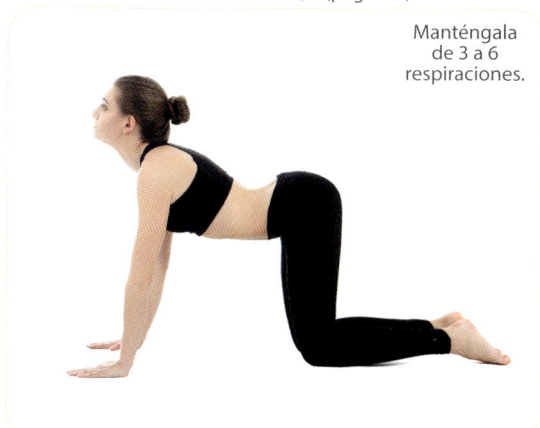

Manténgala de 3 a 6 respiraciones.

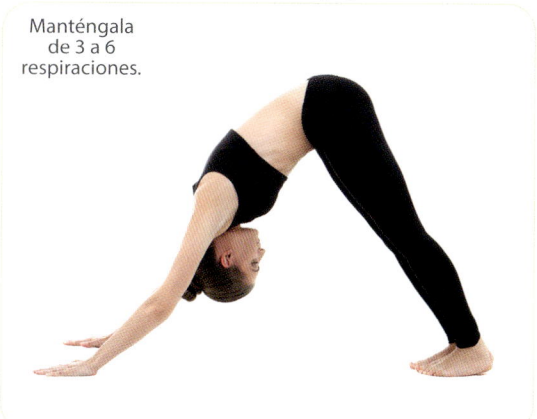

10 Postura del gato (pág. 76)

11 Perro boca abajo (pág. 135)

Manténgala de 3 a 6 respiraciones.

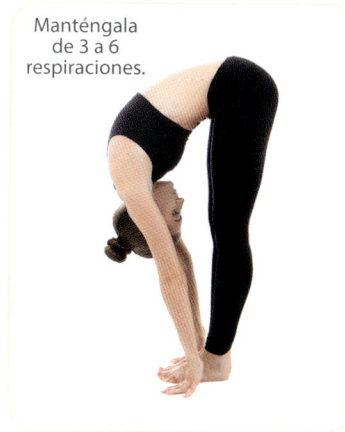

Manténgala de 3 a 6 respiraciones.

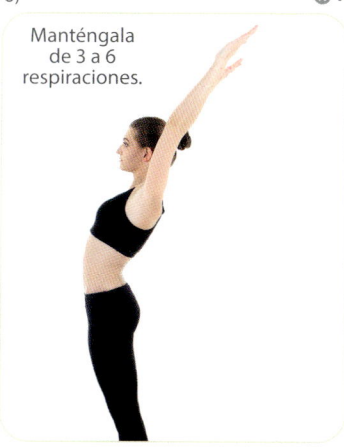

Manténgala de 3 a 6 r espiraciones.

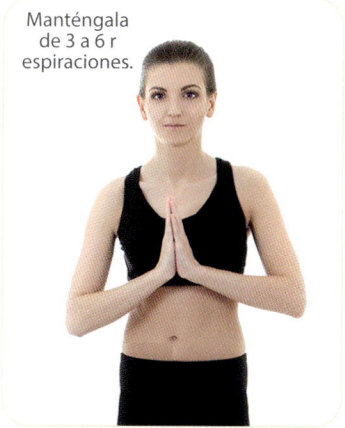

12 Tocar los dedos de los pies de pie (pág. 66)

11 Saludo hacia arriba (pág. 40)

14 Postura de oración (págs. 38-39)

SECUENCIA DE INICIACIÓN AMPLIADA

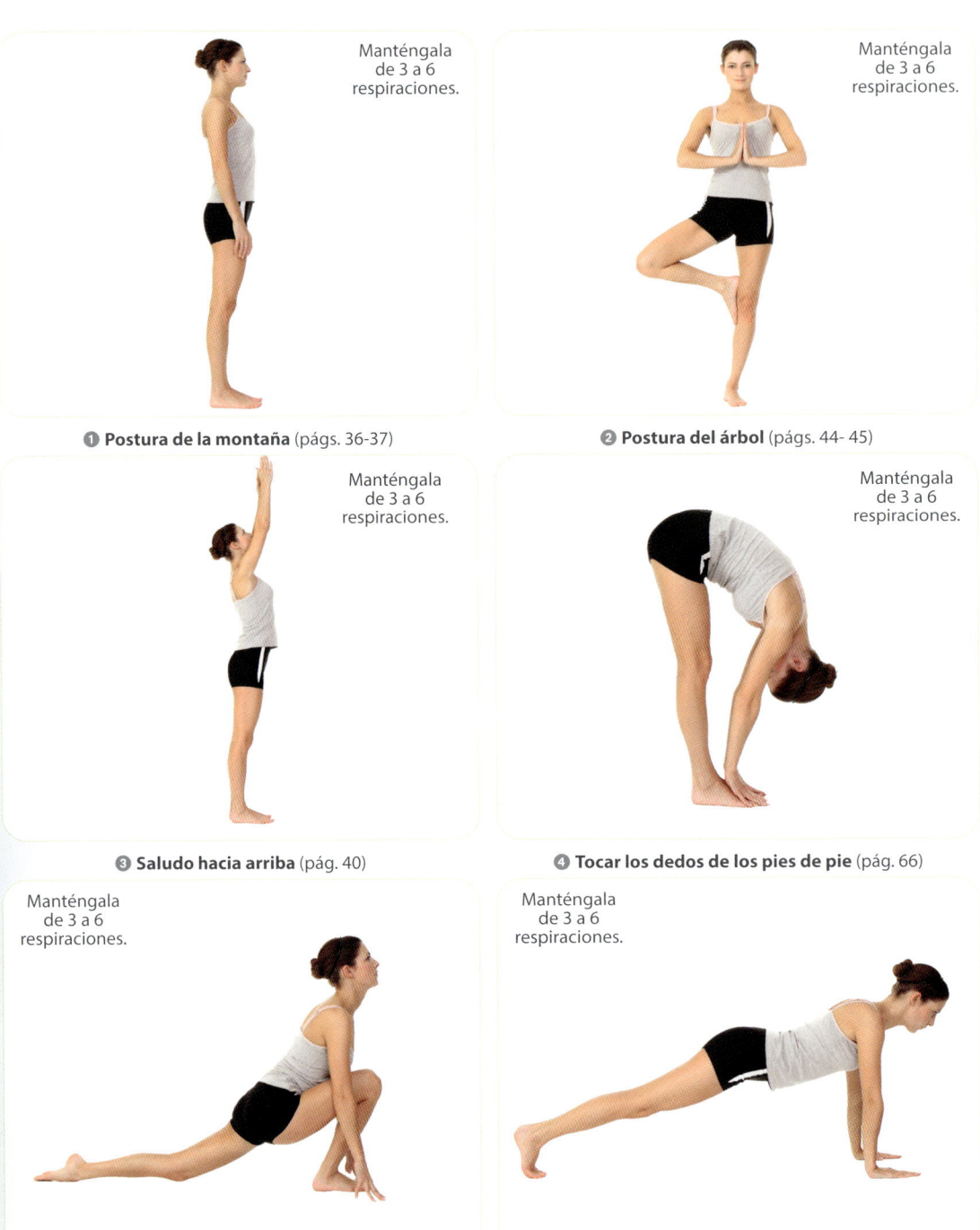

Manténgala de 3 a 6 respiraciones.

❶ **Postura de la montaña** (págs. 36-37)

Manténgala de 3 a 6 respiraciones.

❷ **Postura del árbol** (págs. 44- 45)

Manténgala de 3 a 6 respiraciones.

❸ **Saludo hacia arriba** (pág. 40)

Manténgala de 3 a 6 respiraciones.

❹ **Tocar los dedos de los pies de pie** (pág. 66)

Manténgala de 3 a 6 respiraciones.

❺ **Zancada alta** (págs. 56-57)

Manténgala de 3 a 6 respiraciones.

❻ **Postura de la plancha** (pág. 122)

Manténgala
de 3 a 6
respiraciones.

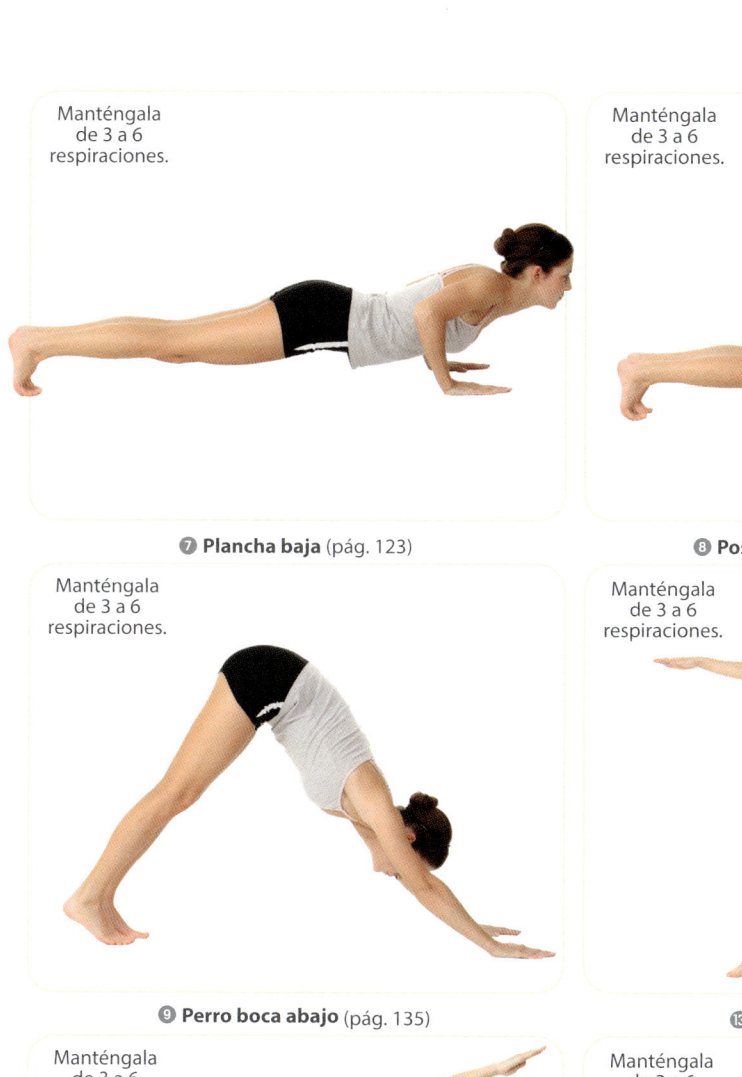

❼ Plancha baja (pág. 123)

Manténgala
de 3 a 6
respiraciones.

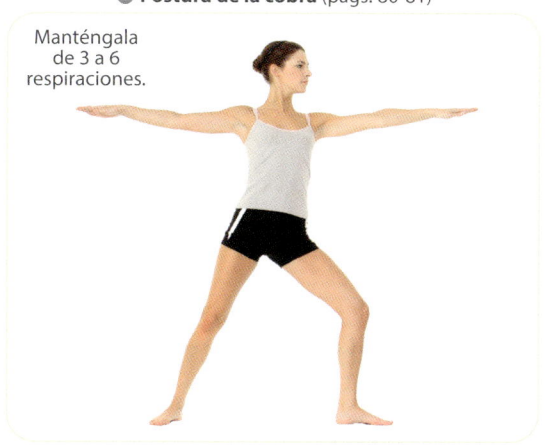

❽ Postura de la cobra (págs. 80-81)

Manténgala
de 3 a 6
respiraciones.

❾ Perro boca abajo (pág. 135)

Manténgala
de 3 a 6
respiraciones.

❿ Guerrero II (págs. 60-61)

Manténgala
de 3 a 6
respiraciones.

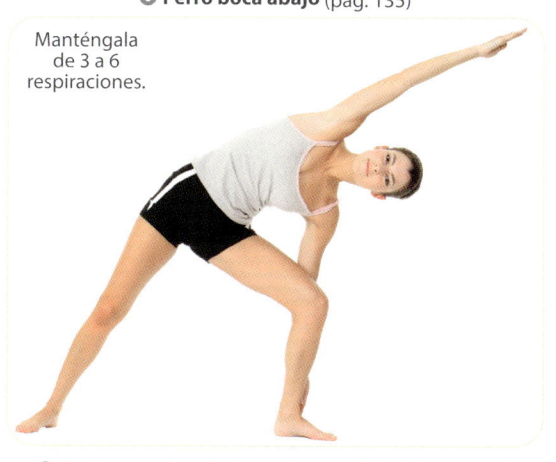

⓫ Postura en ángulo lateral extendido (págs. 52-53)

Manténgala
de 3 a 6
respiraciones.

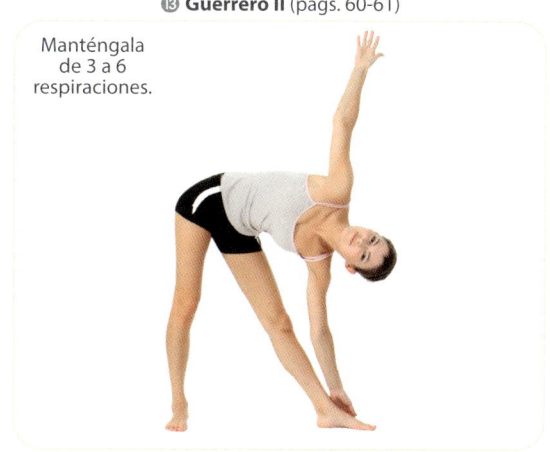

⓬ Postura del triángulo (págs. 50-51)

SECUENCIA DE INICIACIÓN AMPLIADA
(CONTINUACIÓN)

Manténgala de 3 a 6 respiraciones.

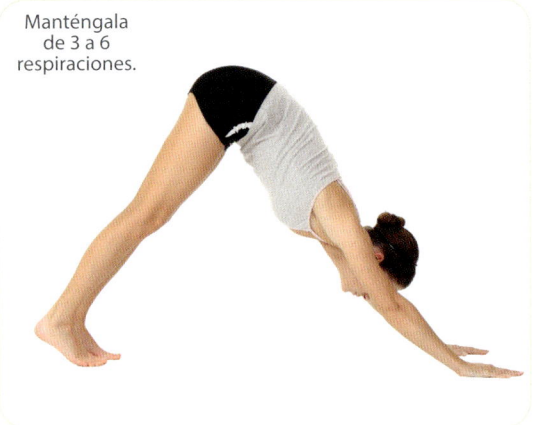

⑬ **Perro boca abajo** (pág. 135)

Manténgala de 3 a 6 respiraciones.

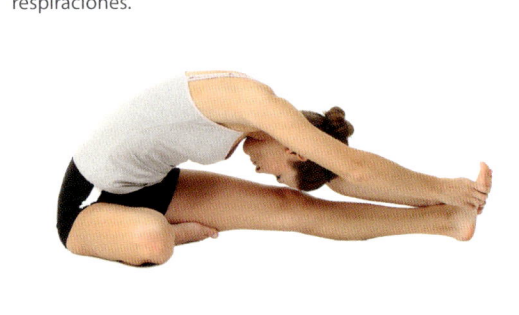

⑭ **Postura de la cobra** (págs. 80-81)

Manténgala de 3 a 6 respiraciones.

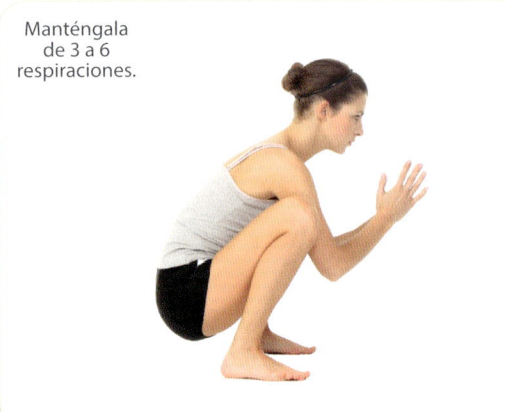

⑮ **Postura de la guirnalda** (págs. 46-47)

Manténgala de 3 a 6 respiraciones.

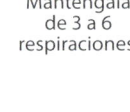

⑯ **Pinza con la cabeza en la rodilla** (págs. 68-69)

Manténgala de 3 a 6 r espiraciones.

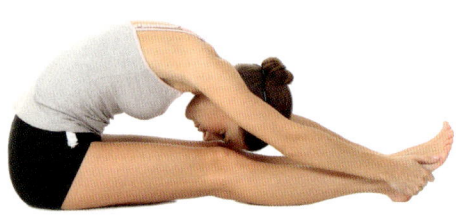

⑰ **Flexiones hacia delante sentado** (págs. 70-71)

Manténgala de 3 a 6 respiraciones.

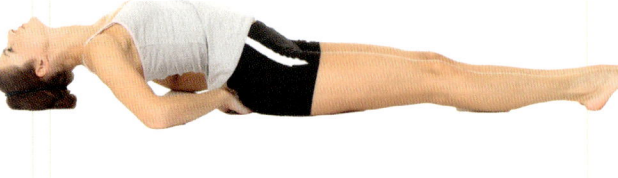

⑱ **Postura del pez** (págs. 90-91)

Manténgala
de 3 a 6
respiraciones.

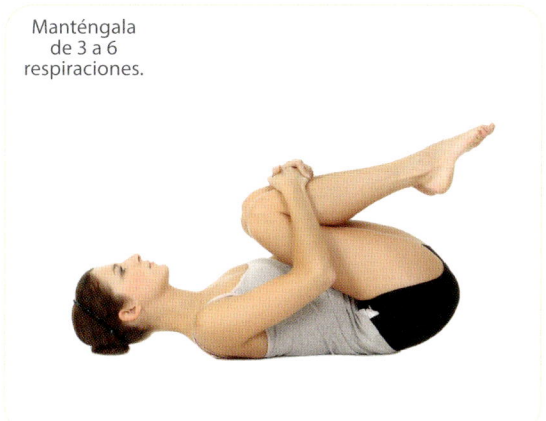

⑲ Postura de rodillas al pecho (págs. 136-137)

Manténgala
de 3 a 6
respiraciones.

⑳ Flexiones hacia delante sentado (págs. 70-71)

Manténgala
de 3 a 6
respiraciones.

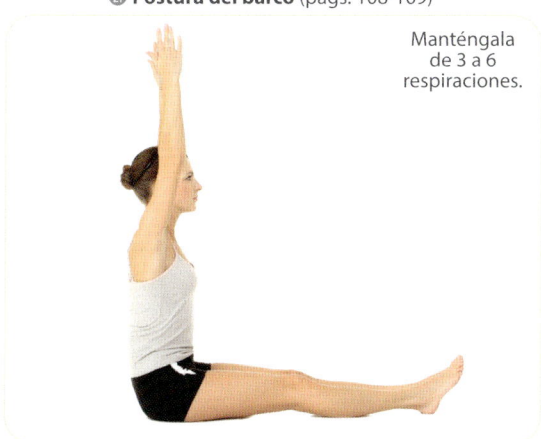

㉑ Postura del barco (págs. 108-109)

Manténgala
de 3 a 6
respiraciones.

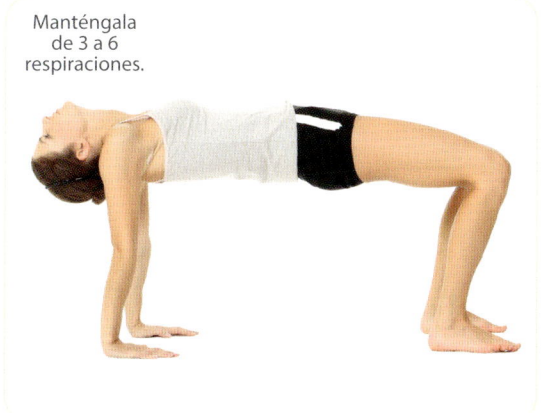

㉒ Postura del arco hacia arriba (págs. 128-129)

Manténgala
de 3 a 6
respiraciones.

㉓ Postura del bastón (págs. 98-99)

Manténgala hasta
que se haya
recuperado.

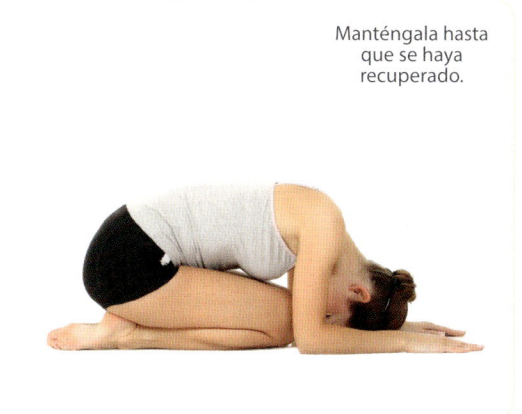

㉔ Postura del niño (pág. 134)

SECUENCIAS DE YOGA

Manténgala
de 3 a 6
respiraciones.

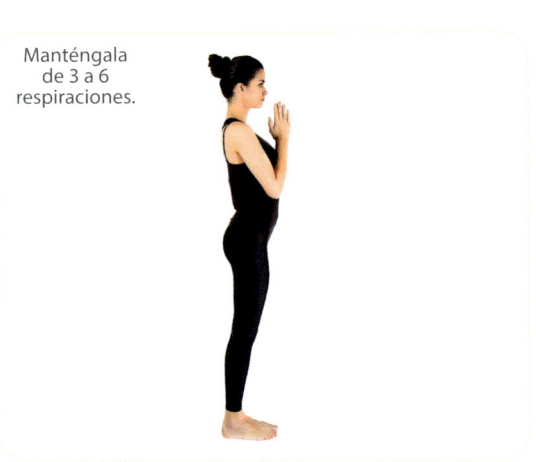

❶ **Postura de oración** (págs. 38-39)

Manténgala
de 3 a 6
respiraciones.

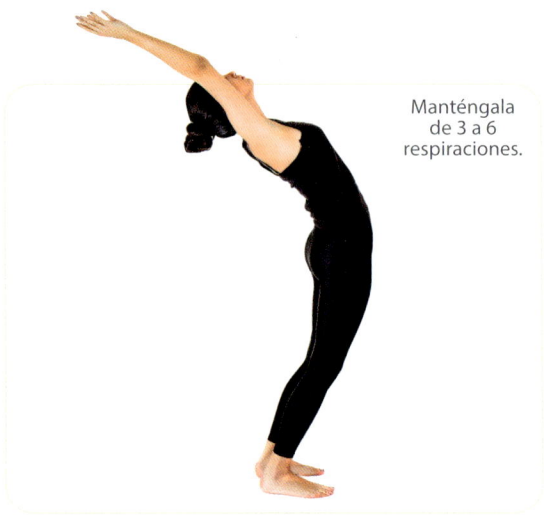

❷ **Saludo hacia arriba** (pág. 40)

Manténgala
de 3 a 6
respiraciones.

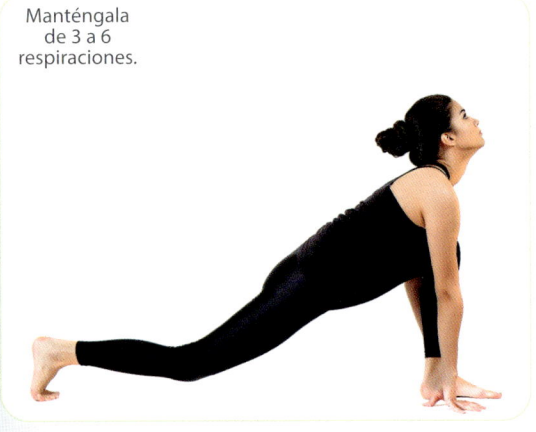

❸ **Zancada alta** (págs. 56-57)

Manténgala
de 3 a 6
respiraciones.

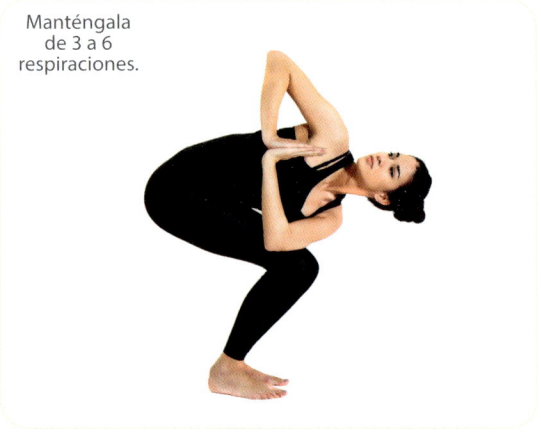

❹ **Silla de yoga con giro** (págs. 42-43)

Manténgala
de 3 a 6
respiraciones.

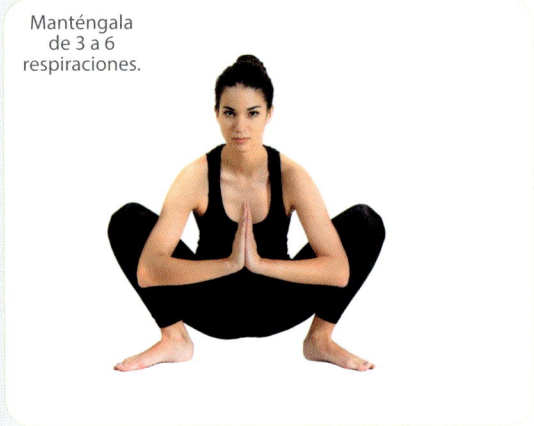

⓯ **Postura de la guirnalda** (págs. 46-47)

Manténgala
de 3 a 6
respiraciones.

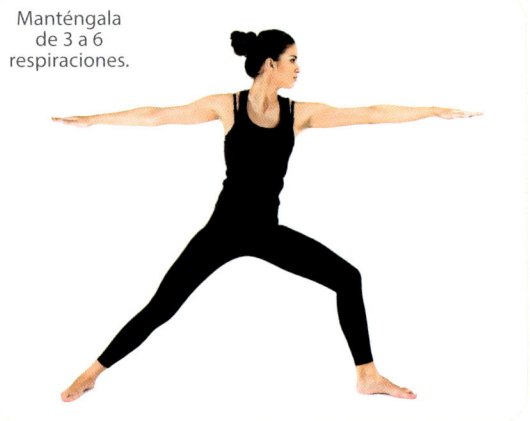

❺ **Guerrero II** (págs. 60-61)

Manténgala
de 3 a 6
respiraciones.

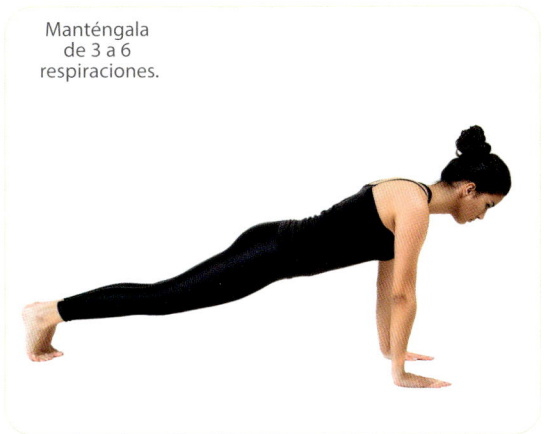

❼ Postura de la plancha (pág. 122)

Manténgala
de 3 a 6
respiraciones.

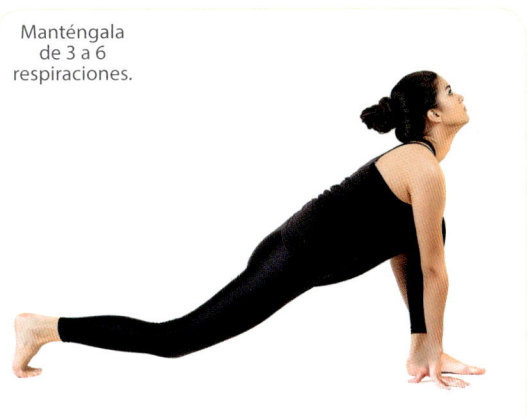

❽ Zancada alta (págs. 56-57)

Manténgala
de 3 a 6
respiraciones.

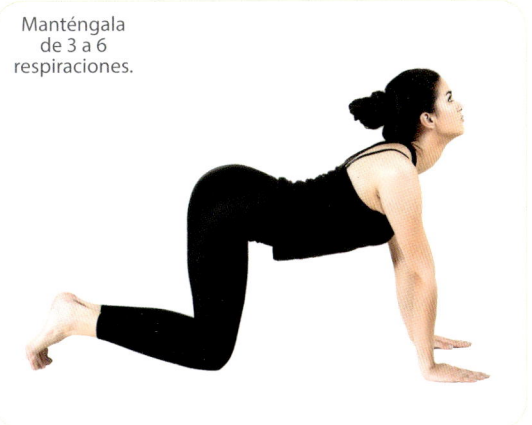

❾ Perro boca abajo (pág. 135)

Manténgala
de 3 a 6
respiraciones.

❿ Postura del gato (pág. 76)

Manténgala
de 3 a 6
respiraciones.

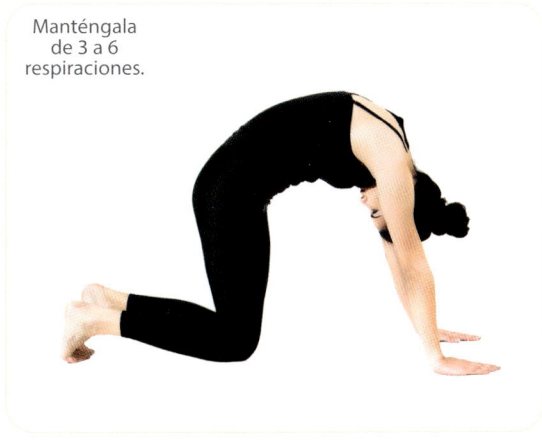

⓫ Postura de la vaca (pág. 77)

Manténgala hasta
que se haya
recuperado.

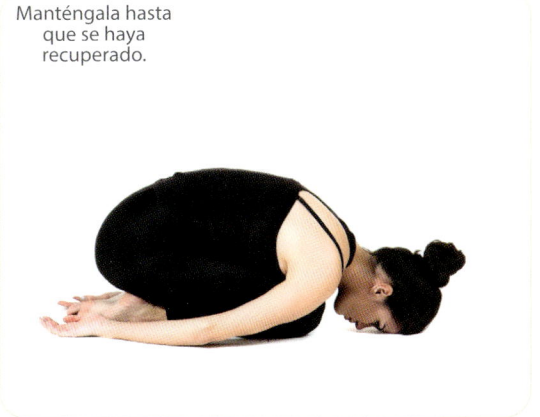

⓬ Postura del niño (pág. 134)

SECUENCIA DE EQUILIBRIOS

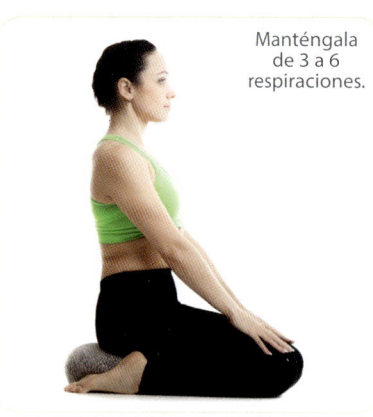

Manténgala de 3 a 6 respiraciones.

❶ Postura del héroe
(pág. 139)

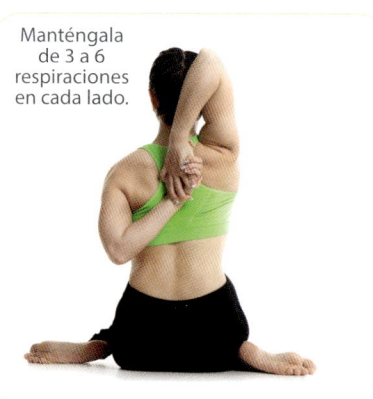

Manténgala de 3 a 6 respiraciones en cada lado.

❷ Postura de la cara de vaca
(págs. 104-105)

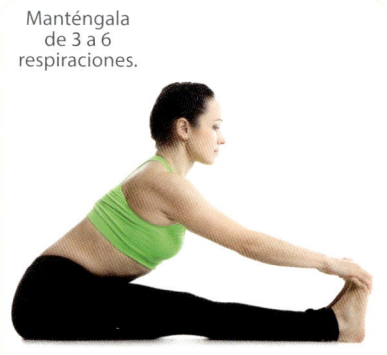

Manténgala de 3 a 6 respiraciones.

❸ Flexiones hacia delante sentado
(págs. 70-71)

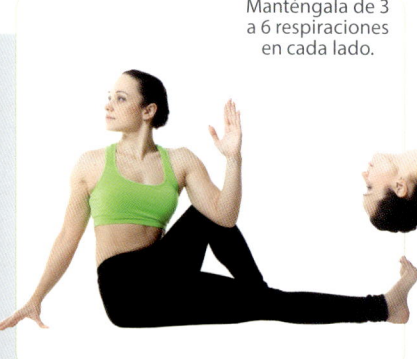
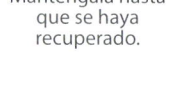

Manténgala de 3 a 6 respiraciones en cada lado.

❹ Postura del sabio Marichi
(págs. 112-113)

Manténgala de 3 a 6 respiraciones.

❺ Postura del pez
(págs. 90-91)

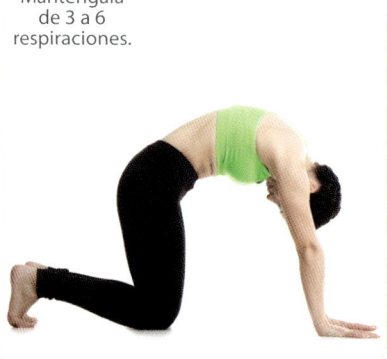

Manténgala hasta que se haya recuperado.

❻ Postura del niño
(pág. 134)

Manténgala de 3 a 6 respiraciones.

❼ Postura del gato
(pág. 76)

Manténgala de 3 a 6 respiraciones.

❽ Postura de la vaca
(pág. 77)

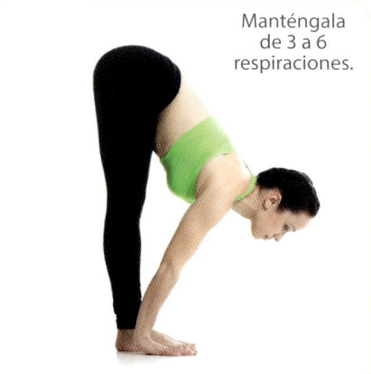

Manténgala de 3 a 6 respiraciones.

❾ Media flexión hacia delante de pie
(pág. 67)

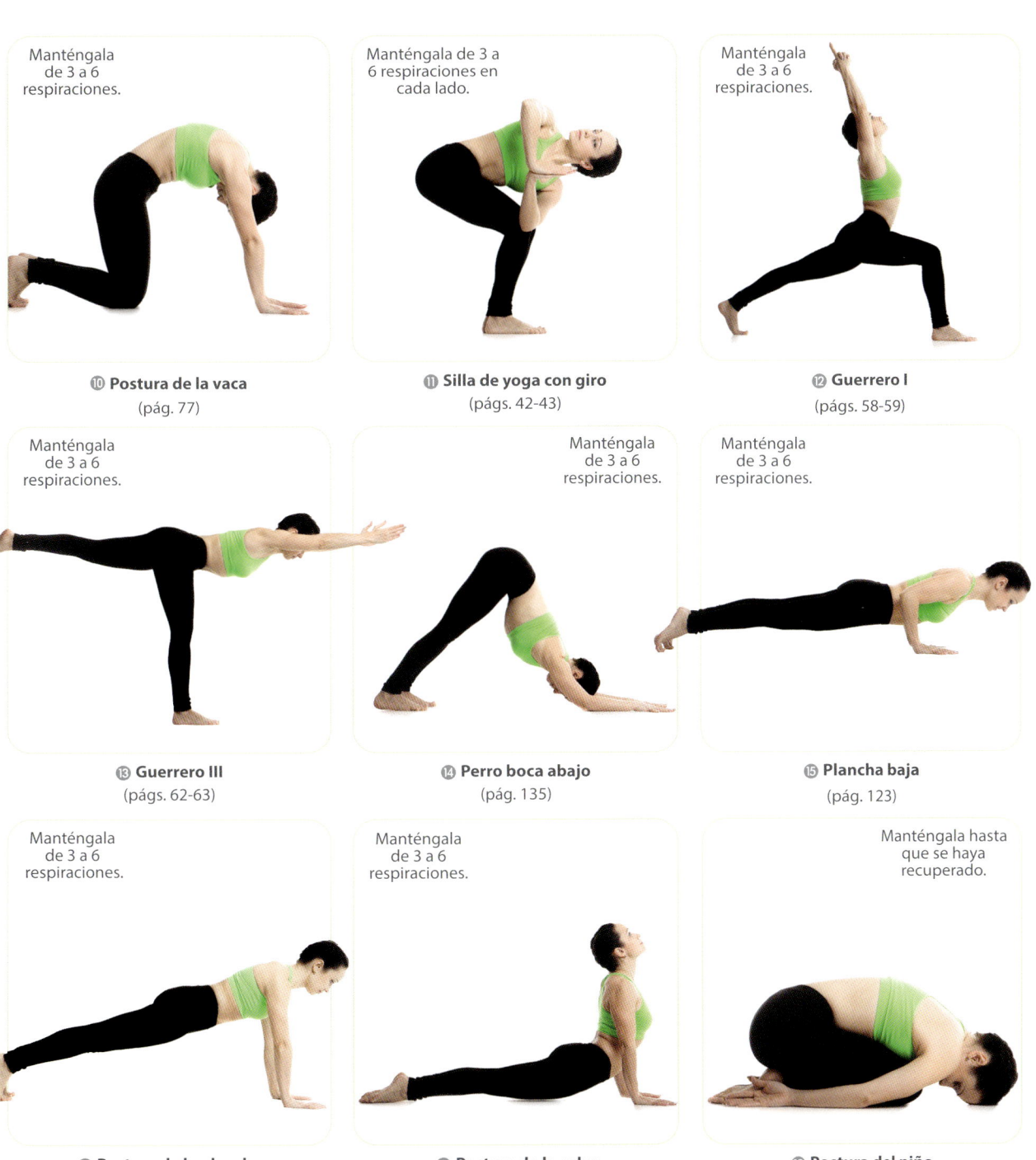

Manténgala de 3 a 6 respiraciones.

⑩ Postura de la vaca
(pág. 77)

Manténgala de 3 a 6 respiraciones en cada lado.

⑪ Silla de yoga con giro
(págs. 42-43)

Manténgala de 3 a 6 respiraciones.

⑫ Guerrero I
(págs. 58-59)

Manténgala de 3 a 6 respiraciones.

⑬ Guerrero III
(págs. 62-63)

Manténgala de 3 a 6 respiraciones.

⑭ Perro boca abajo
(pág. 135)

Manténgala de 3 a 6 respiraciones.

⑮ Plancha baja
(pág. 123)

Manténgala de 3 a 6 respiraciones.

⑯ Postura de la plancha
(pág. 122)

Manténgala de 3 a 6 respiraciones.

⑰ Postura de la cobra
(págs. 80-81)

Manténgala hasta que se haya recuperado.

⑱ Postura del niño
(pág. 134)

GLOSARIO DE MÚSCULOS

Este glosario indica el origen latino de los términos usados para describir la musculatura del cuerpo. En aquellos que proceden del griego, se indica dicha correspondencia.

Cuello

elevador de la escápula (levator scapulae): de *levare*, «elevar», y *scapulae*, «escápulas»

escaleno (scalenes): del griego *skalénós*, «desigual»

esplenio (splenius): del griego *splénion*, «apósito, parche»

esternocleidomastoideo (sternocleidomastoideus): del griego *stérnon*, «pecho», del griego *kleís*, «llave», y del griego *mastoeidés*, «en forma de mama».

Espalda

erector de la columna (erector spinae): de *erectus*, «recto», y *spina*, «espina»

dorsal ancho (latissimus dorsi): de *latus*, «ancho», y *dorsum*, «dorsal»

multífido espinal (multifidus spinae): de *multus*, «mucho», *findere*, «separar», y *spina*, «espina»

cuadrado lumbar (quadratus lumborum): de *quadratus*, «cuadrado» o «rectangular», y *lumbus*, «lomo»

romboide (rhomboideus): del griego *rhembesthai*, «girar»

trapecio (trapezius): del griego *trapezion*, «mesa pequeña»

Tórax

coracobraquial (coracobrachialis): del griego *korakoeidés*, «en forma de cuervo», y *brachium*, «brazo»

pectoral (mayor y menor) [pectoralis (major y minor)]: de *pectus*, «pecho»

Hombros

deltoides (anterior, posterior y medio) [deltoideus (anterior, posterior y medialis)]: del griego *deltoeidés*, «en forma de delta»

infraespinoso (infraspinatus): de *infra*, «debajo», y *spina*, «espina»

subescapular (subscapularis): de *sub*, «debajo», y *scapulae*, «escápulas»

supraespinoso (supraspinatus): de *supra*, «arriba», y *spina*, «espina»

redondo (mayor y menor) [teres (major y minor)]: de *teres*, «redondeado»

Parte central del cuerpo

oblicuo externo (obliquus externus): de *obliquus*, «inclinado», y *externus*, «externo»

oblicuo interno (obliquus internus): de *obliquus*, «inclinado», e *internus*, «interno»

recto abdominal (rectus abdominis): de *rego*, «recto, erguido», y *abdomen*, «vientre»

serrato anterior (serratus anterior): de *serra*, «sierra», y *ante*, «antes»

transverso abdominal (transversus abdominis): de *transversus*, «de través», y *abdomen*, «vientre»

Caderas

banda iliotibial (iliotibial band): de *ilia*, «ingle», y *tibia*, «tubo de caña»

cuadrado femoral (quadratus femoris): de *quadratus*, «cuadrado» o «rectangular», y *fémur*, «muslo»

gemelo inferior (gemellus inferior): de *geminus*, «gemelo», e *inferus*, «inferior»

gemelo superior (gemellus superior): de *geminus*, «gemelo», y *super*, «superior»

glúteo mayor (gluteus maximus): del griego *gloutós*, «nalga», y del latín *maximus*, «mayor»

glúteo medio (gluteus medius): del griego *gloutós*, «nalga», y del latín *medialis*, «mayor» ilíaco *(iliacus)*: de *ilia*, «ingle»

iliopsoas *(iliopsoas)*: de *ilia*, «ingle», y del griego *psoa,* «músculo de la ingle»

obturador externo *(obturator externus)*: de *obturare*, «obturar», y *externus*, «externo»

obturador interno *(obturator internus)*: de *obturare*, «obturar», e *internus*, «interno»

pectíneo *(pectineus)*: de *pectin*, «peine»

piriforme *(piriformis)*: de *pirum*, «pera», y *forma*

Brazo

bíceps braquial *(biceps brachii)*: de *bíceps*, «de dos cabezas», y *brachium*, «brazo»

braquial *(brachialis)*: de *brachium*, «brazo»

tríceps braquial *(triceps brachii)*: de *triceps*, «de tres cabezas», y *brachium*, «brazo»

Antebrazo

braquiorradial *(brachioradialis)*: de *brachium*, «brazo», y *radius*, «radio»

extensor radial del carpo *(extensor carpi radialis)*: de *extendere*, «estirar», del griego *karpós*, «muñeca», y *radius*, «radio»

extensor de los dedos *(extensor digitorum)*: de *extendere*, «estirar», y *digitus*, «dedo»

flexor radial del carpo *(flexor carpi radialis)*: de *flectere*, «flexionar»; del griego *karpós*, «muñeca», y *radius*, «radio»

flexor de los dedos *(flexor digitorum)*: de *flectere*, «flexionar», y *digitus*, «dedo»

Muslo

aductor largo *(adductor longus)*: de *adducere*, «contraer», y *longus*, «largo»

aductor mayor *(adductor magnus)*: de *adducere*, «contraer», y *magnus*, «mayor»

bíceps femoral *(biceps femoris)*: de *biceps*, «de dos cabezas», y *femur*, «muslo»

grácil *(gracilis)*: de *gracilis*, «delgado, fino»

recto femoral *(rectus femoris)*: de *rego*, «recto, erguido», y *femur,* «muslo»

sartorio *(sartorius)*: de *sarcio*, «remendar» o «reparar»

semimembranoso *(semimembranosus)*: de *semi*, «medio», y *membrum*, «miembro»

semitendinoso *(semitendinosus)*: de *semi*, «medio», y *tendo*, «tendón»

tensor de la fascia lata *(tensor fasciae latae)*: de : *tenere*, «estirar»; *fasciae*, «banda», y *latae* «tumbado»

vasto intermedio *(vastus intermedius)*: de *vastus*, «vasto, enorme», e *intermedius*, «entre»

vasto lateral *(vastus lateralis)*: de *vastus*, «vasto, enorme», y *lateralis*, «del lado»

vasto medial *(vastus medialis)*: de *vastus*, «vasto, enorme», y *medialis*, «medio»

Parte inferior de la pierna

extensor del dedo gordo *(extensor hallucis)*: de *extendere*, «extender», y *hallex*, «dedo gordo»

flexor del dedo gordo *(flexor hallucis)*: de *flectere*, «flexionar», y *hallex*, «dedo gordo»

gastronecmio *(gastrocnemius)*: del griego *gastroknémía*, «pantorrilla»

peroneo *(peroneus)*: de *peronei*, «del peroné»

sóleo *(soleus)*: de *solea*, «sandalia»

tibial anterior *(tibialis anterior)*: de *tibia*, «tubo de caña», y *ante*, «antes»

tibial posterior *(tibialis posterior)*: de *tibia*, «tubo de caña», y *posterus*, «posterior»

ÍNDICE DE LOS NOMBRES DE LAS POSTURAS

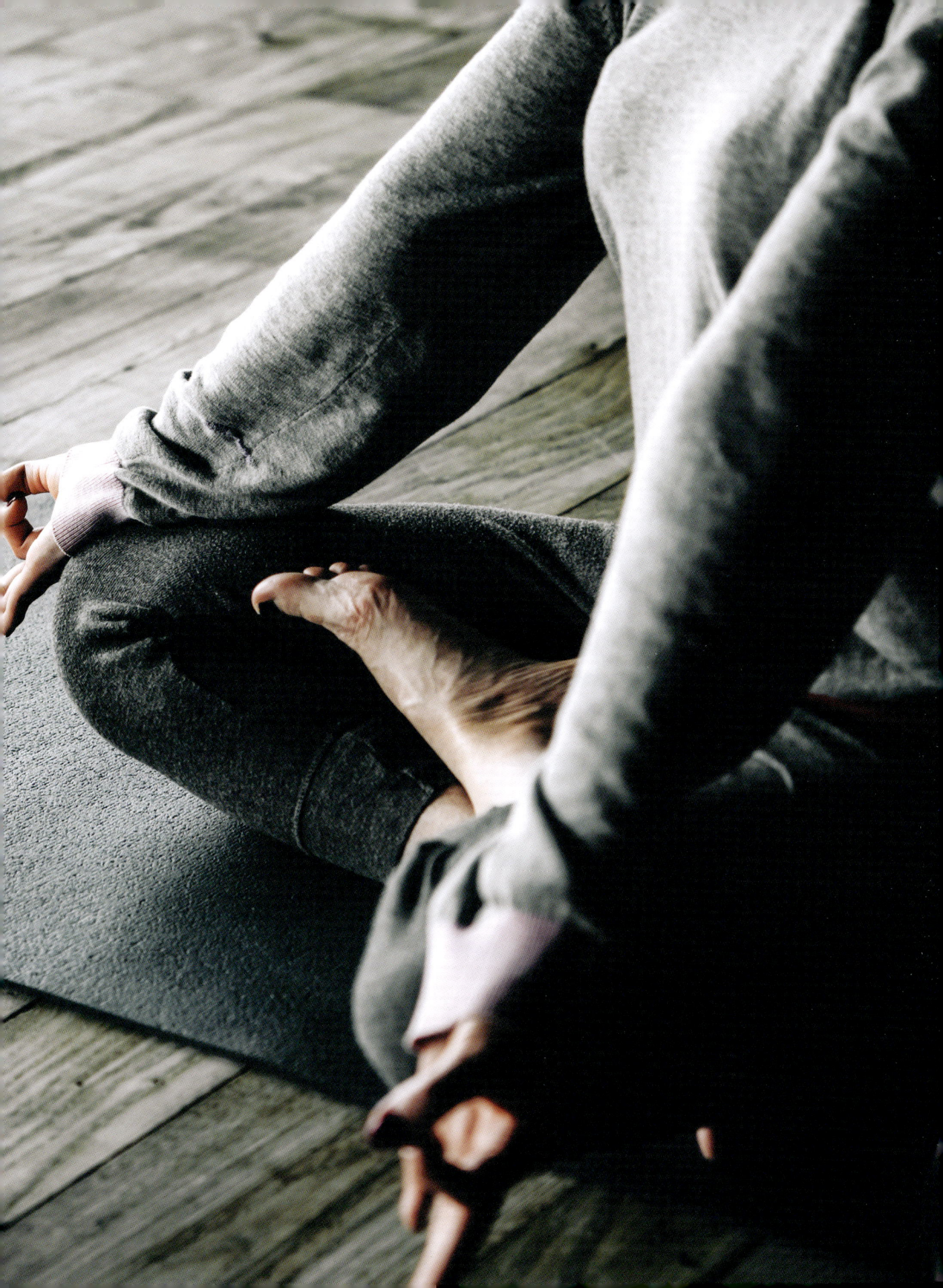

CRÉDITOS FOTOGRÁFICOS

APÉNDICE

Todas las imágenes son de Shutterstock.com y Moseleyroad inc.

Para obtener créditos detallados, escriba a info@moseleyroad.com

Todas las manipulaciones de imágenes por Adam Moore.